ドレッシング材のすべて 改訂第2版

皮膚科医による根拠に基づく選び方・使い方

編集 自治医科大学附属
さいたま医療センター皮膚科 准教授
前川 武雄
Takeo Maekawa

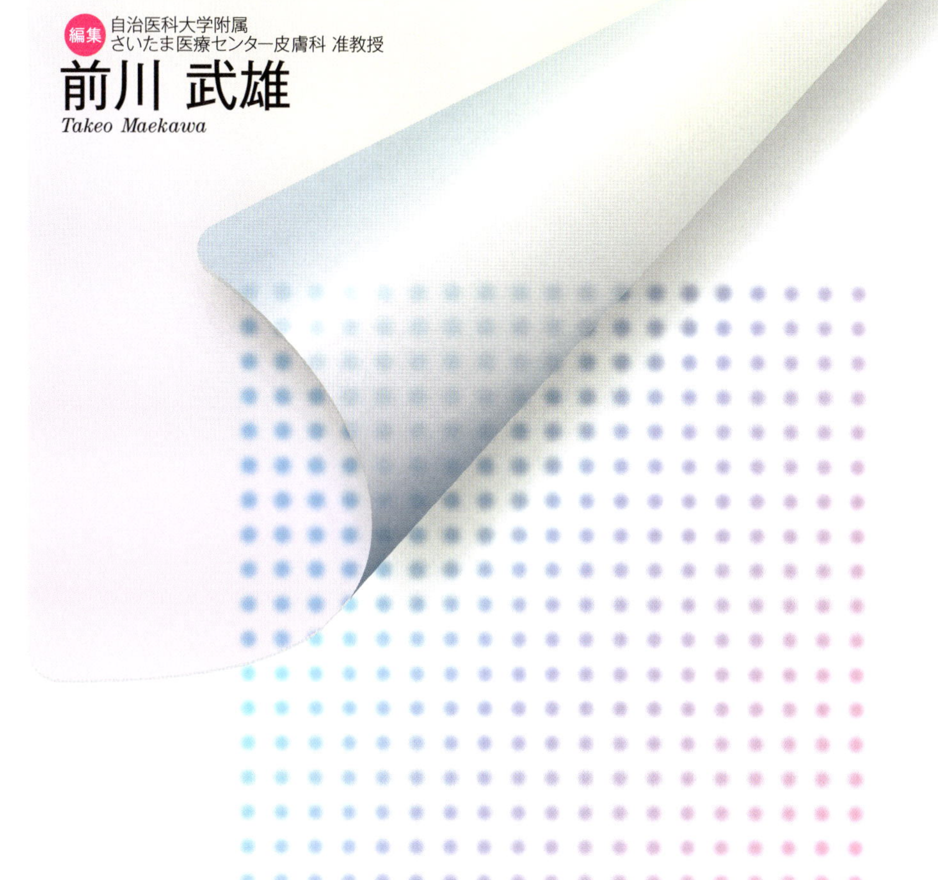

Gakken

はじめに

～ドレッシング材のさらなる進化～

ドレッシング材の教本を初めて監修させて頂いたのは，10年前に遡ります．「ドレッシング材の種類と使い方」Visual Dermatology（Vol. 13 No5, 2014）を初めて監修させて頂き，その翌年2015年9月にはその内容を深めた単行本『ドレッシング材のすべて』を監修させて頂きました．さらに，2018年には大幅な改訂を行った『ドレッシング材の選び方と使い方2018』Visual Dermatology（Vol. 17 No7, 2018）を監修させていただきましたが，それから6年を経てこの度，更なる改訂版を監修させて頂くことになりました．この6年の間に，ドレッシング材の世界ではさまざまな進化・変化があり，あらためて最新の情報をアップデートしたいと思います．

近年，創傷治療の中で注目されているトピックスの1つにバイオフィルムや臨界的定着（critical colonization）への治療戦略があげられます．2020年にはバイオフィルムを制御するための新たな治療戦略としてwound hygieneの概念が提唱され，新たな作用機序によりバイオフィルムを制御するドレッシング材も複数登場しています．バイオフィルムと密接に関連する臨界的定着についても，2020年に改訂された褥瘡の評価ツールであるDESIGN-R®2020において，臨界的定着疑い「3C」の項が新たに設けられており，独立して評価すべき項目として非常に注目されています．これまで，細菌の制御に対するドレッシング材としては，銀含有製材が唯一の治療選択でしたが，近年では界面活性剤や，微生物との結合作用により，細菌やバイオフィルムを制御できる製材が登場しています．また，ドレッシング材以外でも，バイオフィルムを除去する超音波デブリードマンなど新たな機器も登場しており，治療選択が大きく進化している分野とも言えるでしょう．

さて，今回の改訂版ではドレッシング材の病態別の使い方，各製材の特徴，他治療との比較の3部構成で整理し，多数あるドレッシング材の中からどれを選択すべきか，創傷治療を行う上での1つの目安になるよう編集致しました．創傷治療のエキスパートの先生方をはじめ，日常的に創傷治療に携わるWOCナース（皮膚・排泄ケア認定看護師）の方々にも多数ご執筆頂いており，非常に実践的な内容になったものと思います．ご執筆，編集に関わられたすべての方々に深謝申し上げるとともに，読者の皆様におかれましては，本書が日常診療における創傷治療の一助になれば幸いと存じます．

2024年7月

前川　武雄

執筆者一覧（執筆順）

●編集

前川　武雄	自治医科大学附属さいたま医療センター皮膚科

●執筆者（執筆順）

前川　武雄	自治医科大学附属さいたま医療センター皮膚科
大塚　正樹	中東遠総合医療センター皮膚科・皮膚腫瘍科
鹿児山　浩	富山大学附属病院皮膚科
小川　洋子	厚生会西方病院看護部 看護師（皮膚・排泄ケア認定看護師）
磯貝　善蔵	国立長寿医療研究センター皮膚科
角　総一郎	自治医科医科大学附属病院皮膚科
小髙　愛莉奈	福井大学医学部附属病院皮膚科
飯野　志郎	福井大学医学部附属病院皮膚科
レパヴー・アンドレ	いちげ皮フ科クリニック
加藤　裕史	名古屋市立大学病院皮膚科
柴田　智恵子	三郷中央総合病院看護部 看護師（皮膚・排泄ケア認定看護師）
小島　由希菜	埼玉医科大学病院看護部 看護師（皮膚・排泄ケア特定認定看護師）
松岡　美木	埼玉医科大学病院褥瘡対策管理室（皮膚・排泄ケア特定認定看護師）
藤原　浩	新潟大学地域医療教育センター魚沼基幹病院皮膚科
伏間江　貴之	東京医療センター皮膚科
金久　史尚	京都第一赤十字病院皮膚科
浅井　純	京都府立医科大学附属病院皮膚科
岩澤　億斗	東京大学医学部附属病院皮膚科
梅本　尚可	自治医科医科大学附属病院皮膚科
勝又　文徳	東京慈恵会医科大学附属病院皮膚科
福井　伶奈	自治医科大学附属さいたま医療センター皮膚科
松本　崇直	自治医科大学附属さいたま医療センター皮膚科
足立　晃正	Department of Immunology Harvard Medical School
田代　美貴	さいたま市立病院看護部 看護師（皮膚・排泄ケア認定看護師）
佐藤　智也	埼玉医科大学病院形成外科
関根　祐介	東京医科大学病院薬剤部
齋藤　晋太郎	群馬大学医学部附属病院皮膚科
茂木　精一郎	群馬大学医学部附属病院皮膚科
高水　勝	アルケア株式会社事業管理本部

Contents

ドレッシング材のすべて
皮膚科医による根拠に基づく選び方・使い方

3章 他治療との比較

総 論

●　創傷治療戦略　―最近の進化―

創傷治療戦略 ― 最近の進化 ―

前川 武雄

本項のポイント

- 創傷治療戦略の基本として，慢性創傷における治癒遅延因子を示したTIMEコンセプトを理解する必要がある.
- TIMEを状況に応じて除去しwound bed preparationとmoist wound healingの環境を整えることが創傷治癒の戦略である.
- ドレッシング材を使いこなすためには，処方期間や他治療との価格比較（表4），種類を把握する必要がある.
- 超音波デブリードマンなど，創傷治療は進歩が著しく，常に最新情報をチエックしておきたい.

はじめに

創傷は大きく急性創傷と慢性創傷に分けられる.**急性創傷**とは新鮮外傷や手術創など，創傷治癒機転が正常に働く創のことであり[1]，多くの場合，一般的な創傷治療により治癒が得られる．一方，**慢性創傷**とは何らかの原因により，正常な創傷治癒機転が働かなくなった創であり，通常難治性であることが多い．慢性創傷の原因としては，糖尿病，末梢動脈疾患，静脈還流障害など基礎疾患による要因と，感染，滲出液過剰，ポケット形成など局所的な要因との2つに大別される.

局所が同じ状況であっても，基礎疾患によって治療方針は異なり，逆に基礎疾患が同じでも局所の状況により治療方針は異なる．つまり，慢性創傷の治療においては，基礎疾患と局所の状況をそれぞれ把握したうえで，治療方針を決める必要がある．基礎疾患ごとの詳細な治療戦略については，日本皮膚科学会から『創傷・褥瘡・熱傷ガイドライン第3版』が刊行されており，そちらを参照して頂きたい[2〜7].

TIMEに応じたドレッシング材の適応

慢性創傷の治癒を遷延させる因子として2005年Schultzらにより TIMEの概念が提唱された[8]．創傷の局所治療においては，wound bed preparation（創面環境調整）とmoist wound healing（湿潤環境下療法）の概念に基づいた治療戦略が必要となるが，TIMEはその実践的な指針と言える（**表1**）.

T（Tissue non-viable or deficient）

壊死組織や活性のない組織のことを指す．壊死組織の存在は，物理的に肉芽形成や上皮化促進を阻害するだけでなく，感染の温床にもなる．また，壊死を排除しようとするタンパク質分解酵素産生などにより炎症が遷延し，細胞外マトリックスの形成を阻害

表1 TIME に応じたドレッシング材の適応

TIME		治療方針	使用するドレッシング材
T	Tissue non-viable or deficient 壊死組織・不活性組織	デブリードマン	黒色壊死：ハイドロジェル 黄色壊死：ハイドロジェル
I	Infection or inflammation 感染または炎症	洗浄，抗生剤，抗菌剤	銀含有製材，界面活性剤，Sorbact®
M	Moisture imbalance 滲出液の不均衡	滲出液のコントロール	乾燥：ハイドロジェル，ハイドロコロイド 滲出液過剰：高吸収ドレッシング材
E	Edge of wound-non advancing or undermined epidermal margin 進まない創辺縁またはポケット	創辺縁の新鮮化 ポケット解消	銀含有親水性ファイバー，Sorbact® コンプレス

表2 5 種類のデブリードマン

種類	方法	利点	欠点
外科的	メス，ハサミなど	即効性，確実性	疼痛強い，侵襲的
化学的	ブロメライン，パイナップル茎搾汁精製物ゲル	非観血的，簡便	遅効性，補助的
生物学的	Maggot therapy	非観血的	管理が煩雑 保険適用外
自己融解的	スルファジアジン銀クリーム，ハイドロジェルなど	非観血的，簡便	遅効性，補助的
物理的	ブラッシングや高圧洗浄	黄色壊死や残留物に有効	黒色壊死には無効

する．壊死組織の治療は外科的デブリードマンが基本であるが，タンパク質分解酵素であるブロメラインを用いた化学的デブリードマン，スルファジアジン銀クリームやハイドロジェルを用いた自己融解的デブリードマンなど 5 種類のデブリードマンを必要に応じて使い分ける（**表 2**）．

化学的デブリードマンの新規製剤として，2023 年にパイナップル茎搾汁精製物ゲルが登場した．保険適用は深達性Ⅱ度熱傷とⅢ度熱傷に限られるが，壊死組織を選択的に融解する画期的な製剤である（第 2 章 12 項 **p.143 参照**）．

ドレッシング材の 1 つであるハイドロジェルは水分含有量が高く，壊死組織の自己融解を促すドレッシング材として使用される．以前は抗菌作用を持つハイドロジェルはなく，バイオフィルムや臨界的定着が疑われる創傷には使いにくい製材であった．しかし，2018 年に界面活性剤を含有する製材であるプロントザン® やバイオフィルムや細菌と結合し吸着する作用を持つ Sorbact® ジェルドレッシングなどが登場し，バイオフィルムや臨界的定着を疑う創傷に対しても，ハイドロジェルでの治療選択が加わった（第 2 章 7，9 項 **p.120，128 参照**）．

さらに，外科的デブリードマンの新たな治療選択として，2020 年に超音波デブリードマン装置ウルトラキュレット® が保険適用された（**図 1**）．従来の外科的デブリードマンと比較して低侵襲のデブリードマンが行える機器として，近年注目を集めている．類似のデブリードマンを行う機器として 2014 年から水圧式デブリードマン装置バーサジェット®

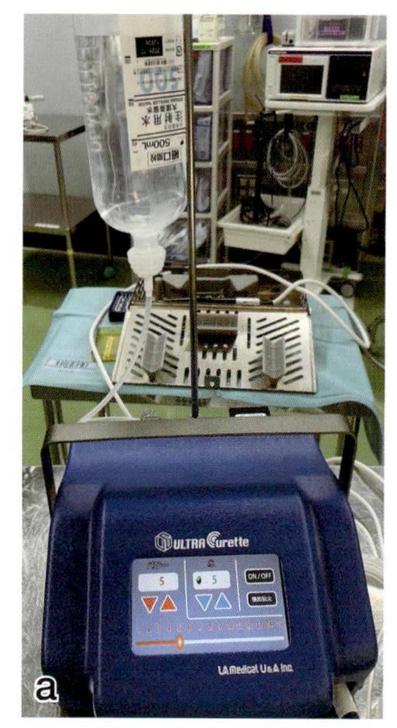

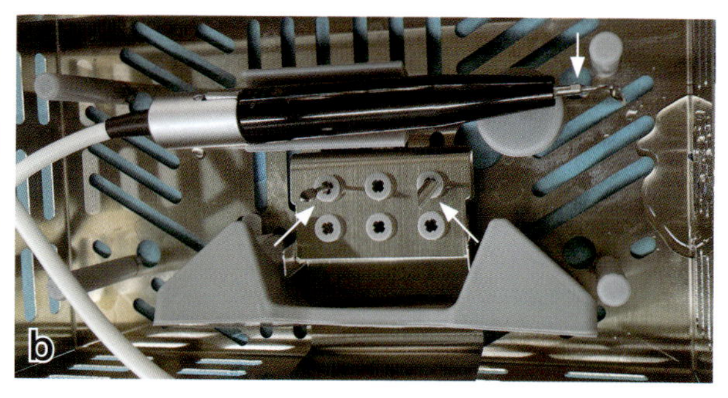

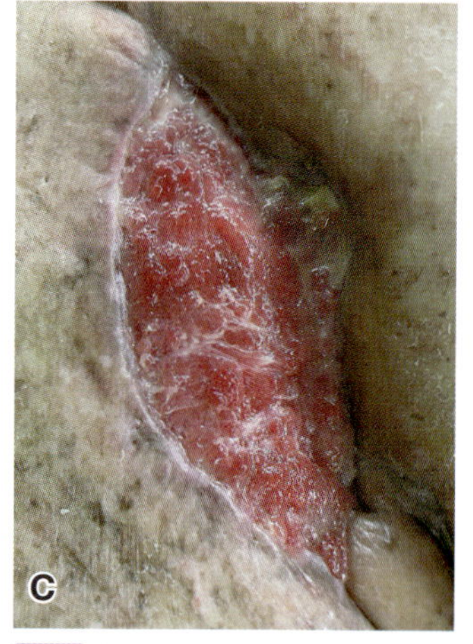

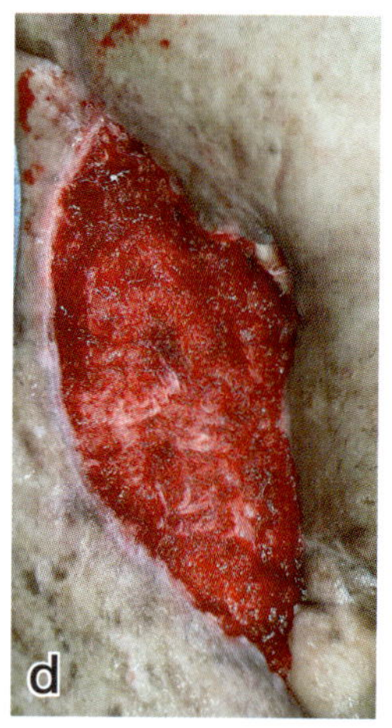

図1 超音波デブリードマン装置ウルトラキュレット®

a：ウルトラキュレット®本体.
b：再滅菌可能な先端部．創の状態に合わせ，3 つの異なる先端部を選択できる（→）.
c：表面にバイオフィルムが付着する潰瘍.
d：1 分程度の超音波デブリードマン施行後.

Ⅱが保険適用されており，いずれも水を使用したデブリードマン専用の機器であるが，その仕様は大きく異なる．いずれも保険点数上は 2,500 点の加算が算定できるが，水圧式デブリードマンは処置ごとにディスポーザブルのカートリッジを使用する必要があるのに対し，超音波デブリードマンはすべて再滅菌可能であり，毎回の製品コストはかからない．水圧式デブリードマンと超音波デブリードマンの簡単な比較を表に示すが（**表 3**），それぞれに利点と欠点があるため，症例に応じて使い分ける必要がある．

I（Infection or Inflammation）

細菌感染や炎症のことを指す．細菌が増殖すると，生体側からはそれを抑えるために白血球をはじめとした種々の細胞が浸潤し炎症をおこす．感染が生じている間は，それを抑えるための炎症反応が優先され，創傷治癒の反応は遅延ないし停止する．全身性の感染に対しては内服や点滴による抗菌薬の全身投与が必要となるが，局所にとどまる感染に対しては，消毒や洗浄，外用薬やドレッシング材による治療が主体となる．

感染創は通常滲出液が多いため，抗菌作用と滲出液吸収作用を併せ持つヨード系の

表3 水圧式デブリードマンと超音波デブリードマンの比較

	水圧式デブリードマン	超音波デブリードマン
創傷の大きさ	大きなものも速く可能	細かいところも行える
ポケット	難しい	容易
デブリの強さ	硬い組織もある程度可能	硬い組織は困難
健常組織への侵襲	強い	弱い
疼痛	強い	やや弱い
1 回あたりのコスト	高い	安価
持ち運び	大きく，台車が必要	小型で，手で運べる
保険点数	2,500 点	2,500 点

外用薬が使われるケースが多いが，高吸収性の銀含有ドレッシング材も状況によっては選択肢の1つにあげられる．また，感染の一歩手前の状態である critical colonization（臨界的定着）の状態に対しても，高吸収性の銀含有ドレッシング材はよい適応と考えられる．

新たな製材としては，2020 年に高吸収性の銀含有ドレッシング材に界面活性剤を添加した，アクアセル ®Ag アドバンテージが登場した．従来品の銀による抗菌作用に加え，界面活性剤の作用により，抗菌作用の増強やバイオフィルムの制御作用が期待される製材である（第 2 章 9 項 **p.128 参照**）．

M（Moisture imbalance）

滲出液の不均衡，すなわち滲出液が少なく創面が乾燥した状態や，逆に滲出液が過剰な状況を指す．創面が乾燥すると，創傷治癒に必要な水分が不足し，さらに肉芽形成や上皮化を促進する細胞やサイトカインの働きが低下するため創傷治癒が遅延する．一方，滲出液の過剰な状態は，周囲の健常皮膚を浸軟させることにより上皮化の妨げとなり，また肉芽を浮腫状にすることにより感染の温床にもなる．さらに，慢性創傷における滲出液は炎症性サイトカインやタンパク質分解酵素などを含むため，これらが過剰に保持されることにより創傷治癒は遅延する．

ドレッシング材による治療として，乾燥した創には，水分含有量の高いハイドロジェルや，滲出液吸収能の低いハイドロコロイドが適している．逆に滲出液が過剰な創には，ポリウレタンフォーム，親水性ファイバー，親水性メンブランなどの高吸収ドレッシング材がよい適応と考えられる．

E（Edge of wound-non advancing or undermined epidermal margin）

創の辺縁からの進展が停止した状態や，辺縁にポケット形成がある状態を指す．慢性創傷が長期に渡ると，創辺縁の細胞は度重なる増殖過程による老化をおこし，成長因子や他のシグナルに反応しなくなり，この状態は**病的創縁**とも呼ばれる[9]．また，ポケット形成は上皮化が進むべき肉芽の足場がない状態のため上皮化が進まず（**図 2**），ポケット内に滲出液や壊死組織などが貯留することにより，悪化する要因にもなりうる．

創辺縁の進展が停止した状態に対しては，いかなる外用薬やドレッシング材を用いて

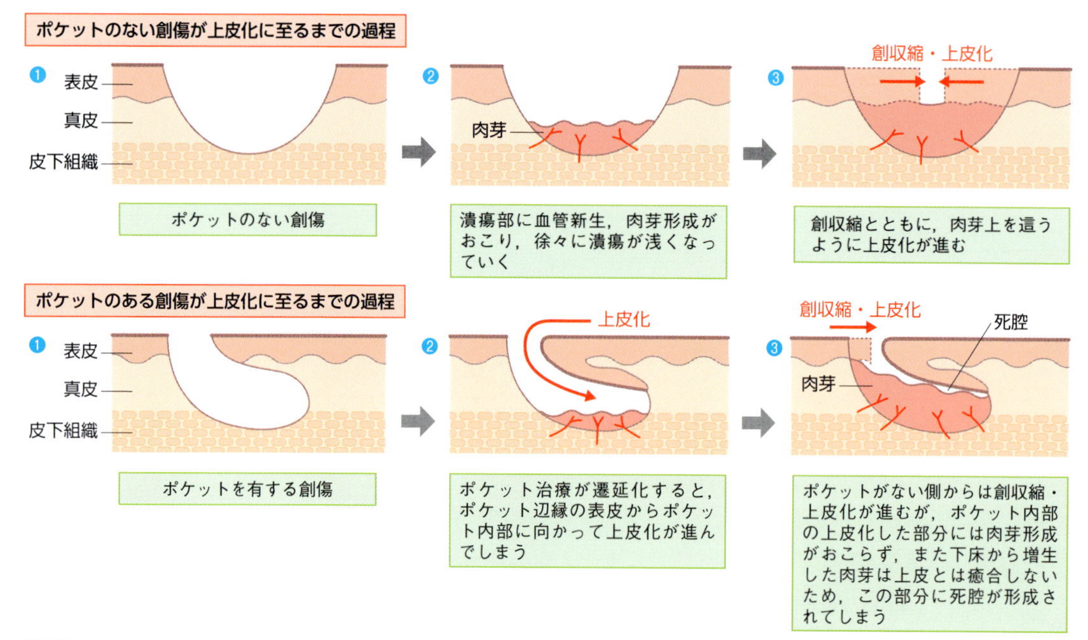

図2 ポケット形成のある創傷の上皮化過程

上：ポケットのない創傷の上皮化過程.

下：ポケットのある創傷の上皮化過程.

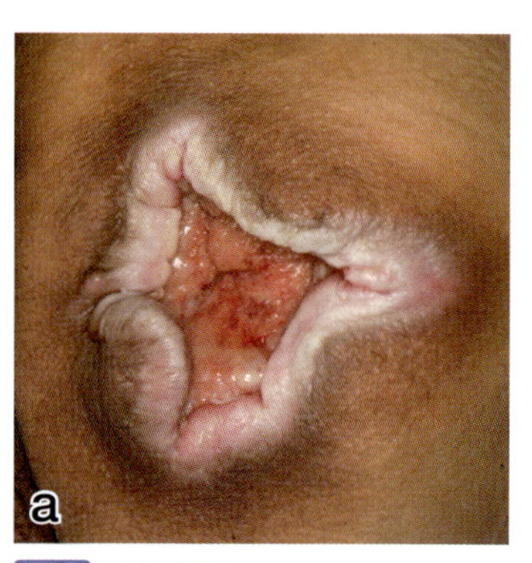

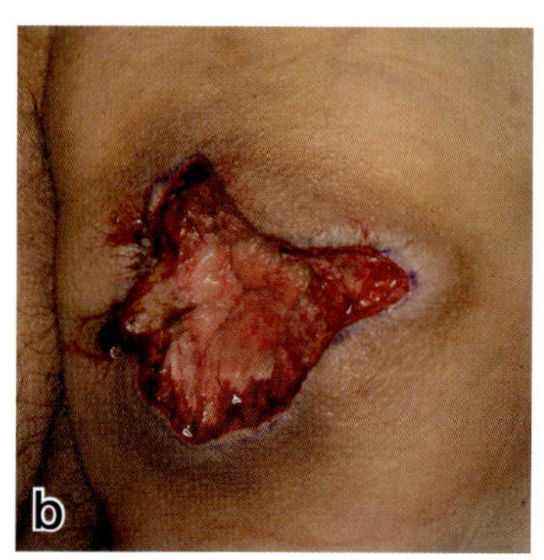

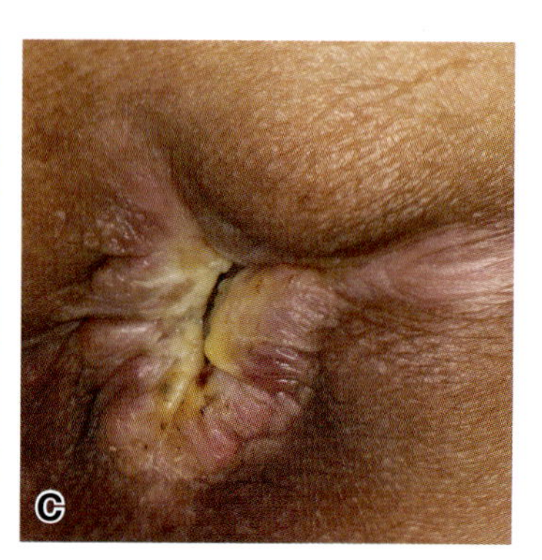

図3 病的創縁

a：病的創縁．褥瘡周囲が全周性に硬化し，上皮化が進まない状態.

b：メスにて全周性に硬化した辺縁を切除し，新鮮化を図った.

c：その後，陰圧閉鎖療法を行い，創の収縮を図った.

も改善を図ることは難しく，**外科的デブリードマンによる辺縁の新鮮化がもっとも有効である**．一時的に創の大きさは大きくなるが，老化した細胞を取り除くことにより新鮮化された創辺縁からは新たな細胞増殖による上皮化が期待できる（**図 3a，b**）.

ポケットも同様に，外用薬やドレッシング材単独での治癒は難しい．小さなポケットであれば，保存的加療で治癒することもあるが，大きなポケットは外科的切開や陰圧閉鎖療法などを併用し，ポケット下のスペースを埋める必要がある．全身状態などにより積極的治療が難しい場合は，保存的治療としてヨード系外用薬やヨードホルムガーゼ等が使用されるケースが多い．ドレッシング材としては，銀含有親水性ファイバーやSorbact®リボンなど，抗菌作用を持ち，かつポケット内への装填が簡便で，ドレナージを効かせられる製材が使用しやすい．ヨードアレルギーや甲状腺機能異常などがあり，ヨード製剤が使用できない場合でも使用できる製材である．

ドレッシング材の適応を知る

われわれ皮膚科医は，他科の医師や看護師と比べ，創傷治療においてドレッシング材よりも外用薬を使うケースが多いといわれる．①処方できない・期間が限られる，②値段が高い，③種類が多く使い分けが難しいなどが主な理由と考えられるが，その一つひとつを検証してみる．

①処方できない・期間が限られる

ドレッシング材は薬剤ではなく医療材料であり，原則的には処方できるものではなく，人工真皮などと同様に医療材料として算定される．しかしながら，平成26(2014)年の診療報酬改定により，**一部の患者に限定されるが，薬局が処方箋で扱うことが可能になった**[10]．その条件は，「皮下組織に至る褥瘡の患者」で，何らかの在宅療養指導管理料を算定されている患者に限るというものである(第3章3項 **p.175 参照**)．**さらに，同条件を満たす場合のドレッシング材の使用は，通常最長で3週間までに設けられている使用制限が解除され，無期限に使用することが可能となった**．創傷患者全体からみれば一部の患者に限定されるものの，在宅療養指導管理料を算定されている患者の深い褥瘡は，通常難治であり長期に渡る加療が必要になるため，ドレッシング材が無期限に処方可能であることは，大きな意味を持つであろう．

②値段が高い

外用薬と比較して，ドレッシング材は価格が高いという印象がある．皮下組織に至るドレッシング材の保険償還価格は1cm^{2}あたり10円であり，例えば10×10cmの製材では1枚1,000円という価格となる．

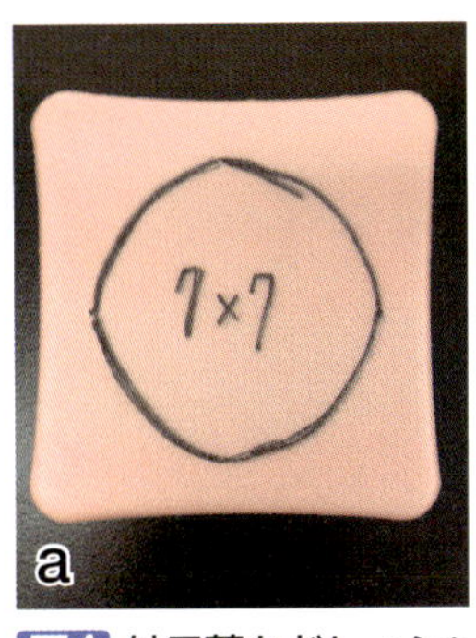

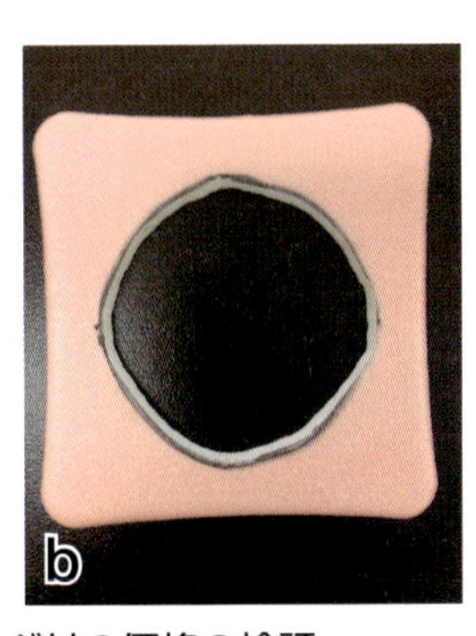

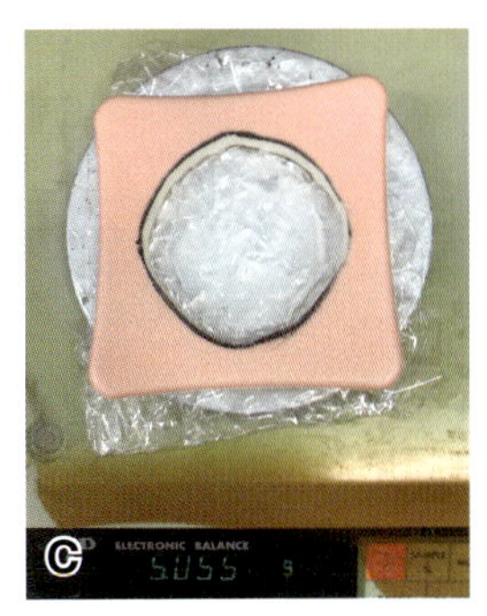

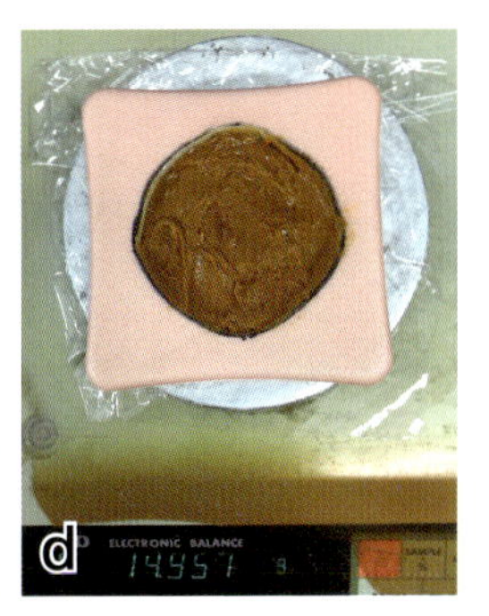

図4 外用薬をドレッシング材の価格の検証

a：ポリウレタン製材に直径7cm大の潰瘍を想定．

b：潰瘍に相当する部位を切除．

c：潰瘍相当部にプロスタンディン®軟膏を5g外用．

d：潰瘍相当部にポビドンヨードシュガーを15g外用．

この価格がどのくらい高いのか検証してみた．10 × 10cm のドレッシング材で被覆できる潰瘍の大きさとして直径 7cm 大，深さ 5mm の潰瘍を想定する（**図 4a，b**）．この潰瘍に主に赤色期や白色期に使用するプロスタンディン® 軟膏やアクトシン® 軟膏を約 1mm の厚さで外用すると，おおよそ 1 回 5g 程度を使用する（**図 4c**）．また，黒色期や黄色期に頻用するポビドンヨードシュガーの場合，厚さ 2mm で外用すると，おおよそ 1 回 15g 程度を使用する（**図 4d**）．同様の処置を 2 週間続けた場合の価格を表に示す（**表 4**）．主な薬剤の 2 週間の使用量は，赤色期や白色期に使用するフィブラストスプレーがもっとも高く，プロスタンディン® 軟膏やアクトシン® 軟膏ではおおよそ 3,000 円前後となる．また，黒色期や黄色期に使用する薬剤では，ヨードコート® 軟膏やカデックス® 軟膏が約 11,000 円程度と高く，ポビドンヨードシュガーの先発品が約 3,400 円，ポビドンヨードシュガーの後発品が 1,800 円，ゲーベン® クリームが 2,700 円程度である．ドレッシング材の交換頻度にもよるが，通常赤色期や白色期では週に 1 ～ 2 回の交換が多く，週に 1 回の交換ならドレッシング材，週に 2 回の交換なら外用薬が安価となる．黒色期や黄色期では週に 3 ～ 4 回程度交換すると 6,000 ～ 8,000 円となるが，ヨードコート® 軟膏やカデックス® 軟膏で連日処置を行うよりは安価となる．週に 2 回の交換がポビドンヨードシュガーの先発品と近い費用であるが，後発品よりは随分高い．**この外用薬との価格差と，交換頻度が少なくて済むことによるメリット（患者の負担，処置をする人間の負担など）を比較し，費用対効果が高いと考えられる状況であれば，ドレッシング材を使用する一つの理由になると考えられる**．また，真皮までの創傷であればドレッシング材の償還価格は $1cm^2$ あたり 6 円であるため，そのコストはさらに下がる．

表4 外用薬とドレッシング材の価格（筆者調べ）

種類	1 回使用量（7 × 7cm の傷）	2 週間の価格
プロスタンディン® 軟膏	5g（厚さ 1mm）	約 2,800 円
アクトシン® 軟膏	5g（厚さ 1mm）	約 3,700 円
オルセノン® 軟膏	5g（厚さ 1mm）	約 2,900 円
フィブラスト® スプレー	5 噴霧	約 7,800 円
ゲーベン® クリーム	15g（厚さ 2mm）	約 2,700 円
ユーパスタ® 軟膏，ソアナース® 軟膏	15g（厚さ 2mm）	約 3,400 円
ポピドンヨードシュガー後発品	15g（厚さ 2mm）	約 1,800 円
カデックス® 軟膏	15g（厚さ 2mm）	約 11,600 円
ヨードコート® 軟膏	15g（厚さ 2mm）	約 11,000 円
ドレッシング材　週 1 回交換	10 × 10cm　1 枚	2,000 円
ドレッシング材　週 2 回交換	10 × 10cm　1 枚	4,000 円
ドレッシング材　週 3 回交換	10 × 10cm　1 枚	6,000 円
ドレッシング材　週 4 回交換	10 × 10cm　1 枚	8,000 円

注：外用量によって大きく異なる場合がある．（2024 年 7 月現在）

③種類が多く使い分けが難しい

長年新しい外用薬が登場していないのに対し，ドレッシング材は今でも新規の製材が次々に登場しており，その総数は約60種類にのぼる．それぞれの製材については第2章を参照して頂きたいが，ドレッシング材を選択するうえでもっとも重要な点は，細菌関与の有無，滲出液の量の2つに集約される．すなわち，細菌の関与が疑われる場合には銀含有製材，界面活性剤含有製材，細菌を吸着する製材の中から選択し，滲出液が多ければ高吸収性の製材を選択することになる．この2点を抑えていれば大きな間違いをすることは少なく，必ずしもすべてのドレッシング材の細かい特性を覚えている必要はないであろう．

これは外用薬も同じであり，汚染のある創傷にはヨードや銀含有の外用薬を使用し，綺麗な創傷には滲出液の量に応じてプロスタンディン® 軟膏やアクトシン® 軟膏を使い分けるのと同様である．

そしてドレッシング材の場合，さらに止血効果がほしければ止血作用のある製材を選択したり，皮膚が脆弱な方であればシリコーン粘着剤付ドレシング材を選択したり，ポケッ

表5 保険償還できないドレッシング材（例）

製品名	メーカー名	分類	特徴	コスト（税抜き）
エスアイエイド®	アルケア（株）	創傷用シリコーンゲルドレッシング	剥離時の疼痛軽減	10×10cm 1枚あたり360円 （希望小売価格）
デルマエイド®	アルケア（株）	創傷用吸収パッド	非固着	10×10cm 1枚あたり50円 （希望小売価格）
ふぉーむらいと	コンバテックジャパン(株)	シリコーン粘着剤付ポリウレタンフォーム	微粘着性で滲出液吸収力が高い	10×10cm 1枚あたり260円 （希望小売価格）
モイスキンパッド®	白十字（株）	外科用パッド	滲出液吸収力が高い	7.5×10cm 1枚あたり150円 （希望小売価格）
メピレックス® トランスファー	メンリッケヘルスケア(株)	熱傷被覆・保護材（手術用被覆・保護材）	創部に触らず二次ドレッシング交換が可能	10×12cm 1枚あたり500円 （標準価格）
メロリン®	スミス・アンド・ネフュー（株）	非固着性ドレッシング	非固着	10×10cm 1枚あたり76円 （希望小売価格）
ハイドロサイト® ジェントルエイド	スミス・アンド・ネフュー（株）	シリコーン粘着剤付ポリウレタンフォーム	微粘着性で滲出液吸収力が高い	10×10cm 1枚あたり269円 （標準価格）
カラヤヘッシブ	アルケア（株）	ハイドロコロイド	縫合創など急性皮膚創傷	10×10cm 1枚あたり800円 （希望小売価格）

（2024年7月現在）

トに詰めるような使い方をする際には親水性ファイバーを使用するなど，各製材の特殊性を考慮したプラスαの効果を期待することが可能となる．

さまざまなドレッシング材

ドレッシング材とは，「創における湿潤環境形成を目的とした近代的な創傷被覆材をいい，従来の滅菌ガーゼは除く」と日本皮膚科学会や日本褥瘡学会などで定義されている．この中には保険償還を持つ創傷被覆材の他，フィルムドレッシング，人工真皮，救急絆創膏，シリコンガーゼ，デキストラノマーなども含まれる．その中で狭義のドレッシング材とは第 2 章で紹介するような保険償還を持つ製材であり，正式には皮膚欠損用創傷被覆材と呼ばれる．ポリウレタンフィルム製材は多数発売されているが，その使用は技術料に包括され，すべてのポリウレタンフィルム製材は保険償還できない点に気をつけたい．また，カラヤヘッシブ®のような術後の縫合創や急性創傷を適応としたドレッシング材も保険償還はできない．近年，保険償還できないドレッシング材も多数発売されており(**表 5**)，これらは保険償還可能な製材と比べて安価に抑えられているため，DPC (診断群分類別包括評価) 算定病院での入院下など，コストの算定が不可能な状況下では重宝する (第 2 章 11 項 **p.135 参照**)．創傷の中でも褥瘡については治療だけでなく，発生予防も重要である．アレビン® ライフやメピレックス® ボーダープロテクトなど，予防的に使用するドレッシング材も複数登場しており，これらの製品も保険償還はできないが，保険償還可能な創傷被覆材よりは安価に抑えられており，その予防効果が注目されている．

おわりに

ドレッシング材による創傷治療の基本的な進め方と，最近新たに登場したドレッシング材や超音波デブリードマンなどについて解説した．多種類のドレッシング材の存在は決して無駄に多い訳ではなく，各製材はそれぞれの存在意義を持つ．その使い分けについては，病態別の要因とドレッシング材側の要因のそれぞれの立場から検討する必要がある．病態別の要因については第 1 章を，それぞれのドレッシング材の特性については第 2 章を参照いただき，ドレッシング材選択の参考にして頂ければ幸いである．さらに第 3 章では外用薬との比較，陰圧閉鎖療法の進化，最新の薬事，保険関連の情報など，さらに踏み込んだ内容について解説しているので，こちらも同時に参照頂きたい．

文献

1) 井上雄二，金子 栄，加納宏行 ほか：日皮会誌 127: 1659，2017
2) 創傷・褥瘡・熱傷ガイドライン策定委員会 (創傷一般グループ)：日皮会誌 133: 2519, 2023
3) 創傷・褥瘡・熱傷ガイドライン策定委員会 (褥瘡グループ)：日皮会誌 133: 2735, 2023
4) 創傷・褥瘡・熱傷ガイドライン策定委員会 (糖尿病性皮膚潰瘍・壊疽グループ)：日皮会誌 133: 2969, 2023
5) 創傷・褥瘡・熱傷ガイドライン策定委員会 (膠原病・血管炎グループ)：日皮会誌 134: 1, 2024
6) 創傷・褥瘡・熱傷ガイドライン策定委員会 (下腿潰瘍・下肢静脈瘤グループ)：日皮会誌 134: 225, 2024
7) 創傷・褥瘡・熱傷ガイドライン策定委員会 (熱傷グループ)：日皮会誌 134: 509, 2024
8) Schultz G et al：Wound Repair Regen 13: S1，2005
9) 市岡 滋：創傷治癒の臨床，金芳堂，東京，2009
10) 高水 勝：ドレッシング材のすべて (前川武雄 編)，学研メディカル秀潤社，東京，2015

コラム

TIME から TIMERS へ

前川 武雄

wound bed preparation の実践的指針として，長年 TIME コンセプトが用いられてきたが，2019 年に TIME に R（regeneration and repair of tissue：組織の再生と修復）と S（socialfactors：社会的要因）を追加した TIMERS の概念が提唱された[1]．TIME の概念は壊死や感染などを伴う比較的状態の悪い創傷に対する概念であったが，TIME コンセプトにより適切に処置が行われ，肉芽の増生，上皮化が目指せる段階になれば，次に必要となるのが「R」，すなわち再生と修復になる．文献[1]の原文で紹介されている治療は，一般的な外用薬やドレッシング材ではなく，一酸化窒素による治療，バイオエンジニアリングマトリックス，胎盤ベースの移植片，幹細胞治療など，その多くが本邦では未承認の最新治療であり，今後これらが一般的に使用できるようになることが期待される．また「S」の概念も非常に重要な部分である．創傷治癒は創の状態だけでなく，治療の理解，治療を遵守できるかどうか，併存疾患，社会的孤立などによっても，その有効性が左右されるという項である．TIME コンセプトにより適切な wound bed prearation を行うことに変わりはないが，今後は R や S も踏まえた TIMERS の概念も徐々に普及していくものと思われる．

文献
1）Leanne Atkin, Bućko Z, Montero EC et al: J Wound Care 23:SI-S50, 2019

1章
病態別の使い方

総論

病態別総論

前川 武雄

本項のポイント

- 創傷治療にあたっては，感染・壊死・滲出液・ポケット・創縁などの複数の問題が同時に起こっていることが多く，優先順位をつけて解決していくことが重要である.
- 深い慢性創傷に対しての目安として外用薬・ドレッシング材の選択をフローチャートに示した（図 p.24 ～ 25 参照）ので，参考にしてほしい.

はじめに

1章では，創傷の状態に応じたドレッシング材の選択，使用方法について解説する.すなわち，滲出液や疼痛のコントロール，壊死組織やポケットへの対応，感染創やバイオフィルムに対する治療など，各創傷が持つ問題に対してどのような治療戦略を持てばよいかを具体的に提示する．また，難治性の皮膚創傷だけでなく，外傷などの急性皮膚創傷への対応や術後創傷への対応，そして顔面，肛囲，関節部などのドレッシング材の使用に工夫を要する部位への使い方についても解説する.

複数の問題に対する対応

実際の創傷は，同時に複数の問題を持つケースが多い．例えば，滲出液が多く，ポケット形成があり，黒色壊死組織が付着する症例では，どの項目に準じた治療を行えばよいか.**滲出液の量で選択する場合と，ポケット形成の有無で選択する場合と，黒色壊死に対する治療で選択する場合とでは，まったく違ったドレッシング材を選択することになるため，優先順位を検討しなければならない.**

▶感染コントロール：臨界的定着を見逃さない

創傷治療においてもっとも優先順位の高い問題は感染である. 感染のコントロールが不十分な場合，敗血症から死に至る可能性すらあるからである．創傷と細菌の関係は①汚染（contamination），②定着（colonization），③臨界的定着（critical colonization），④感染（infection）の 4 つの段階に分けられている（**表 1**）[1]．これらは通常連続的と考えられており，不適切な治療や患者の免疫力の低下などにより，創傷と細菌とのバランスが崩れると感染が生じるとされている[2]．①汚染，②定着の状態であれば積極的な抗菌治療は不要であり，④感染の状態であれば局所の抗菌治療だけでな

表1 創傷と細菌の関係

contamination（汚染）	菌はの増殖なし
colonization（定着）	菌は増殖するが無害
critical colonization（臨界的定着）	菌が増殖し，感染直前の状態
infection（感染）	菌が増殖し創部に有害

表2 wound hygiene（創傷衛生）

wound hygiene	行う処置
Cleanse the wound and periwound skin	創部，創周囲の洗浄
Debride	処置ごとのメンテナンスデブリードマン
Refashion the wound edges	創辺縁の壊死や角化の除去
Dress the wound	抗菌作用，抗バイオフィルム作用を持つ製材で被覆

く内服や点滴による抗菌薬の全身投与が必要となる．

ここで重要なのが③臨界的定着の状態である．**すなわち，定着から感染に移行しつつあるこの段階で適切な抗菌治療を行うことにより，感染予防が可能となる**．

また③臨界的定着の状態は，感染への移行が懸念されるだけでなく，創傷治癒における阻害因子の一つであることも知られている．つまり，適切に細菌の増殖を抑制することで肉芽の増生や上皮化が促進される効果も期待できる．**この状態に対する局所治療は，従来外用薬の独壇場であったが，近年抗菌作用を持つドレッシング材が次々と発売されており，その効果が期待されている**（1章5項参照 **p.50**）．

褥瘡の評価ツールであるDESIGN-R® においても，臨界的定着の状態は重視されるようになり，DESIGN-R®2020改定版からI（inflammation / infection）の項目に3C（臨界的定着疑い）の項が新設された．また，同じ2020年にはバイオフィルムの治療戦略として**wound hygiene**（創傷衛生）の概念が新たに提唱されるようになり（**表2**），臨界的定着やバイオフィルムへのアプローチは近年，最重要視されている項目の一つといえる．

Wound hygieneの概念はTIMEの考え方（総論 **p.10** 参照）と類似する部分もあるが，大きな違いとして処置ごとにメンテナンスデブリードマンを行うべきことや，抗菌作用ないし抗バイオフィルム効果を持つドレッシング材を使用することが明記されている点があげられる．

▶壊死組織の除去：ドレッシング材の活用法

次に重視すべき問題は壊死組織の有無である．壊死組織の存在は創傷治癒を妨げるだけでなく，感染の温床にもなり得るからである．壊死組織の除去には外科的デブリードマンがもっとも基本となるが，他にも補助的なデブリードマンの方法がある（総論 **表2参照 p.11**）．

ドレッシング材として壊死組織の融解に有用なのがハイドロジェルである．ハイドロジェルは，その補水作用により壊死組織に水分を与え壊死組織を軟化させるため，外科的デブリードマンの補助的な使用に有用である（総論 **p.11**，および第2章6項 **p.115**

図 深い慢性皮膚創傷に対する局所治療フローチャート（前川案）

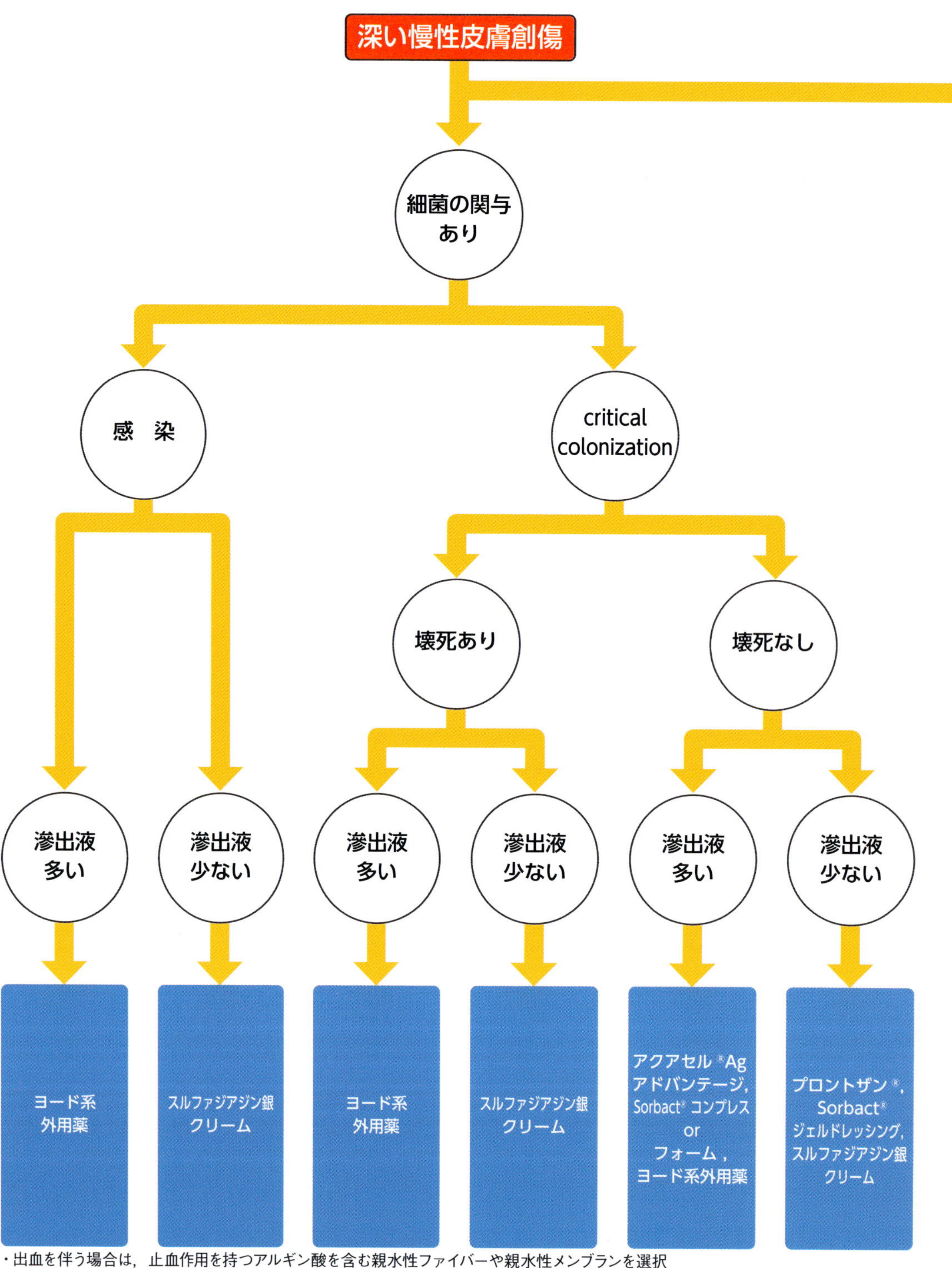

・出血を伴う場合は，止血作用を持つアルギン酸を含む親水性ファイバーや親水性メンブランを選択
・脆弱皮膚に貼付する際は，非粘着製材やシリコーン製材を選択
・浅くきれいなポケットに対してはトラフェルミンスプレー
・critical colonization を伴うポケットにはアクアセル®Ag アドバンテージ，Sorbact® コンプレス，ヨード系外用薬を選択

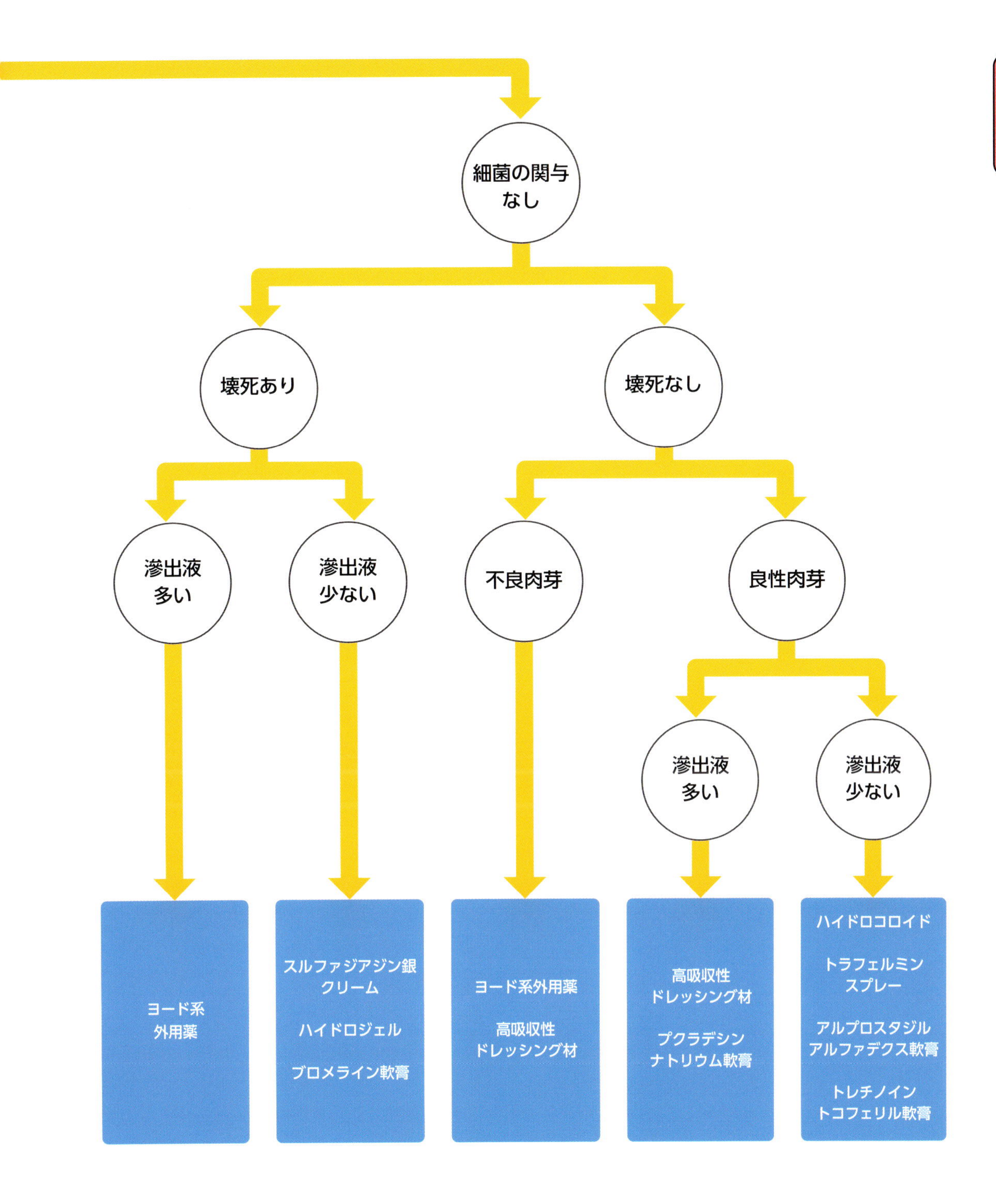
細菌の関与
なし
壊死あり
壊死なし
滲出液
多い
滲出液
少ない
不良肉芽
良性肉芽
滲出液
多い
滲出液
少ない
ヨード系
外用薬
スルファジアジン銀
クリーム
ハイドロジェル
ブロメライン軟膏
ヨード系外用薬
高吸収性
ドレッシング材
高吸収性
ドレッシング材
ブクラデシン
ナトリウム軟膏
ハイドロコロイド
トラフェルミン
スプレー
アルプロスタジル
アルファデクス軟膏
トレチノイン
トコフェリル軟膏

表3 ハイドロジェルとスルファジアジン銀クリームの比較

	ハイドロジェル	スルファジアジン銀クリーム
抗菌作用	＋の製材も登場	＋
壊死組織軟化作用	＋＋	＋
疼痛緩和作用	＋	−
二次ドレッシング	不要な製材も登場	必要
禁忌	なし	軽症熱傷，サルファ剤過敏症，新生児，低出生体重児
慎重投与	なし	肝障害，腎障害，光線過敏症，全身性エリテマトーデス（SLE），妊婦，授乳婦など
有害事象	なし	疼痛（4.12%），白血球減少（2.58%），発疹（0.77%）など

参照）．かつては，外用薬であるスルファジアジン銀により自己融解を促すケースが多かったが，**近年，抗菌作用を持つハイドロジェルも登場し，細菌やバイオフィルムの関与をもつ場合でも創傷被覆材が使用できるようになった．表3**にその比較を示すが，ハイドロジェルは安全性が高く，禁忌や慎重投与などがない．かつては抗菌作用のない製材しかなかったが，近年 Sorbact® ジェルドレッシングのような，抗菌作用を持つハイドロジェルも登場しており，非常に使い勝手がよくなったドレッシング材の一つである（第1章3項 **p.39 参照**）．

▶滲出液のコントロール

感染，壊死についで重要となるのが滲出液のコントロールである．過剰な滲出液は不良肉芽の形成や周囲の健常皮膚を浸軟させることにより，創傷治癒を遅延させ，さらに，過剰な滲出液は感染の温床にもなりうる．逆に，乾燥した創傷も創傷治癒遅延の原因となるため，**感染や壊死のない創傷においては滲出液の適切なコントロールがもっとも重要なポイントといえる**．

滲出液の多い創傷ではポリウレタンフォーム製材などの高吸収性のドレッシング材を使用し，滲出液の少ない創傷ではハイドロコロイドなどの低吸収性のドレッシング材を使用することがポイントである（第1章2項 **p.34 参照**）．

▶ポケット創縁の処理

ポケットや創縁の処理は，各症例に応じてその対応が変わってくる．積極的に治癒や改善を目指せる全身状態であれば，ポケット切開や NPWT（negative pressure wound therapy：局所陰圧閉鎖療法）によりポケットの縮小，消失を目指すことになるが，在宅などで改善，治癒が見込めない状況であれば，保存的に加療せざるを得ないケースも数多く存在するからである（第1章4項 **p.46 参照**）．

ポケット治療でもっとも重要な点は，感染をおこさないように局所治療を行うことである．滲出液が多いポケットであれば，高吸収性のドレッシング材が有用であり，親水性ファイバーのような柔らかい素材のものは，さまざまな形に対応可能であり使用しやすい．**親水性ファイバーはハイドロファイバーとアルギン酸塩の2つに大きく分けられるが，アルギン酸塩は繊維成分がポケット内に残留しやすいため，ポケットへの使用時はハイドロファイバーの方が使用しやすい．一方，ポケット切開時など，出血のコントロールを要する際には，アルギン酸塩やキチンなど止血作用を持つドレッシング材が有用で**

ある（第2章4，5項 p.106，p.110 参照）.

また，比較的新しい製材であるSorbact® コンプレスは，柔らかく加工も容易であり，ドレナージを効かせることもできるため，ポケットへ使用しやすい製材の1つである（第2章7項 p.120 参照）.

おわりに

創の状態に応じた適切なドレッシング材の選択は非常に重要である．しかしながら，各創傷が持つ問題点は必ずしも一つとは限らず，複数の問題を持った創傷に対して，すべての問題を一度に解決できる万能なドレッシング材はいまだ存在しない．また，創傷の状態は100個あれば100通りあり，まったく同じ創傷というものも存在しない．その中で，多くの外用薬やドレッシング材の中から何を選択すればよいのかを，単純化することはできないが，ある程度の目安として深い慢性皮膚創傷に対する局所治療のフローチャートを作成してみた（図 p.24～25 参照）．部位，ポケットの有無，出血の有無，脆弱皮膚の有無などその他の局所の状態や，基礎疾患，栄養状態，年齢など全身状態と併せて，局所治療選択の参考になれば幸いである．

文献

1) White RJ, Cutting KF : Wound Manag 52. 50, 2006
2) Murphy C, Atkin L, Swanson T et al: J Wound Care 29（Sup3b）. S1, 2020

1 創の深さに応じた使い方

大塚 正樹

本項のポイント

- 表皮細胞から再生が起こり創の閉鎖を「再生治癒」と呼び治療は早い.
- 皮膚付属器の残存しない深い創傷で，創面が肉芽組織で置換された後に周囲から表皮が伸展することで閉鎖が生じることを「瘢痕治癒」と呼び，治癒に時間がかかる.
- 真皮に至る創傷に使用するドレッシング材には，moist wound healing（湿潤環境下療法）を実践できる材料を選ぶ.
- 皮下組織もしくは筋・骨に至る創傷に使用するドレッシング材はそれぞれ特化した機能を有しているため，創部の状態を正確に評価したうえで使い分ける.
- ドレッシング材は，創の深さに応じた適切な材料を使用してかつ，使用期間内にのみ保険算定可能となるので，治癒に時間のかかる深い位置の創に使うときには注意が必要である.

症例：褥瘡感染により生じた蜂窩織炎

60歳代，男性．熱中症により自宅で動けなくなっているところを家族が発見し，救急搬送された．救急科により輸液管理が行われ，横紋筋融解症，急性腎不全は改善したが，入院時にみられた右大腿後面表皮剥離が黒色調を呈したため，入院7日目に当科紹介となった（**図1a**）.

鑑別疾患と臨床診断

褥瘡に合併した壊死性軟部組織感染症を鑑別する目的でCT撮影を行ったところ，右大腿後面皮下脂肪織浅層に限局したガス像を認めた．病棟で局所麻酔下に試験切開を行い，同時に右大腿後面壊死組織も除去した（**図1b**）．壊死組織直下の皮下脂肪織に限局した変性を認めたが，膿瘍形成はみられなかった．固有筋膜上まで切開を加え，深部の皮下脂肪織と固有筋膜に壊死はなく，浮腫性変化のみ確認された．深部損傷褥瘡（deep tissue injury：DTI）と褥瘡感染により生じた蜂窩織炎と診断した.

治療と経過

試験切開時に行った創部培養で *Morganella morganii. Proteus vulgaris, Enterococcus faecalis* が検出された．抗菌薬はすでにアンピシリン/スルバクタム（SBT/ABPC）投与が行われており継続した．試験切開2日後に40℃の発熱と血液培養から *Enterobacter cloacae* が検出され，セフェピム塩酸塩（CFPM）に変更し解熱した．局所処置にスルファジアジン銀クリームを使用し，抗菌薬投与を継続するも潰瘍底の肉芽に改善の兆しがみられず，血液データ上も炎症所見がくすぶる状況が続いた.

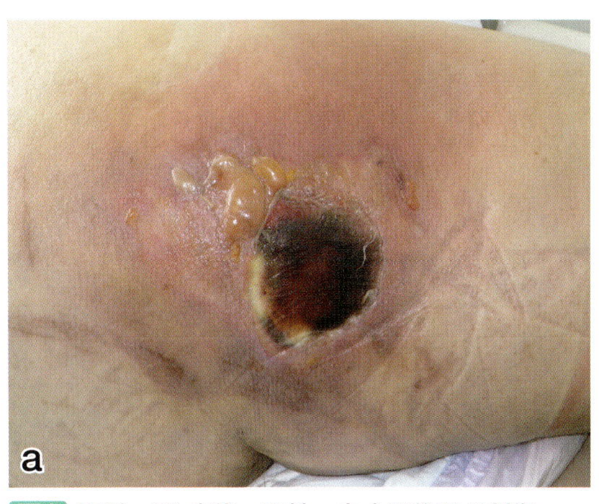

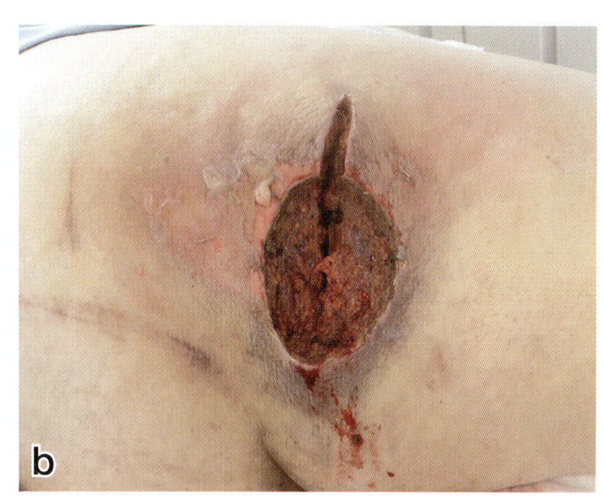

図1 症例：60 歳代，男性．右大腿後面の創傷

a：初診時臨床像．右大腿後面に表面黒色調を呈する 7 × 5cm の潰瘍がみられ，周囲には水疱形成を伴っていた．潰瘍周囲には 20 × 15cm の範囲で発赤・腫脹がみられた．

b：試験切開とデブリードマン．皮下脂肪織中層～深層，固有筋膜に壊死はみられなかったため，壊死性軟部組織感染症を否定した．

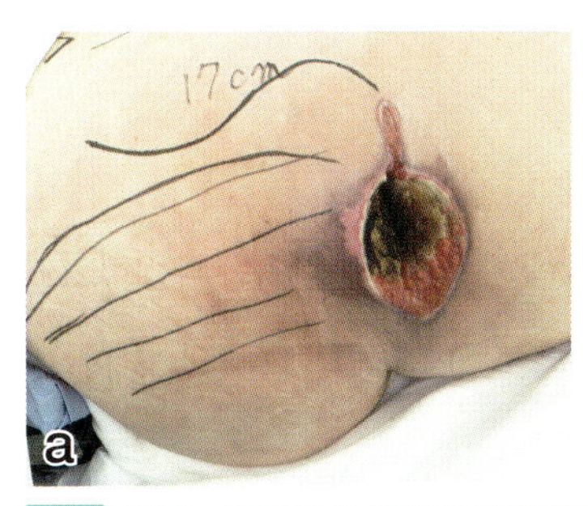

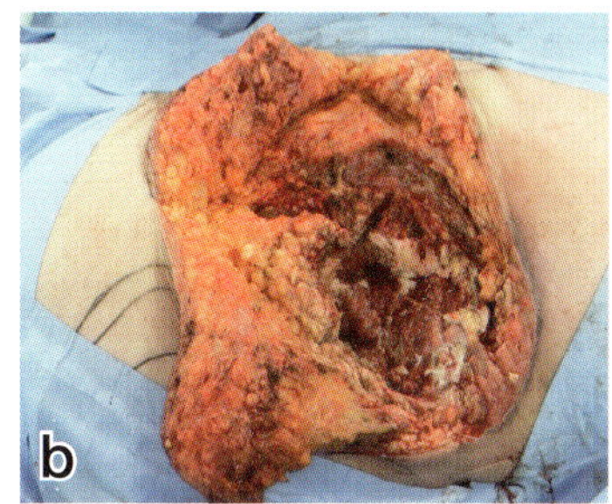

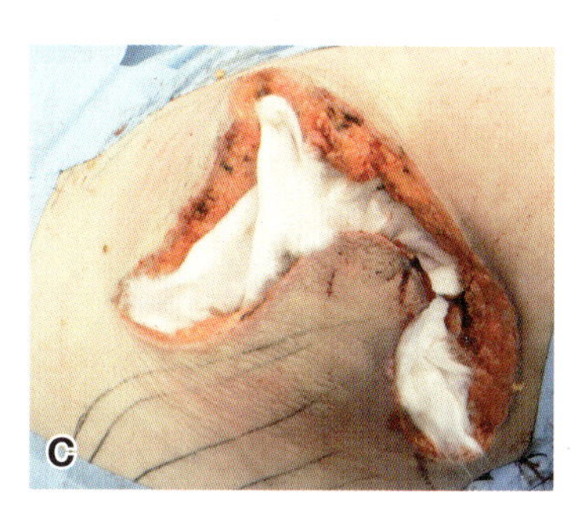

図2 症例：壊死性軟部組織感染症に対するデブリードマン

a：術前臨床像．

b：デブリードマン後．

c：術後にカルトスタット®を充填した状態．

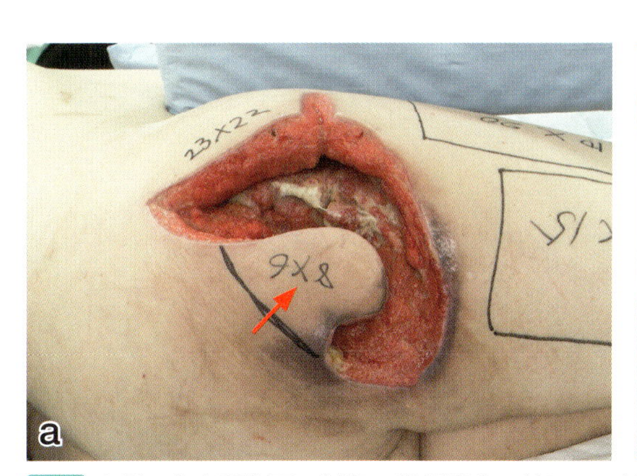

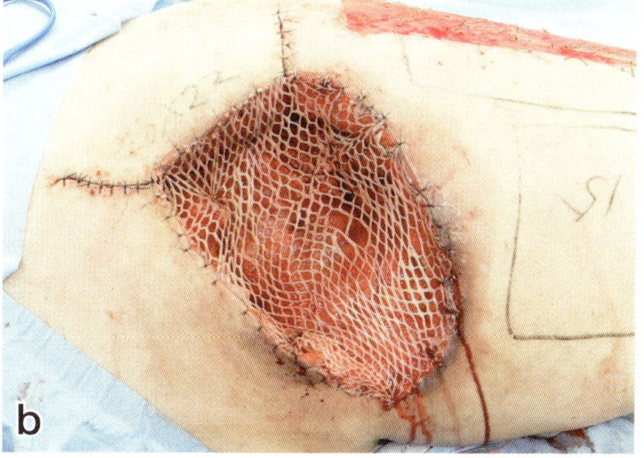

図3 症例：右大腿後面の創傷－臀部潰瘍に対しての植皮術

a：術前臨床像．右臀部の皮弁状に残存した部分（→）は切除し，皮膚は恵皮部の戻し植皮に利用した．

b：術後臨床像．一部縫縮し，残りの欠損部は 3 倍メッシュ分層皮膚による植皮で再建した．

試験切開から2週間後に再び39℃台の発熱が生じ，CT撮影を行ったところ，右大転子周囲にガス像がみられた．壊死性軟部組織感染症の合併と考え，全身麻酔下に右大腿後面-臀部デブリードマンを行い（**図2a，b**），手術終了時の創部には術後の止血目的に親水性ファイバー（カルトスタット®）を充填した（**図2c**）．手術時の創部培養で*Enterococcus faecalis*が検出されたため，抗菌薬はSBT/ABPCとし，局所処置は手術翌日より感染制御と残存した壊死組織の融解目的でスルファジアジン銀クリームに戻した．術後5日目より右大腿後面－臀部潰瘍に陰圧閉鎖療法を行い，術後19日目に全身麻酔下に右大腿後面－臀部潰瘍に対して植皮術を行った（**図3**）．植皮術2週間後まで抗菌薬を投与し，5週間後リハビリ病院に転院した．

この症例のポイント

deep tissue injury（DTI）

患者は自宅に長時間倒れていたところを発見された．BMI40以上の高度肥満かつ合併症として2型糖尿病を有していた．救急搬送時のCTでは，臨床症状として表皮剥離のみの右大腿後面に炎症性変化はみられていないが，入院7日目には同部に褥瘡が顕著化し，試験切開で皮下脂肪織深層と固有筋膜に浮腫性変化がみられたことからDTIと診断した．その後，褥瘡感染が悪化し壊死性軟部組織感染症へと進展した．

止血作用のあるドレッシング材

自験例では褥瘡感染悪化から右大転子周囲にガス像を認め，壊死性軟部組織感染症として右大腿後面－臀部デブリードマンを行い，皮下組織～筋・骨に至る広範囲の開放創傷を形成した．デブリードマン後の合併症として術後出血に注意を要するが，このリスク低減を目的に局所止血作用を有する親水性ファイバー（アルギン酸塩）は有用と考える．本症例ではデブリードマン後の開放創傷にアルギン酸塩を手でちぎって軽く充填し，その上に被覆材を貼付して手術を終えた．筋や腱の切除を伴った広範囲のデブリードマンであったが，術後出血がなくアルギン酸塩は非常に有効であった．

アルギン酸塩は海藻類から抽出したアルギン酸ナトリウムカルシウム塩を線維化したものをいう．滲出液を吸収する際にカルシウムイオンを放出することで強力な止血作用を有する．また，滲出液の吸収力が強く，吸収するとゲル状に変化して創部の湿潤環境を保つことから，デブリードマン後の止血および滲出液のコントロールに効果を発揮する．

創の深さで異なる創傷治癒過程とドレッシング材の役割

皮膚の構造を示す（**図4**）．皮膚は表皮，真皮の2層から構成され，その下に皮下組織がある．真皮～皮下組織内にある皮膚付属器（毛包，皮脂腺，汗腺）も皮膚に含まれる．皮下組織より深部には筋肉，骨が存在する．

▶真皮に至る創傷の治癒過程

創底に皮膚付属器が残存する真皮に至る創傷であれば，皮膚付属器と創縁の表皮細胞から表皮の再生が起こることで創の閉鎖が生じる．これを再生治癒と呼ぶ．創が浅ければ真皮内にある皮膚付属器の密度が高いので治癒は早くなるが，深くなるとその密度が低くなるため治癒に時間がかかる．

真皮に至る創傷に使用するドレッシング材には，創面を湿潤した環境に保持し，細胞

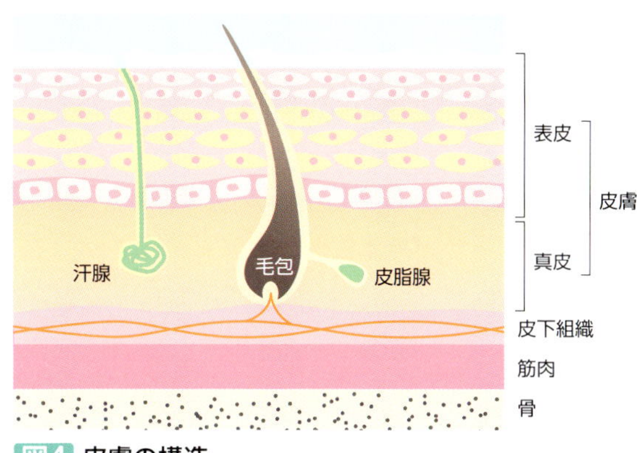

図4 皮膚の構造

遊走を妨げないことが要求される．すなわち創傷治癒力を促進させる moist wound healing（MWH：湿潤環境下療法）MEMO 1 の実践可能なものを選択する．ハイドロコロイド，ハイドロジェル，ポリウレタンフォームなど，個々の創傷の状況に応じて選択する（**図5：参考症例**）．

MEMO 1 **moist wound healing** とは創面を湿潤した環境に保持する方法であり，滲出液に含まれる多核白血球，マクロファージ，酵素，細胞増殖因子などを創面に保持する．自己融解を促進して壊死組織除去に有効であり，また細胞遊走を妨げない環境でもある[1]．

MEMO 2
ラップ療法
創傷治療の一種で，非医療機器である食品用ラップなどの非粘着性プラスチックシートを体表の創傷に被覆し，創傷治癒を促進する方法．

▶皮下組織もしくは筋・骨に至る創傷の治癒過程

皮膚付属器の残存しない深い創傷であれば，創面が肉芽組織で置換された後に周囲から表皮が伸展することで創の閉鎖が生じる．これを瘢痕治癒と呼ぶ．

皮下組織もしくは筋・骨に至る創傷に使用するドレッシング材はそれぞれ特化した機能を有しているため，創部の状態を正確に評価したうえで，使い分ける必要がある（**表**）．

急性創傷にドレッシング材を使用する場合は，創面の保護（例：ハイドロコロイド，ポリウレタンフォーム），乾燥した創の湿潤化（例：ハイドロジェル），滲出液の吸収（例：ポリウレタンフォーム，親水性ファイバー，親水性メンブラン），疼痛緩和（例：シリコーン

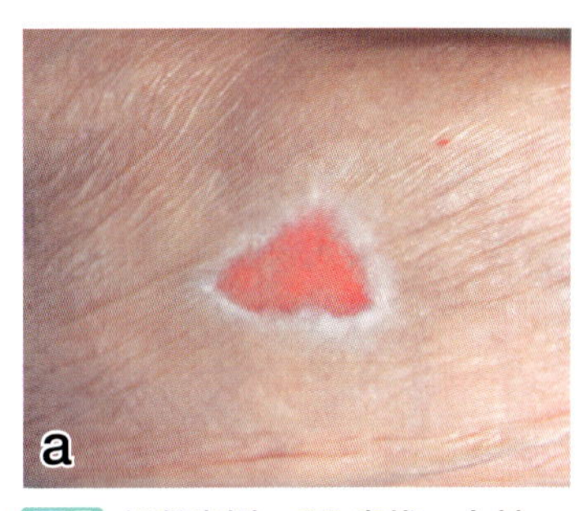

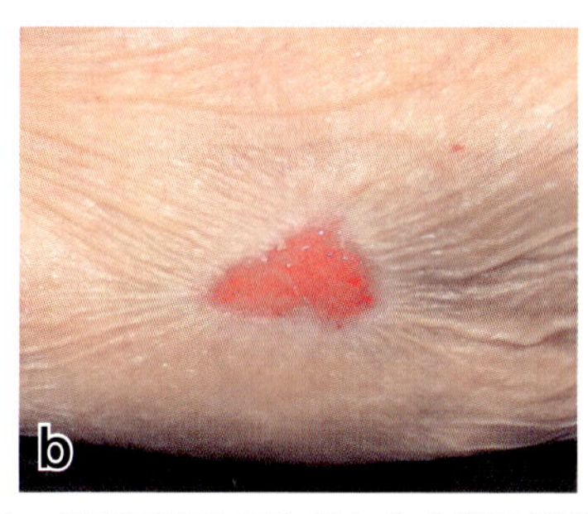

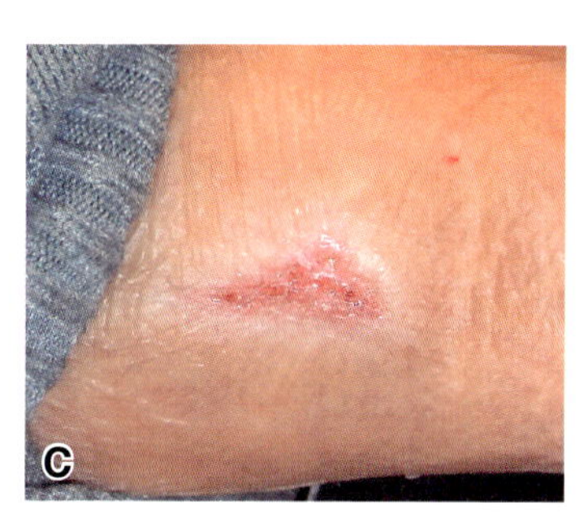

図5 参考症例：90歳代，女性．ベッド柵で擦れて生じた右上腕の創傷

a：初診時臨床像．近医で半年間いわゆるラップ療法 MEMO 2 を行うも治癒せず．創周囲皮膚に浸軟あり．皮膚は脆弱かつ滲出液が多いことからシリコーン粘着剤付ポリウレタンフォーム貼付．

b：1週間後．創周囲の浸軟が消失し，上皮化の促進が始まる．

c：5週間後．上皮化完了した．真皮に至る創傷と考えたが，治癒までの期間と創収縮の状況から創底に残存する皮膚付属器はわずかであったと考えた．

表 皮下組織もしくは筋・骨に用いるドレッシング材

創傷の種類	目的	使用するドレッシング材（例）
急性創傷	創面の保護	ハイドロコロイド，ポリウレタンフォーム
	乾燥した創の湿潤化	ハイドロジェル
	滲出液の吸収	ポリウレタンフォーム，親水性ファイバー，親水性メンブラン
	疼痛緩和	シリコーン粘着剤付ポリウレタンフォーム
	止血	親水性ファイバー（アルギン酸塩）
慢性創傷（wound bed preparation を実践可能なものを選ぶ）	壊死組織・乾燥した創	ハイドロジェル
	感染創	銀含有ポリウレタンフォーム，銀含有親水性ファイバー，セルロースアセテート
	滲出液の多い創	ポリウレタンフォーム，親水性ファイバー，親水性メンブラン
	ポケット切開やデブリードマン後の止血	親水性ファイバー（アルギン酸塩）

※創面を正しくアセスメントし，それぞれの機能に特化した材料を使い分ける

粘着剤付ポリウレタンフォーム)，止血効果(例：親水性ファイバーのうちアルギン酸塩)，感染制御(例：銀含有ポリウレタンフォーム，親水性ファイバー)などの目的用途に応じて選択する．

慢性創傷にドレッシング材を使用するのであれば，とくに創傷治癒を阻害する因子を取り除くwound bed preparation(WBP：創面環境調整) MEMO 3 の実践可能なものを選ぶ必要がある．

例をあげると，壊死組織の除去や乾燥した創にはハイドロジェル，感染創にはそれぞれ銀含有のポリウレタンフォーム，親水性ファイバー，セルロースアセテート，滲出液の多い創にはポリウレタンフォーム，親水性ファイバー，親水性メンブラン，ポケット切開やデブリードマン後の止血目的には親水性ファイバーのうちアルギン酸塩を選択する．

MEMO 3 **wound bed preparation** とは創傷の治癒 を促進するため，創面の環境を整えること．具体的には壊死組織の除去，細菌負荷の軽減，創部の乾燥防止，過剰な滲出液の制御，ポケットや創縁の処理を行う[1]．

ドレッシング材使用における保険上の注意点

ドレッシング材の使用について保険上，2点注意が必要なことがある．

1点目はドレッシング材の使用期間についてである．保険算定期間は2週間を標準とし，特に必要な場合でも3週間までと定められている MEMO 4 ．

MEMO 4 2014年の診療報酬改定により制度が新設され，皮下組織，筋肉，骨などに至る深い褥瘡を有し，かつ在宅療養指導管理料を算定している患者であれば，皮下組織に至る創傷用のドレッシング材について処方箋での支給が可能になった．この場合の保険算定期間については，摘要欄に詳細な理由を記載することで使用期間は制限されない．

2点目は，ドレッシング材は創の深さにより保険償還されるものが定められてあることである．真皮に至る創傷用，皮下組織に至る創傷用，筋・骨に至る創傷用に分けられて

おり，創の深さに応じた適切な材料を使用した場合のみ保険算定可能となる．仮に深さの適用が異なる創に使用した場合，保険算定できない．この点に留意する必要がある．

おわりに

一般的に，真皮に至る創傷であれば，残存した皮膚付属器からの表皮再生が見込めるため，ドレッシング材使用により３週間以内で治癒する症例は存在する．しかしながら，皮下組織や筋・骨に至る創傷は，上皮化に瘢痕治癒が必要となることから，３週間で治癒する可能性はきわめて低い．創傷の局所治療にはドレッシング材の他に外用薬，局所陰圧閉鎖療法，外科的治療など複数の選択肢がある．われわれ医療従事者は，個々の症例に対して創部の状況を正確に評価し，その時々で適切な治療の実践が要求される．

文献

1）阿曽洋子，青木和恵，上出 良一 ほか：日本褥瘡学会誌 9：228，2007

2 滲出液に応じた使い方

鹿児山 浩

本項のポイント

- moist wound healing（湿潤環境下療法）の考え方に従い，創傷を適切な湿潤化におくことで治癒が促される．
- 過剰な滲出液を伴う創傷では，ポリウレタンフォームや親水性ファイバーなどの高吸収性のドレッシング材がよい適応となる．
- 滲出液や感染の制御が困難な場合，銀含有親水性ファイバーを使用することで創環境の改善が期待できる．

症例：静脈性下腿潰瘍

70 歳代，女性．関節リウマチに対して長年ステロイド・免疫抑制薬内服による治療が行われていた．数年前から両下腿に皮膚潰瘍が出現し，近医皮膚科でスルファジアジン銀クリームによる局所処置が行われていた．しかし，改善傾向がないため当科を紹介受診した．

鑑別疾患と臨床診断

両下腿に拇指頭大～鶏卵大までの潰瘍を複数認め，周囲には不整形の色素沈着を伴っていた（**図 1a ～ d**）．血管炎，感染症，クリオグロブリン血症，抗リン脂質抗体症候群などによる皮膚潰瘍を鑑別にあげ，血液検査，皮膚生検，細菌培養検査を行うも特異的な所見は得られなかった．皮膚潰瘍と色素沈着は下腿遠位側を中心に存在しており，この臨床的な特徴より静脈性下腿潰瘍と診断した．

治療と経過

スルファジアジン銀クリームの外用を中止し，ポリウレタンフォームによる局所処置に変更した．ポリウレタンフォームの交換は週 2 回の頻度で行い，交換時にはメンテナンスデブリードマン MEMO を行った．約 2 カ月で皮膚潰瘍は上皮化した（**図 1e ～ g**）．

MEMO
メンテナスデブリードマン
ベッドサイドで原則無麻酔で柔らかい壊死組織を中心に大きな疼痛や出血を伴うことなく可及的に壊死組織を切除すること．

この症例のポイント

静脈性下腿潰瘍は難治性であることが多い．治癒が遷延する理由として，不適切な局所処置を行っている症例をしばしば経験する．静脈性下腿潰瘍は滲出液が多く，その滲出液にはプロテアーゼや炎症性サイトカインが多く含まれており，肉芽の浮腫性変化，周囲健常皮膚の損傷を引きおこすことが知られている[1]．そのため，滲出液をコントロールし創面を適切な湿潤環境に保つ必要がある．

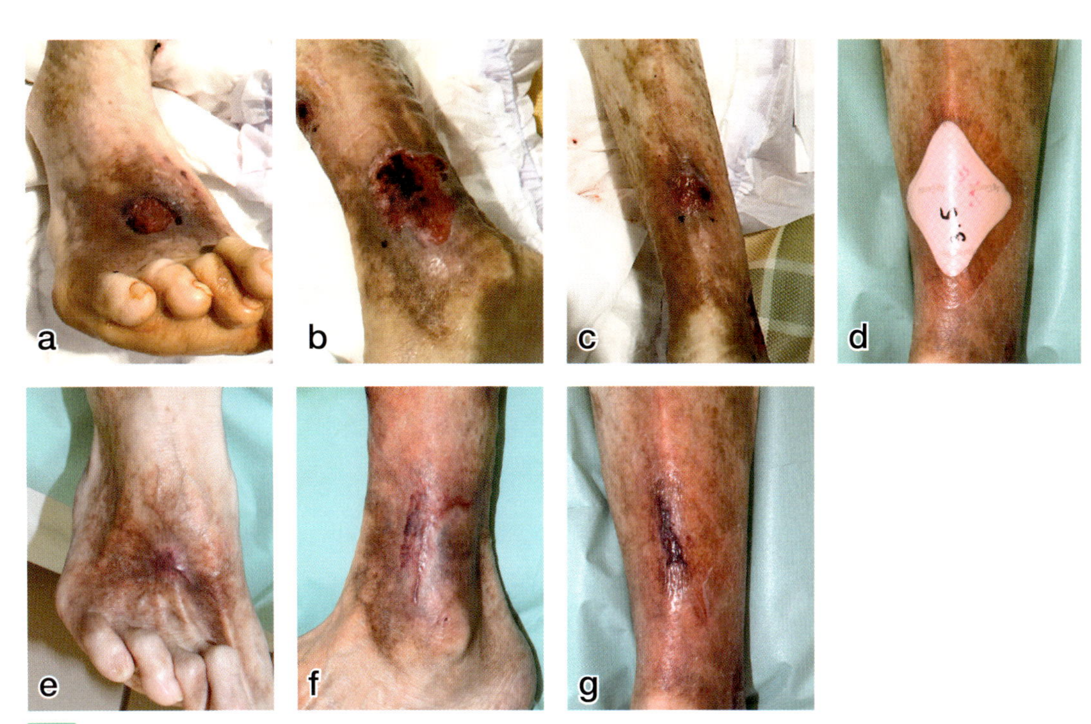

図1 症例1：70歳代，女性． 静脈性下腿潰瘍

a～c：初診時臨床像．両下腿の複数の潰瘍．

d：スルファジアジン銀クリームの外用を中止し，ポリウレタンフォームによる局所処置に変更．

e～g：約2カ月後．上皮化が得られている．周囲皮膚の浸軟を認めない．

自験例では，滲出液が多い創面にも関わらず，スルファジアジン銀クリームが使用されていた．スルファジアジン銀クリームは，細菌の細胞膜や細胞壁を傷害することにより抗菌作用を発揮するため，創面の感染制御効果が期待できる[2]．また水分を67％含む乳剤性基材が創面に水分を与え壊死組織の軟化・融解を促すため，硬く乾燥した壊死組織が固着した創面がよい適応となる．しかし，自験例のように滲出液が多い創面では，滲出液により液状化した薬剤が被覆ガーゼから漏れ出ることにより，創周囲の健常皮膚に浸軟や損傷を引きおこす．また，液状化した薬剤により衣服の汚染などをきたし患者のQOLを損ねる．

そこで，自験例では滲出液のコントロールのために高吸収性ドレッシング材の1つであるポリウレタンフォームを用いた処置に変更し，滲出液量を制御できたことで，良好な肉芽形成が得られ，潰瘍周囲の浸軟も消失し速やかな上皮化に至ったと考えられる．

適切なドレッシング材の選択

最近，多くの新しいドレッシング材が上市されている．しかし，どのような創傷でも対応できる汎用的なドレッシング材は存在しない．**創面における壊死物の状態や滲出液の量に応じて，適切にドレッシング材を選択することがきわめて重要である．**創傷治癒における重要な考えとして，wound bed preparation（WBP：創面環境調整）と moist wound healing（MWH：湿潤環境下療法）がある．wound bed preparation は，「創傷の治癒を促進するため，創面の環境を整えること」と定義されている[3]．具体的には，創傷治癒を遅延させる因子として知られている tissue non-viable or deficient（壊死組織・活性のない組織），infection or inflammation（感染または炎症），moisture imbalance（湿潤の不均衡），edge of wound-non advancing or undermined epidermal margin（創辺縁の表皮伸展不良あるいは表皮の巻き込み）の 4 項目（頭文字をとって TIME と呼ばれている［総論：**p.10 参照**］）を積極的に改善し創面の環境を整えることにより，創傷治癒を促すという考え方である．moist wound healing は，「創面の湿潤環境を保つことにより滲出液に含まれる多核白血球，マクロファージ，酵素，細胞増殖因子などを創面に保持し，自己融解による壊死組織除去と細胞遊走の促進により創傷治癒を促す方法」と定義されている[3]．つまり，創傷を湿潤環境下に保つことで効率のよい創傷治癒を得ようとする考え方であり，そのためには適切なドレッシング材の選択が重要である．以下に創傷・創面の状態に応じたドレッシング材の選択について解説する．

乾燥した壊死物が固着した創傷（表）

通常，創傷に壊死組織が付着している場合は外科的デブリードマンを行う．しかし，乾燥した硬い壊死物の場合，それが困難である症例を経験する．このような場合，ハイドロジェル（2 章 6 項 ハイドロジェル **p.115 参照**）がよい適応となる．ハイドロジェルは親水性ポリマー分子がマトリックス構造をとり多くの水分を保持するため，硬く乾燥した壊死組織に水分を与え，自己融解を促進させる[4]．シートタイプは創面に適宜形状を合わせて，創面に貼り付ける（**図 2**）．ジェルタイプは死腔や複雑な形状を持つ潰瘍に適している．本材を潰瘍内に充填することで，外科的デブリードマンが難しいポケット内の壊死組織を融解し，除去することも可能である．いずれのタイプもガーゼやテープによる二次ドレッシングが必要である．

滲出液の少ない創傷（表）

滲出液の少ない創傷，すなわち感染や炎症徴候のない比較的浅い真皮層までの創傷ではハイドロコロイド（2 章 2 項ハイドロコロイド **p.96 参照**）がよい適応となる．ハイドロコロイドは，吸水性を有する親水性コロイドと粘着性を有する疎水性ポリマーの凝集

表 創傷・創面の状態に応じたドレッシング材の選択

創の状態	適応または利点	お勧めのドレッシング材の選択	注意点
乾燥した壊死物が固着した創傷（外科的デブリードマンが困難なもの）	普通の創面	ハイドロジェル（シートタイプ）	ガーゼやテープによる二次ドレッシングが必要
	死腔，複雑な形状を持つ潰瘍	ハイドロジェル（ジェルタイプ）	
滲出液の少ない創傷	創面を適度な湿潤な環境に整え，創面を保護する	ハイドロコロイド	吸収できる滲出液の量が限られる
過剰な滲出液を伴う創傷	高い吸収力で滲出液をコントロール，高いクッション性有する	ポリウレタンフォーム 親水性ファイバー	滲出液のコントロールがついても同じままだと乾燥し過ぎる
	感染症のリスクが高い創	銀含有親水性ファイバー	
ポケットを有する深い創	切開して洗浄しても内部の清潔が保持できない場合	銀含有親水性ファイバー	交換時に適切な洗浄が必要

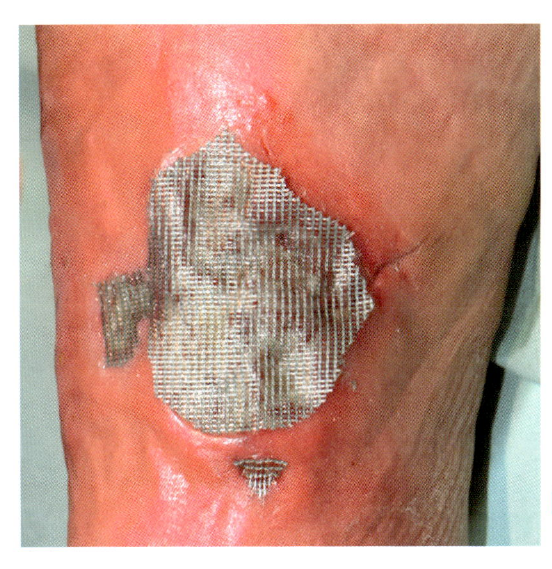

図2 Sorbact® ジェルドレッシングを創面の形状に合わせて貼付

体である皮膚粘着層と防水加工されたポリウレタンフォーム外層の2重構造よりなる[5].皮膚粘着層の親水性コロイドが滲出液を吸収しゲル化することで，創面を湿潤な環境に保つことが可能となる．また同時に，ポリウレタンフォーム外層が外部からの細菌感染や水の侵入を防ぎ，創面を保護する．ただし，皮膚粘着層の親水性コロイドで吸収できる滲出液の量は限られており，過剰な滲出液を伴う創面には適していない．

過剰な滲出液を伴う創傷（表）

創面からの過剰な滲出液は，創面の浮腫や周囲皮膚の浸軟を引きおこし，感染や上皮化の遅れの原因となるため，滲出液を適切に管理することが重要である．このような創傷では高吸収性のドレッシング材であるポリウレタンフォームや親水性ファイバーがよい適応となる．ポリウレタンフォーム（2章3項 ポリウレタンフォーム **p.102 参照**）は，高水蒸気透過性のポリウレタンフィルムで覆われた外層，吸水性と保持性に優れた親水性吸水性フォーム材，創接着面に非固着性のポリウレタンを使用した3層構造からなる．吸収層のフォーム材は高い吸収力を持ち，自重の10倍程度の滲出液を吸収し，適切な水分を保持することで創面の湿潤環境を維持することができる．また，多孔質な構造により空気を含み，スポンジのような柔軟性，クッション性も有している．そのため，外的刺激により強い痛みが誘発される創面にも有効である．

また，多量の滲出液に加え感染症のリスクも懸念される創面においては，抗菌作用を有する銀イオンが含まれている銀含有製剤の選択も検討される．親水性ファイバー（2章4項 親水性ファイバー **p.106 参照**）はカルボキシメチルセルロースナトリウムを繊維状の不織布にしたもので，高い吸水性を有し自重の約30倍の吸収力を持つ．滲出液を吸収すると創面でゲル状になるが，ゲルの形状が崩れないようになっているため，ドレッシング材の交換時に細菌を含む滲出液が吸着したゲルを創部に残すことなく除去することが可能であり，創面を清潔に保つことができる．深いポケットを有する創にも充填するような形で使用できるため用途が広い．一般にポケットを有する深い創の場合，大きく切開しポケットの内部を開放して洗浄するが，それでも内部の清潔が保持できず連日の洗浄と処置でも滲出液や感染の制御が困難な場合は，銀含有親水性ファイバーを使用することで創環境の改善が期待できる.

おわりに

「道具は活かすも殺すも使い手次第」という言葉どおり，優れたドレッシング材が豊富に存在しても，われわれ使い手がそれを適切に使えなければ効果は半減する．そればかりか，誤った使い方をすれば，患者にとって悪影響を及ぼす可能性もある．moist wound healing の概念を正しく理解し，滲出液の評価を適切に行い，最適なドレッシング材を選ぶことが速やかな創傷治癒において重要である.

文献

1) Trengove NJ et al: Wound Rep Reg 7: 442, 1999
2) Rosenkranz HS, Carr HS: Antimicrob Agents Chemother 2: 367, 1972
3) 阿曽洋子，青木和恵，上出良一 ほか：褥瘡会誌 9：228，2007
4) 日本皮膚科学会 創傷・褥瘡・熱傷ガイドライン策定委員会（褥瘡グループ）日皮会誌 133，2735，2023
5) Queen D: Int Wound J 6: 316，2009

3 壊死組織に対する使い方

小川 洋子

本項のポイント

- 黒色壊死組織に対する治療の第一選択は外科的デブリードマンであるが，患者や創の状態によっては外用薬やドレッシング材を用いることもある．
- 黄色壊死を除去するドレッシング材にはハイドロジェルがある（症例 2）．
- デブリードマン後，滲出液のコントロールとドレッシング材の交換回数を減らすためにポリウレタンフォームを使うと効果的である（参考症例 1）．
- 足趾にできた黒色壊死組織をみたら, ASO（閉塞性動脈硬化症）の可能性を考え，注意してアセスメントする必要がある（症例 3）．

症例 1：急性期褥瘡で見逃してはいけない症例

80 歳代，女性．絞扼性腸閉塞（開腹レイウス解除術後）術後，仰臥位の体位でベッド上安静にしていた．除圧マットは使用せず，また術後侵襲があり疼痛も強く，離床が進んでいなかった．術後 1 週間後褥瘡が発赤から悪化していると報告があり訪問した．

鑑別疾患と臨床診断

発生部位は仙骨部から臀部にかけての褥瘡で，褥瘡の色調は暗赤色から一部黒色から紫色の部分があり創縁は不整形なうえに，一部二重発赤 MEMO 1 を認めており，骨突出とずれた位置にあった（図 1a，b）．

> MEMO 1
> **二重発赤**
> 褥瘡において圧の高い部分に紅斑と紫斑が標的様に現れること．

治療と経過

褥瘡発生初期の場合，発赤 d1(持続する発赤［DESIGN-R®2020］）とアセスメントしたら，ポリウレタンフォームを貼付し経過をみることが多い．しかし，急性期褥瘡であり浅い褥瘡と判断した結果，除圧不足のために悪化して深い褥瘡となった症例（図 1c）である．

本症例は，黄色の壊死組織の付着も認められたため，感染に注意しながら処置を開始した．外科的デブリードマンを行い，壊死組織を除去した後，皮膚創面は石けんによる洗浄を実施しまた創部内は圧をかけて微温湯で洗浄を実施し，創内の水分を取り除いた．その後，滲出液のコントロール，感染予防を目的としてアクアセル ®Ag を充填しガーゼ保護とし，離床も進み完治した．

症例 1 のポイント

▶ 褥瘡で発赤 d1（持続する発赤）と判断しても悪化することがある

その特徴は，以下の 4 点である．

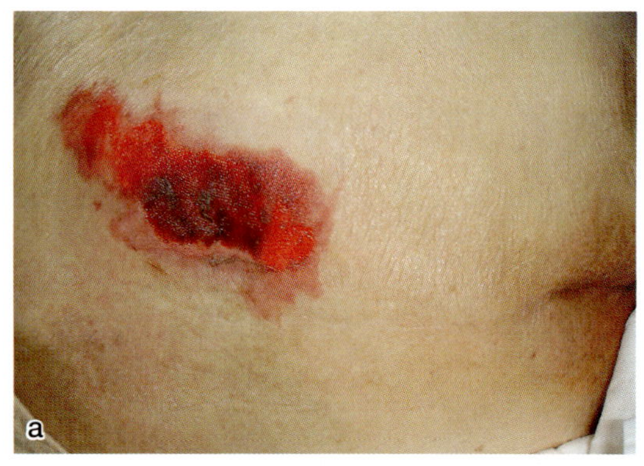

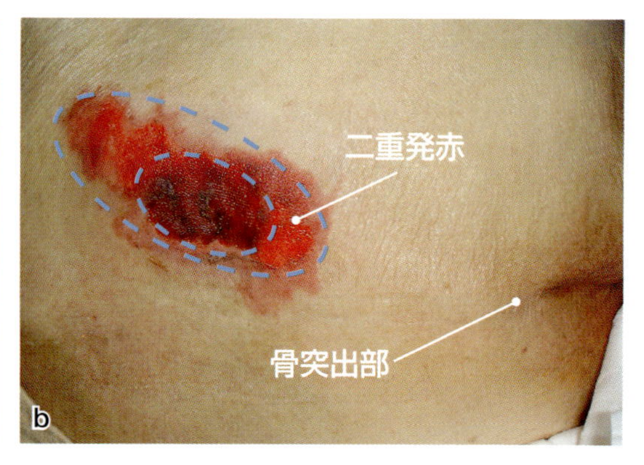

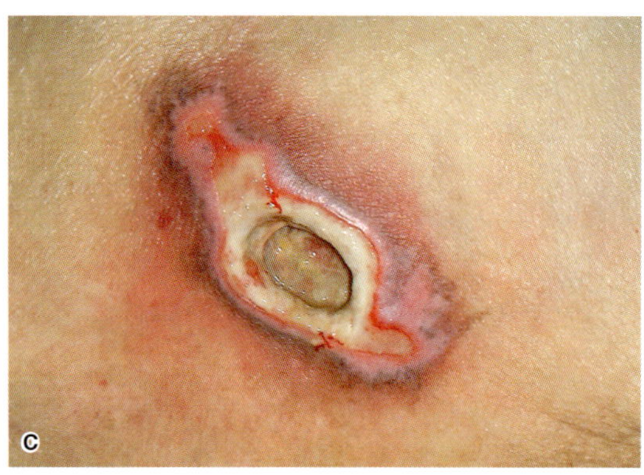

図1 症例 1：術後 1 週間で悪化した褥瘡

a，b：一部二重発赤があり（点線囲み部分），骨突出とずれている位置にあった．

c：急性期の浅い褥瘡部組織感染症を否定した．

①急性期褥瘡である

②褥瘡の辺縁が不整形である

③発赤だけでなく赤紫色部分がある

④骨突出とは別の部分に二重発赤がある

この 4 項目が同時にある褥瘡を発見した場合には，急激に褥瘡が進行する可能性が高く注意が必要であり，創の適性を考えた創傷被覆材や軟膏処置の治療を行う必要がある．

また，慢性期褥瘡においても治癒遅延が起きている場合など，骨突出部位と異なるところに褥瘡をくり返す場合は，一定の圧が褥瘡に加わっている可能性があり，正しい体位になっているかなど，ずれ予防にも注意が必要である．

▶黒色壊死組織が付着した場合

- 黒色壊死組織が付着し，正常な皮膚と壊死組織の創縁の境界が明確になった時に，外科的デブリードマン MEMO 2 を実施する．
- ただし黒色壊死組織であっても外科的デブリードマンの治療を実施しない場合があり，（**症例 2 参照**）．患者の基礎疾患や状態に合わせた治療法を選択することが重要である．

MEMO 2 **デブリードマンの種類**

① 外科的デブリードマン方法
② 機械的方法（wet to dry ドレッシング法，高圧洗浄，超音波洗浄など）
③ 閉鎖性ドレッシング方法（自己融解作用を促す方法）
④ タンパク質分解酵素による方法
⑤ 生物学的方法（ウジ虫を使用）

症例 2：重篤な状態で自力で体位変換ができない症例

70 歳代，男性．重症呼吸不全．重症肺炎による呼吸不全で入院．既往歴に血友病があり，出血傾向がみられていた．また脳梗塞を併発し，自力での体位変換はできない状態であった（図 2a）．

鑑別疾患と臨床診断

入院時より，仙骨部に黒色～黄色の壊死組織が付着した状態であった．壊死組織は付着した状態で深部の状態は不明であった．滲出液は少量であり，感染傾向は認められなかった．本症例の褥瘡の境界は明確であることから，通常は黒色の壊死組織に対しての治療は外科的デブリードマンを実施するのが通常である．しかし，本症例では既往歴に血友病があり，出血傾向があることを考慮し，ドレッシング材を用いて治療することにした

治療と経過

重症肺炎であり重篤な状態であったこと，また血友病があり出血傾向があったことから，外科的デブリードマンは実施せず，閉鎖的ドレッシングによるデブリードマンを行う．その際，感染傾向がないこと，滲出液が少ないことから，入院時より，水分含有量が多いハイドロジェル（グラニュゲル®）を使用した．ハイドロジェルの水分含有量は（60 ～ 90%）であり，自己融解を促進する（表）．その結果，壊死組織がとれ，約 10 日後には黒色の壊死組織が除去され潰瘍部分の深さ，大きさが明確になった（図 2b）．その後，良性の肉芽組織も認められ，感染傾向がないことから，ハイドロコロイドを貼付し完治した（図 2c）．

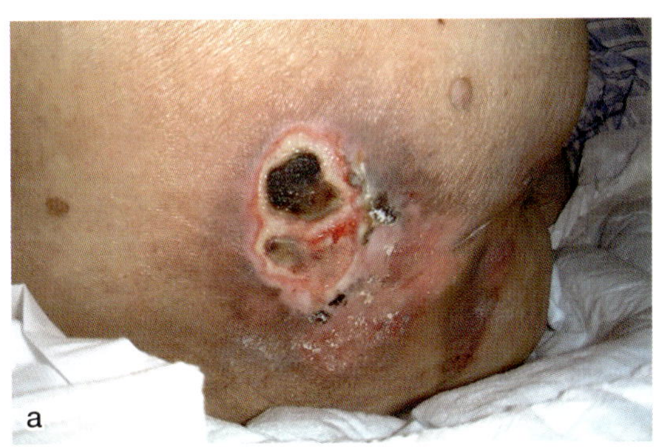

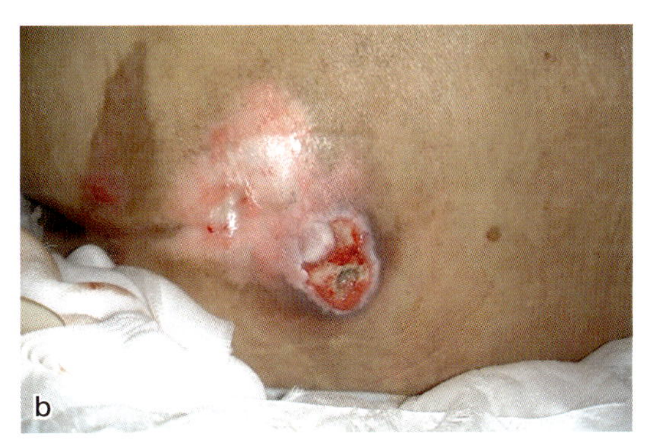

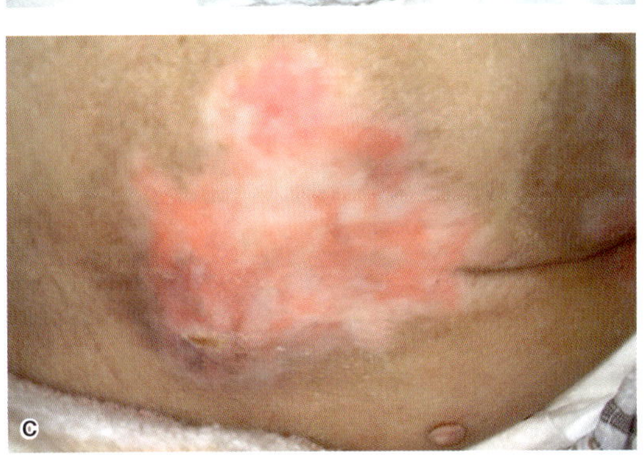

図2 症例 2：70 歳代，男性．重症肺炎による呼吸不全で入院

a：仙骨部に黒色～黄色の壊死組織が付着．

b：ハイドロジェル貼付の約 10 日後，黒色の壊死組織が除去され潰瘍部分の深さ，大きさが明確になった．

c：肉芽組織も認められ，感染傾向がないことから，ハイドロコロイドの貼付を実施し完治した．

表 壊死組織に付着する創傷に適したドレッシング材と軟膏の使い分け

使用時期	使用材料	販売名	特徴および注意点
壊死組織がある	ドレッシング材：ハイドロジェル	グラニュゲル イントラサイト®ジェル Sorbact®ジェルドレッシング	・壊死組織を融解，肉芽形成，上皮化を促進する ・壊死組織の自己融解，肉芽形成および上皮化の促進 ・ハイドロゲルを添加した微生物を物理的に結合する
	外用薬	ユーパスタ®軟膏	・ポビドンヨード剤を使用し滲出液のコントロールをする
		カデックス®軟膏	・カデキソマー・ヨウ素剤を使用し滲出液のコントロールする
		ゲーベン®クリーム	・スルファジアン銀を主とし硬い壊死組織に使用する
		ブロメライン軟膏	・化学的でブリードマンとして使用
黒色壊死組織除去後	ドレッシング材：高分子ポリマー	デブリザン®ペースト	・格子状にデブリードマン後に感染に注意し使用する ・滲出液を吸収することにより，創傷部位を清浄化し肉芽形成を促進する
疼痛を伴う創傷	ドレッシング材：ポリウレタンフォーム	ハイドロサイト®ADジェントル	・肌に優しいシリコーン粘着タイプで滲出液をコントロールする

（※保険償還価格，名称については２章の各ドレシング材の項目を参照）

症例２のポイント

黒色壊死組織が付着した褥瘡であっても，患者の状態によって，外科的なデブリードマンは実施せず，その褥瘡の滲出液量や感染徴候をみきわめて，ハイドロジェルを利用し，滲出液のコントロールをしながら自己融解を促進するのが重要である．ハイドロジェルは湿潤環境を整え，肉芽や上皮形成を促進作用があり，ゲル状であるため欠損部位にも充填することができる．

参考症例１：壊死組織・滲出液が多く，疼痛を伴う症例

80歳代，男性．ストーマ板面周囲の出血，潰瘍形成．他施設で膀胱癌による人工膀胱造設術（ウロストミー）を造設，リハビリ目的のため転院してきた．骨盤内，肛門周囲に瘻孔形成がみられる．転院当初は正中創や肛門周囲にドレナージ目的でデュープルドレーンを挿入していた．創洗浄を行ったところ腹腔内の膿瘍は減少し，ドレーンは抜去となった．しかし，ストーマ面板周囲部からの皮下組織の出血などが止まらない状況であり，潰瘍形成をしていた(**図3a**)．また，滲出液も多く頻回のガーゼ交換が必要であったため，疼痛による苦痛がみられた．ストーマ装具面板部分にも滲出液による汚染があり，頻回の処置に患者や介護者も負担感がみられていた．

鑑別疾患と臨床診断

がん治療を行い，またストーマ造設後の腹腔内膿瘍などがみられドレナージ治療を要していた．ドレーンが挿入された状態でのストーマ装具交換に難渋したが，ドレナージの効果がみられ，腹腔内膿瘍，肛門周囲膿瘍が消失しドレーン抜去となった．しかし，皮下組織の潰瘍を伴う状態で出血，滲出液が多いため頻回のガーゼ交換を要し，患者の疼痛が強い状態であったことから，この滲出液のコントロールと疼痛の軽減が必要であった．

治療と経過

皮膚潰瘍，出血，装具交換は患者にとって強い疼痛を伴うものであった．そのため，

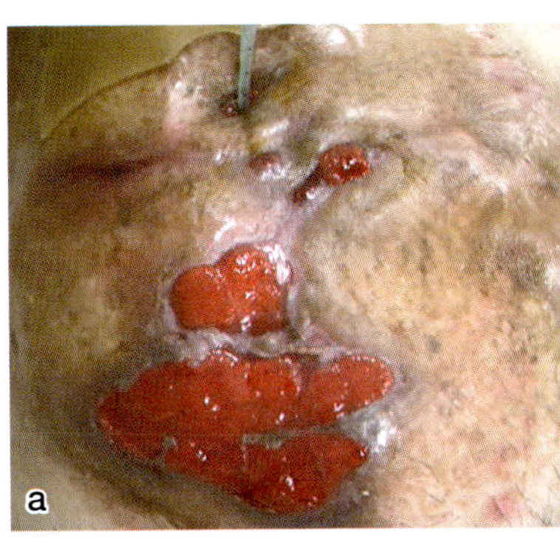

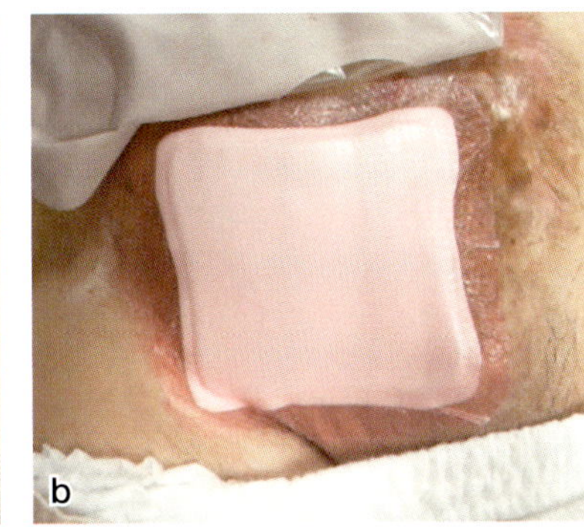

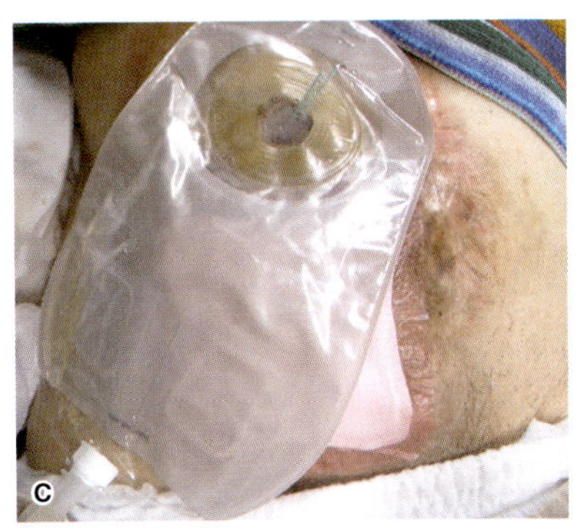

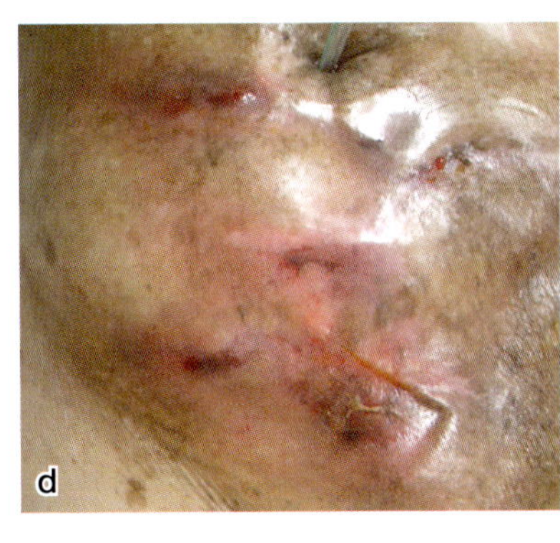

図3 参考症例 1：80 歳代，男性．ストーマ面板周囲の出血，潰瘍形成

a：ストーマ面板周囲部からの皮下組織の出血などが止まらない状況であり，潰瘍形成をしていた．

b：ハイドロサイト®AD ジェントルを貼付．滲出液のコントロールができた．

c：ストーマ装具と滲出液のコントロールを考慮した治療に変更した．

d：ストーマ装具のもれもなくなり，完治した．

滲出液のコントロールによって，頻回の装具交換，ガーゼドレッシング交換を減少させる方針とした．そこで，ストーマ装具を変更し，ガーゼドレッシング交換を中止し，滲出液のコントロールができ，創傷治癒を促す目的でポリウレタンフォーム（ハイドロサイト®AD ジェントル，**図 3b，c**）を導入した．その結果，ストーマ装具交換，ガーゼドレッシング交換を週 2 回に変更することができた．またストーマ装具のもれがなくなり，皮膚潰瘍も完治し（**図 3d**）ができ患者の疼痛の軽減と介護者の負担が軽減された．

参考症例 1 のポイント

- 滲出液の多い創傷は，感染予防に注意し滲出液のコントロールが重要である．
- 滲出液が多いため，頻回のガーゼドレッシング材の交換が必要であり，介護者の負担も考え検討する必要がある．
- ガーゼドレッシング交換に疼痛を伴うことが多いため，創傷被覆材を検討する必要がある．
- 疼痛を伴う創面には，ポリウレタンフォームを使用し滲出液のコントロールが必要である（本症例では，創面が固着しづらいポリウレタンフォームのハイドロサイト®AD ジェントルを使用した）．

症例 3：踵部の黒色壊死組織の褥瘡

80 歳代，女性．踵部の黒色壊死組織．本症例は，脳梗塞後ベッド上安静となった．体位変換を実施していたが，踵部の除圧が不十分であり，常に踵部に圧がかかり，黒色壊死組織の褥瘡を発症した．

鑑別疾患と臨床診断

下肢，踵部，足趾の黒色壊死組織の場合には，超音波診断による血流障害の発見が重要である．この患者の場合は超音波診断によるASO（arteriosclerosis obliterans：閉塞性動脈硬化症）がないかを鑑別する必要があった．しかし，在宅のため装置がなく超音波診断が行えなかったことから，足背動脈が触知できるかを十分確認し治療を開始した（**図4a**）．血流障害が認められなかったため，ASOを否定し，正しい体位，除圧を実施した．そして1日1回足浴を行い，保湿軟膏処置を実施したところ（**図4b**），改善がみられた．

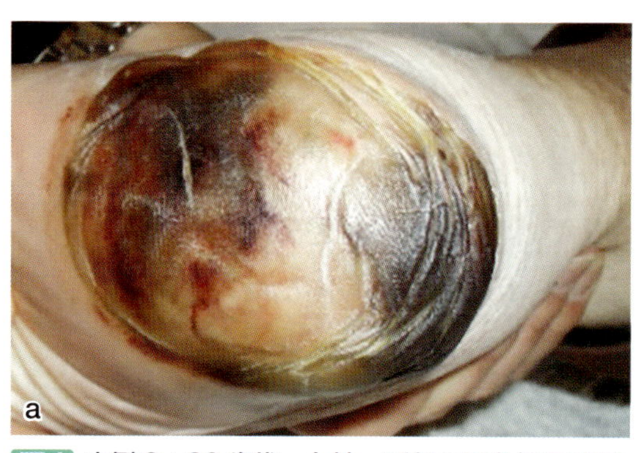
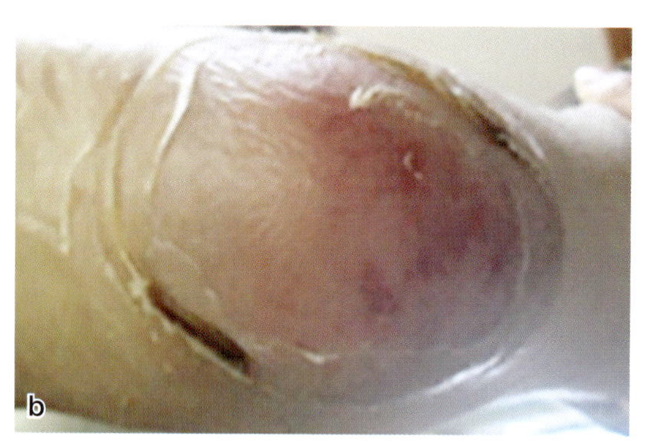

図4 症例3：80歳代，女性．踵部の黒色壊死組織

a：治療開始前．血流障害は認められなかった．

b：保湿軟膏処置を実施し，改善がみられた．

症例3のポイント

- 下肢，踵部，足趾にできた黒色壊死組織には十分な注意が必要である．
- 超音波検査において血流障害を確認する必要がある．
- 原疾患，基礎疾患に注目をおき，褥瘡が発生した状況を確認する必要がある．
- この症例は不適切な体位により，血流障害を生じている症例でASOの可能性を考え注意が必要である（参考症例：**図5a，b**）．

下肢，踵部，足趾などの黒色壊死組織を伴う褥瘡を発見した場合，まずは血流確認

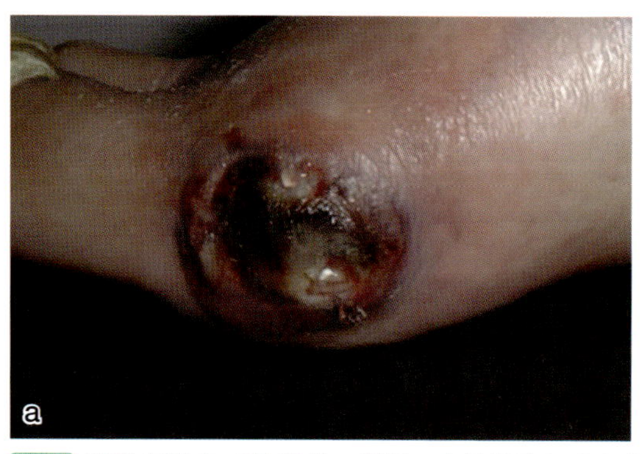
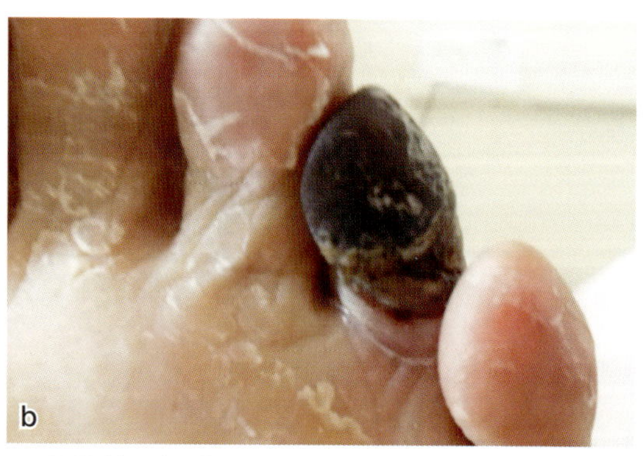

図5 参考症例2：70歳代，男性．血流障害により生じた黒色壊死組織

a，b：足趾の黒色壊死組織．

を行う．ASOで血流がない壊死組織を伴う褥瘡は，外科的なデブリードマンは実施せず，感染予防，および滲出液をコントロールする軟膏処置を実施する．また，ASOを否定されたら除圧が重要であり除圧が実施できているか確認が必要である（**図6**）．創傷被覆材や治療薬の選択が重要であるが，まず，除圧，統一したケアを実施することが治療効果を最大に引き出すことができるコツである．

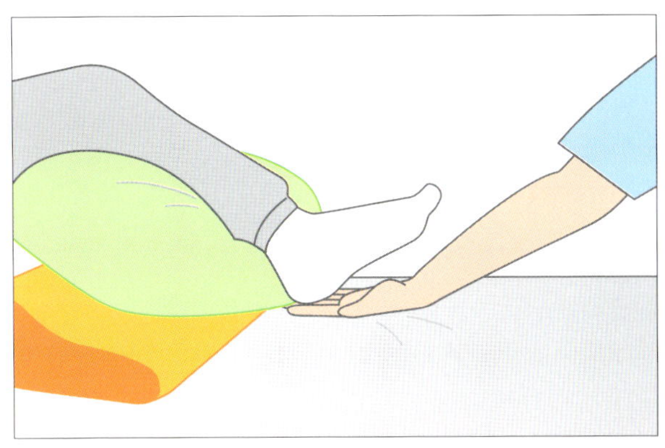

図6 除圧の実施
一点に圧がかかるとそこに褥瘡が発生する可能性があるため，下腿の下にクッションやタオルをいれ，踵を浮かせるようにする．

「壊死」の定義

「壊死」とは，不可逆的損傷による細胞または組織の死をさす．褥瘡においては血流障害による虚血によって生じる．皮膚に比べて脂肪組織や筋肉は虚血に対する耐性が低いため，壊死に陥りやすいといわれている．壊死組織は水分含有量の程度により，色調や硬さが異なり，2種類に分類される．

乾燥した硬い黒色調の壊死組織はeschar（エスカー）と呼ばれる（**図7**）．

水分を含んだ軟らかい黄色調の壊死組織はslough（スラフ）と呼ばれる（**図8**）治癒遅延が考える場合はcritical colonization（臨界的定着）を考慮した治療が必要である．

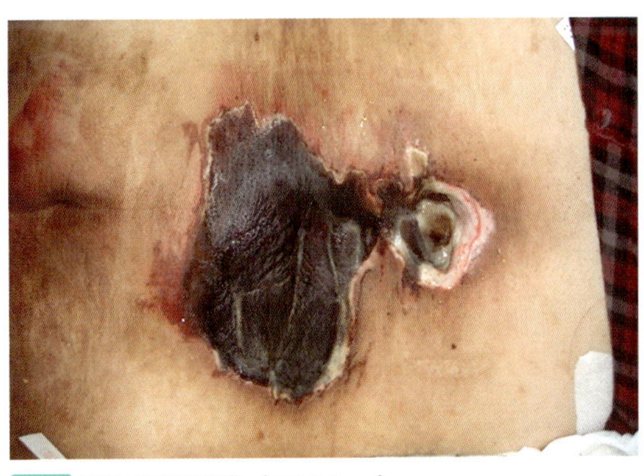

図7 黒色壊死組織（エスカー）

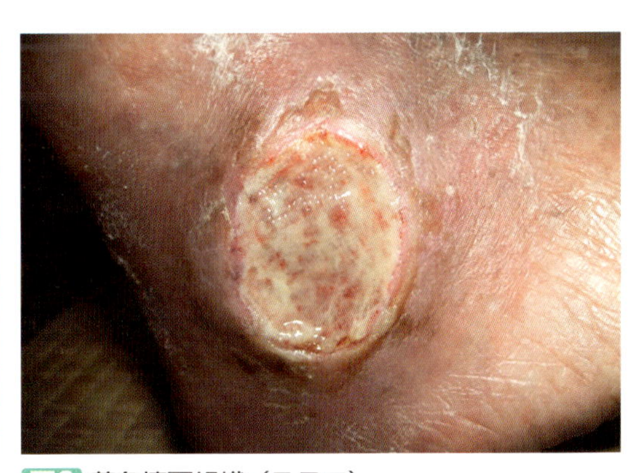

図8 黄色壊死組織（スラフ）

文献

1）一般団法人日本褥瘡学会：褥瘡予防・管理ガイドライン（第5版），照林社，東京，2023
2）田村政昭：WOC Nursing 2：12, 43, 2014
3）一般社団法人日本褥瘡学会：在宅褥瘡テキストブック，照林社，東京，2020

4 ポケットに対する使い方

磯貝 善蔵

本項のポイント

- ポケットを有する褥瘡の多くは難治性である.
- ポケットの処置の第一選択はポケット切開であり，ポケットのまま創治癒を目指すのは何らかの事情で切開ができないときである.
- ポケットの形状や感染の有無によって適応が異なる.
- 変形しやすいポケットにはドレッシング材を入口に充満するように詰めると，深部の摩擦を緩和できる（挿入固定：図 1e，i）

症例：右仙骨部褥瘡

90 歳代, 女性. 高齢者施設に入居中. 既往歴は高血圧症, 慢性心不全, 骨粗しょう症, 認知症.

皮膚科初診 3 カ月前に左大腿骨頸部骨折を受傷し，当院整形外科で手術を受けた. その後は，通院が難しくなり在宅診療を専門とする医師から総合的な診療を受けていた. 高齢者施設で深い褥瘡ができ，家族が当院での治療を強く希望され，在宅診療担当医師から当院紹介受診となった（**図 1a**）.

鑑別疾患と臨床診断

視診，触診，問診から右仙骨部褥瘡と診断した. 創部と骨の相対的な位置関係は**図 1a** の点線で示した状態であった. 黒色壊死組織を呈していたため，局所麻酔下にデブリードマンを行うと壊死組織は皮下組織を超え一部筋膜に達していたが，軟部組織感染症の所見はなかった.

治療と経過

外科的デブリードマン後，洗浄とヨードホルムガーゼ処置を 2 日行った. その後，イソジン® シュガーパスタ軟膏を 10 日間外用治療して肉芽の増生がみられたが, **図 1b** のようなポケット形成を呈していた. 慢性心不全, 低アルブミン血症（Alb 1.5g/dL), 貧血（Hb 8.8 g/dL）があり，四肢の顕著な浮腫を認めた. 90 歳代という年齢も考慮して看取りや症状緩和を考慮した診療の方向となった. そのため，治癒を目的としたポケット切開はせず，ポケットを維持したまま治療の方針とした.

創が外力によって変形しやすかったため（**図 1b，c**），青矢印で示すように肛門側に向かってテープを用いたトラクション（牽引）による創固定をおこなった（**図 1d**）. さらに，ポケットに対してベスキチン®W-A を開口部に詰めるように用いた（**図 1e**）.

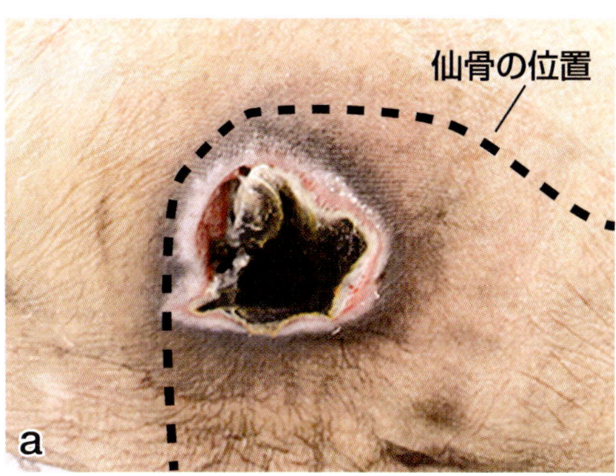

図1 症例：90歳代，女性．右仙骨部褥瘡．基礎疾患は慢性心不全，低アルブミン血症

a：初診時臨床像：黒色の硬い壊死組織を有している．仙骨の位置を点線で示す．
b～e：12日後：壊死組織はほとんど認めないものの，肉芽形成途中でありポケットを有している．
c：矢印方向に指で引っ張ったところ．
d：cと同じ矢印方向に弾性をもつテープによって牽引しているところ．
e：創部の開口部にベスキチン®W-Aを挿入したところ．
f～i：それぞれb～eに対応する断面の模式図．
i：断面図では深部に摩擦が緩和されたスペースができることになる（挿入固定）．

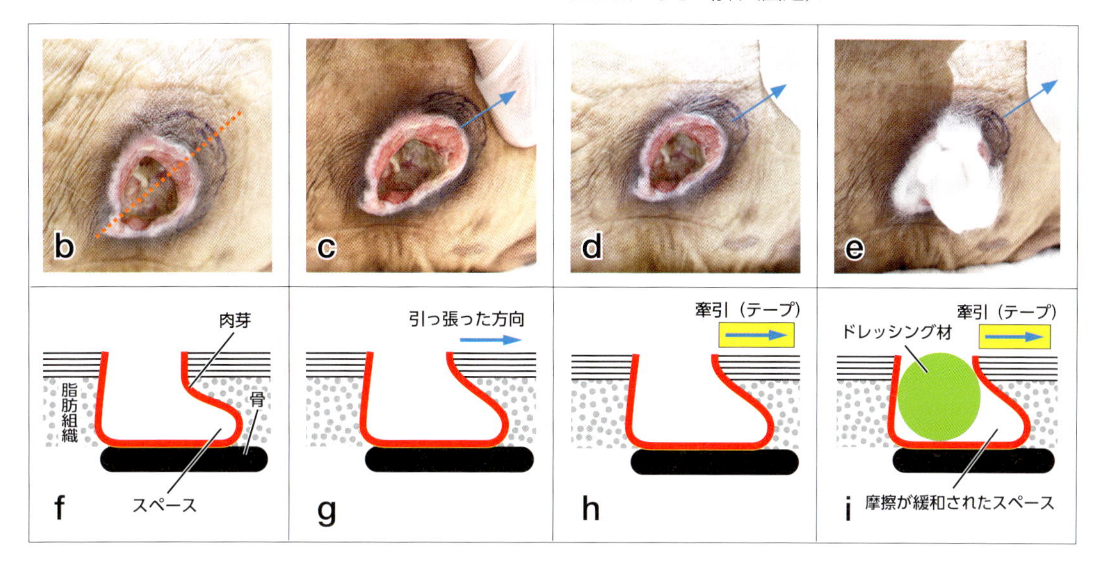

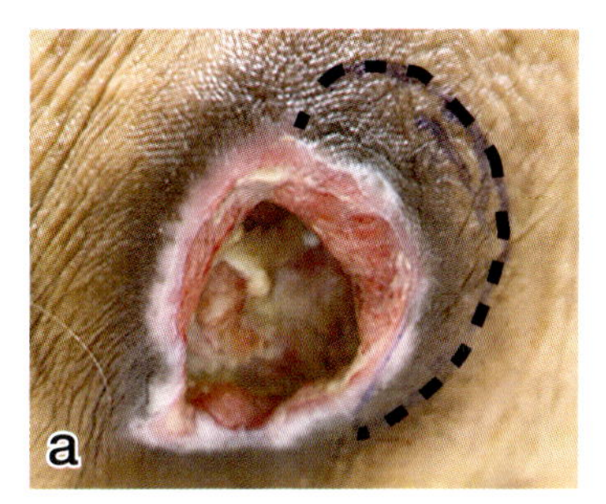

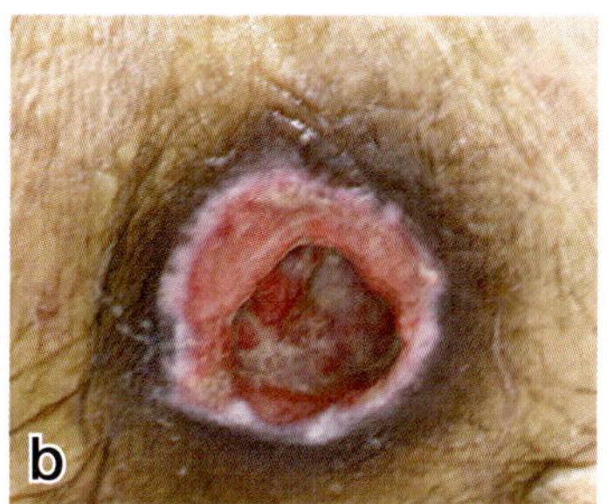

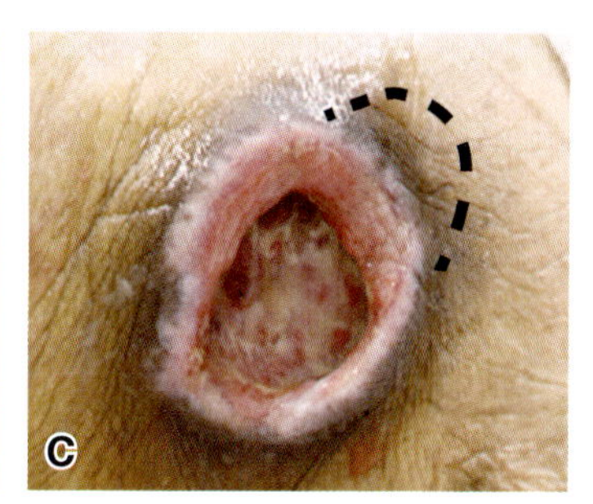

図2：図1の症例の治療開始後からの経過

a：12日後，b：19日後，c：22日後．ポケットは縮小傾向にある（点線はポケットの大きさを示す）．

以上のように治療したところポケットの範囲は縮小し，創も収縮した（**図2a～c**）．創部の治癒を目的とする場合はポケット切開を行うが，前述の方針のため療養型病床をもつ病院に転院となった．その後，在宅看取りの方向になったと連絡をうけた．

この症例のポイント

ポケットとは

ポケットを有する褥瘡の多くは難治性であり，ポケット切開を行うことが多い．すなわちポケットは褥瘡に特徴的な所見ともいえる．

日本褥瘡学会では皮膚欠損部より広い創腔を**ポケット**とし，ポケットを覆う体壁を被壁または**被蓋**（ひがい）と定義している．つまり，皮下脂肪組織や筋組織の欠損部分に真皮と表皮が残存した構造である．必然的にポケット形成する褥瘡はステージⅢより深く，皮下組織や筋肉が壊死となっている．

褥瘡は身体に加わった外力が骨と皮膚表層の間の軟部組織の血流を低下，停止させて発症する阻血性病変であるために，真皮・表皮が残存する部位でも皮下組織に虚血性壊死があることも多く，壊死した皮下脂肪組織，筋肉組織が除去されるとポケットという形態が明らかになる．よって，ポケットの存在はデブリードマンなどで，深部の壊死組織がある程度除去された深い褥瘡であることを意味している．

ポケットの分類とその治療

Ouraらは臨床所見の観察をもとに初期にみられるポケットを**排出型**（discharge undermining）と**外力型**（external force undermining）に分類した[1]．**排出型**のポケットは褥瘡発症の比較的早期にみられるとされる．機序として真皮は脂肪組織や肉芽組織より物性的に強く，また真皮は血管網の特性から血流が周囲から供給されるため，下床の皮下組織が虚血のために壊死に陥っていても真皮が残存するとされる．いっぽう**外力**型のポケットは比較的後期に一方向にあることが多いとされる．現実的には両者の移行型もあると思われる MEMO 1．

治癒を目的とする場合には，ポケットを有する褥瘡には切開が有効であり，そのことによって，ポケット構造は解消される．しかし，本項のタイトルはポケットに対する用い方であったため，さまざまな要因でポケット切開が難しい症例を供覧した MEMO 2．

本症例で用いたベスキチン® W-Aはちぎって創に詰めることが可能で，さまざまな深い創に使うことができる．しかし，細菌増殖を制御する性質はないので顕著な感染を伴う創には適応ではない．自着性はないためポリウレタンフィルムなどの二次ドレッシングが必要となる．

筆者らは創内で滲出液を吸収しても形態が保たれる特徴を活かして，ベスキチン® W-Aを創変形する褥瘡に用いることがある．**図1e，i**で示すように創の入り口部分に詰めると，ポケットの深部が摩擦されにくくなり，肉芽増生が期待できる．このように材料を用いる創の変形の緩和を**創固定**（wound fixation）と定義し，材料を挿入する場合は**挿入固定**と定義している[2]．創変形は褥瘡を難治にする大きな要素であるが，本症例では創の入口を拡げるように詰めることで，ポケット深部の摩擦力緩和を意図した．

MEMO 1
英語ではポケット（pocket）という学術用語はなく，undermining（lesion）とよばれている．

MEMO 2
創の変形が著しいポケットは，挿入固定などを行いつつ経過をみることもある．

さまざまなポケットの病態～症例写真と模式図から～

図3に褥瘡に関連したさまざまなポケットの病態を示す．

図3a，eは**図1**と**2**で提示した症例での創変形しやすいポケットであり，挿入固定を

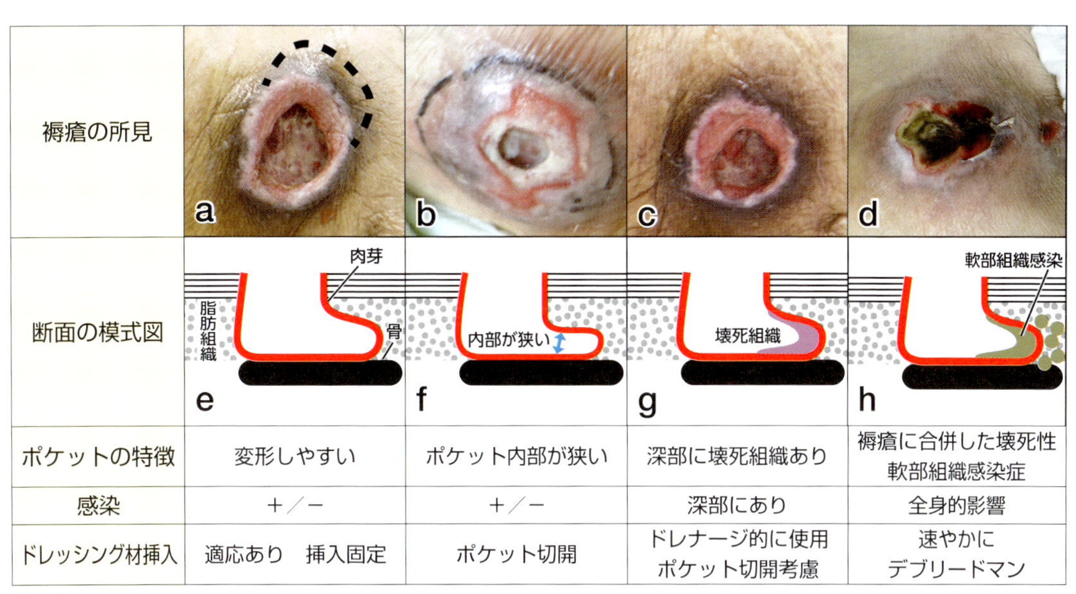

褥瘡の所見	a	b	c	d
断面の模式図	e	f	g	h
ポケットの特徴	変形しやすい	ポケット内部が狭い	深部に壊死組織あり	褥瘡に合併した壊死性軟部組織感染症
感染	＋／－	＋／－	深部にあり	全身的影響
ドレッシング材挿入	適応あり　挿入固定	ポケット切開	ドレナージ的に使用 ポケット切開考慮	速やかに デブリードマン

図3 褥瘡に関連したさまざまなポケットの病態

e～hはそれぞれa～dの断面の模式図に相当する．一口にポケットといってもそれぞれ対応が異なることに留意する．

a：図1，2の症例で提示した「変形しやすい」ポケットを有する褥瘡．

b：ポケット内部がより密着して狭い褥瘡．

c：ポケット深部に壊死組織が残存した褥瘡．

d：深部に壊死があり，CT上でも軟部組織感染症を示唆する所見があった褥瘡．

意図した使い方である．

図3b，f のようなポケット内部が狭い状態ではドレッシング材を挿入することも困難なことがあり，治癒を目的とすると切開が必要な場合が多い．

図3c，g のような深部に壊死組織が残存するポケットの場合では，抗菌活性を有するドレッシング材の適用も考えられるが，まずはポケット深部の十分の観察と洗浄が必要である．

図3d，h の状態は褥瘡に合併した壊死性軟部組織感染症と診断するべきであり，速やかな壊死組織のデブリードマンと全身的な抗菌薬治療が必要になってくる[3]．もちろん，いずれの例でも浅い創のようにドレッシング材を貼付するだけの用い方は不適切である．

「ポケット」と一括りにされがちだが，実際にはこのようにさまざまな病態があり，診察によって病態を把握することで，適切な治療介入ができる．

文献

1) Ohura T, Ohara N：Wounds 18: 329, 2006
2) Mizokami F et al: J Tissue Viability 24: 35, 2015
3) 磯貝善蔵：日褥会誌 25: 73, 2023

5 感染・バイオフィルムを制御する使い方

角 総一郎，前川 武雄

本項のポイント

- 多くの慢性創傷/難治性創傷には，バイオフィルムが関わっていることが明らかになっている.
- バイオフィルムに有効なドレッシング材が登場している.
- プロントザン®，アクアセル®Ag アドバンテージ，Sorbact® シリーズは感染に加え，バイオフィルムを制御する.
- それぞれ得意な状況があり，状況に応じて選択する.

症例：critical colonization により難治となった右腸骨部褥瘡

40 歳代，男性．3 歳時に交通事故により脊髄損傷となった.
以前より右腸骨部に褥瘡をくり返し，近医で加療されていた．約 6 カ月頃より同部位の褥瘡が難治となり，陰圧閉鎖療法を含む加療も行われたが改善なく，加療目的に当科入院となった.

鑑別疾患と臨床診断

右腸骨部の 9 × 4cm 大の潰瘍で，潰瘍の尾側では黒褐色の壊死組織が付着していた．潰瘍の頭側および右側にポケット形成があり（**図 1a**）．周囲皮膚に熱感や発赤，腫脹はなかったが，悪臭があった．ポケット切開およびデブリードマンを行うも（**図 1b**），翌日には肉芽の表面に白色の壊死組織が付着し，肉芽も浮腫が目立つ状態となった（**図 1c**）．critical colonization（臨界的定着）により難治となった右腸骨部褥瘡を考えた.

治療と経過

潰瘍は比較的深く，肉芽は浮腫状で，創底には壊死組織が目立っていた．治療として，まずは wound bed preparation（WBP：創面環境調整）が必要な状態だった．プロントザン® で潰瘍を洗浄しながら，連日メンテナンスデブリードマン MEMO 1 を行ったところ，徐々に創底に壊死組織は付着しなくなった（**図 1d**）．陰圧閉鎖療法開始可能と判断し，陰圧閉鎖療法を施行した．フォーム交換は週に 2 回行い，交換時にはプロントザン® で創を洗浄した後，メンテナンスデブリードマンを行い，フィブラスト® を噴霧した．陰圧閉鎖療法終了時には，浮腫状だった肉芽は引き締まり，良好な性状となった（**図 1e**）．1 カ月後には創部はさらに縮小したため（**図 1f**），局所麻酔下に単純縫縮し，自宅退院となった．しかし，自宅での除圧は難しく，外来受診時には，わずかに再発を認めた（**図 1g**）．現在も比較的良好な状態を維持しながら通院中である.

MEMO 1
メンテナスデブリードマン
ベッドサイドで原則無麻酔で柔らかい壊死組織を中心に大きな疼痛や出血を伴うことなく可及的に壊死組織を切除すること.

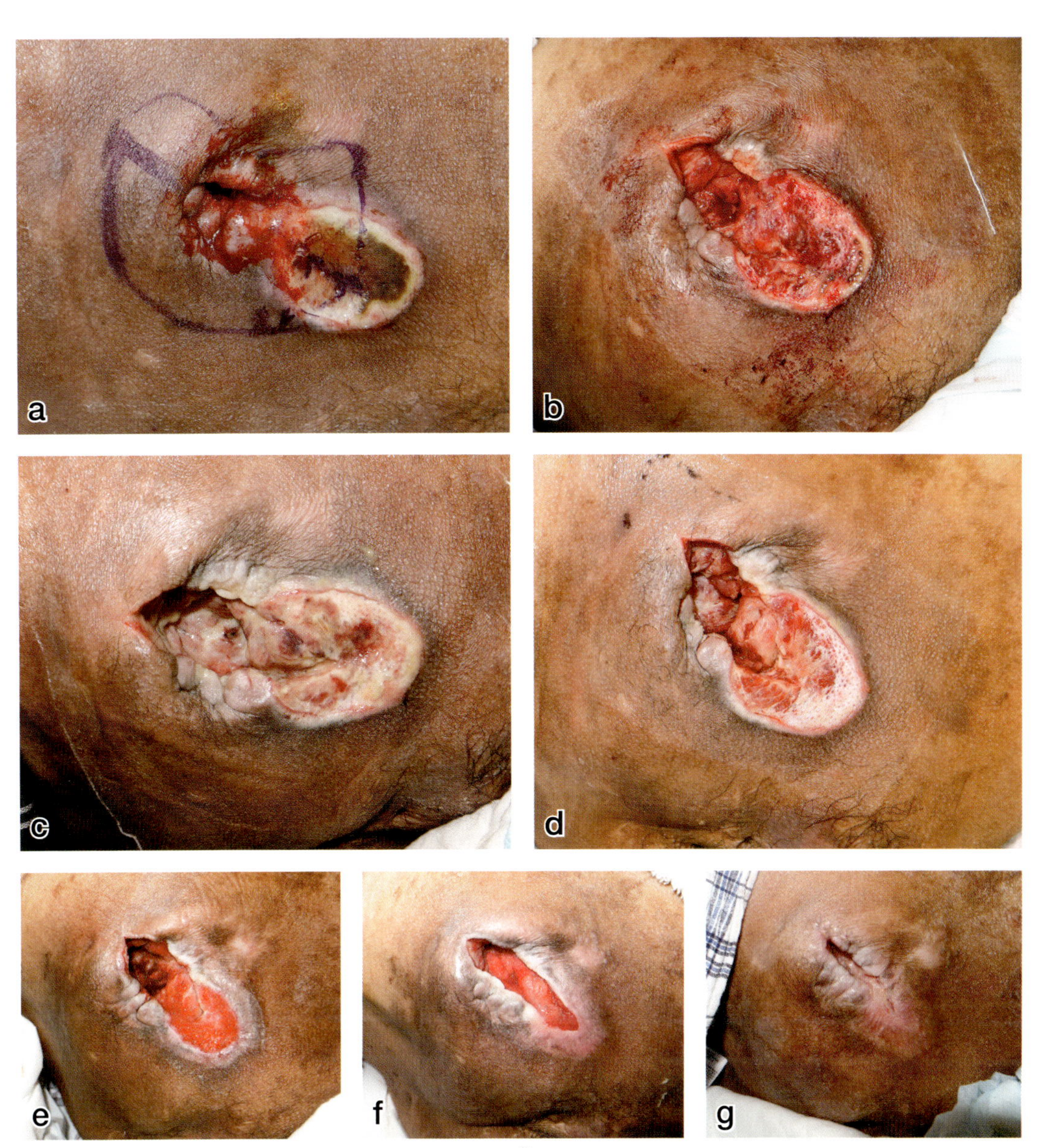

図1 40歳代，男性．右腸骨部褥瘡（プロントザン® 使用例）

a：入院時，右腸骨部の9×4cm大の潰瘍で，潰瘍の尾側では黒褐色の壊死組織が付着していた．潰瘍の頭側および右側にポケット形成があった．

b：入院同日にポケット切開，デブリードマンを施行．

c：翌日には肉芽の表面に白色の壊死組織が付着し，肉芽も浮腫が目立つ状態となった．

d：連日プロントザン® での洗浄，メンテナンスデブリードマンを施行し，壊死組織は付着しにくくなった．

e：1カ月間の陰圧閉鎖療法終了時．交換の際にプロントザン® による洗浄とメンテナンスデブリードマンを施行．浮腫状だった肉芽は引き締まり，良好な性状となった．

f：陰圧閉鎖療法終了から1カ月後，創部はさらに縮小・単純縫縮した．

g：退院後，わずかに再発があったが創の状態は維持し，外来通院中．

この症例のポイント

慢性創傷／難治性創傷とバイオフィルム

自験例は，過去に陰圧閉鎖療法が無効だった経過のある右腸骨部褥瘡患者だった．ポケット切開を行い創内部を観察すると，不良肉芽や壊死組織が目立ち，悪臭を伴っていた．また，デブリードマンを行うも翌日には，壊死組織が多量に付着する状態だった．創部に付着するバイオフィルムにより，critical colonization の状態になっていることが，本症例の難治となっている原因と考えられた．

近年，多くの慢性創傷／難治性創傷には，バイオフィルムが関わっていることが明らかになっている[1]．バイオフィルムは，細菌が自己の生育圏を獲得するために，付着物の表面を覆う膜のようなもので，微生物の膜（bio の film）に見えることから，バイオフィルムと呼ばれる．バイオフィルム内の細菌は，抗菌療法による除菌に抵抗性で，バイオフィルムから細菌が放出されると，急性感染症状を引きおこす．このような機序で，バイオフィルムの付着があると創傷は治りにくくなる[2]．

バイオフィルムに有効なドレッシング材

▶プロントザン®

このような中で，近年，バイオフィルムに対しても有効なドレッシング材が登場している（**表**）．自験例では，これらの製材のうち，プロントザンを使用した．プロントザン®は，皮下組織に至る創傷用のドレッシング材（異形型）に分類され，「プロントザン®創傷用ゲル」がそれにあたる．さらに，付属の「プロントザン®創傷洗浄用ソリューション」は，創部の洗浄に利用し，従来の石けん洗浄の代わりとして使用できる．使用法は，ガーゼなどにプロントザン®創傷洗浄用ソリューションを染み込ませて，それを創傷にあて，15分以上放置するだけである．いずれも主成分は**ベタイン**と**ポリヘキサニド**である．**ベタイン**は界面活性剤の1種で，バイオフィルムの抑制や除去，殺菌作用がある．**ポリエキサニド**は，消毒薬の1種で，コンタクトレンズの洗浄保存液にも使用されている成分である．

表 感染・バイオフィルムを制御するドレッシング材（バイオフィルムに作用するドレッシング材）

保険償還名称	販売名	使用材料
筋・骨に至る創傷用	Sorbact® コンプレス	セルロースアセテート
	Sorbact® リボンガーゼ	コットン
皮下組織に至る創傷用	アクアセル®Ag アドバンテージ	親水性ファイバー
	アクアセル®Ag アドバンテージリボン	親水性ファイバー
	Sorbact® フォームドレッシング	ポリウレタンフォーム
	Sorbact® スーパーアブソーブ	高吸収性ポリマー
	Sorbact® ジェルドレッシング	ハイドロジェル
	プロントザン®	ハイドロジェル
真皮に至る創傷用	Sorbact® アブソーブドレッシング	ポリウレタンフォーム
	Sorbact® サージカルドレッシング	ポリウレタンフォーム

殺菌作用はポビドンヨードと同様との報告があり[3]，高い抗菌作用があるだけでなく，創傷治癒の促進も期待できる[4]．自験例では，プロントザン®を使用することで，肉芽の性状は明らかに改善し，褥瘡の縮小を認めた．また，陰圧閉鎖療法との相性も良好だった．

プロントザン®以外のバイオフィルムに作用するドレッシング材も，実臨床では大変有効である．アクアセル®Ag アドバンテージ，および Sorbact® シリーズがそれにあたる（**表**）アクアセル®Ag アドバンテージは，Ag による抗菌作用だけではなく，界面活性剤であ

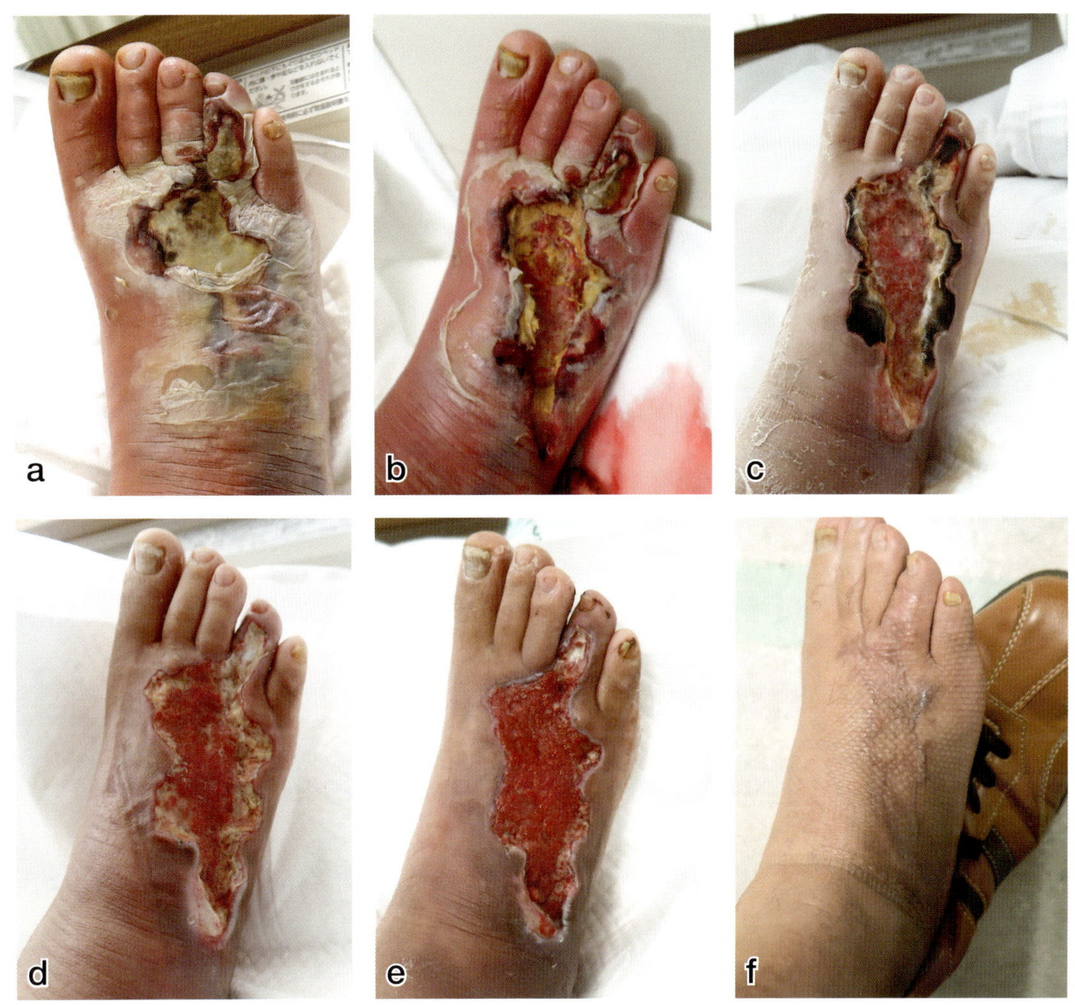

図2 60 歳代，男性．右足壊死性軟部組織感染症（アクアセル®Ag アドバンテージ）

a：入院時．足背の熱感，発赤，腫脹に加え，紫斑，表皮剥離，壊死があり壊死性軟部組織感染症を疑った．
b：入院同日に試験切開の後，そのまま可及的にデブリードマンを行った．
c：10 日後．熱感，発赤，腫脹は改善．辺縁に黒色・黄色の壊死組織あり．
d：3 週間後．連日少しずつデブリードマンを行うが，潰瘍辺縁は疼痛があり施行しにくく，スラフが残る．アクアセル®Ag アドバンテージの使用を開始．
e：5 週間後．デブリードマンはほとんど行わなかったが，潰瘍辺縁のスラフは著明に減少した．
f：陰圧閉鎖療法の後，分層植皮で再建した．

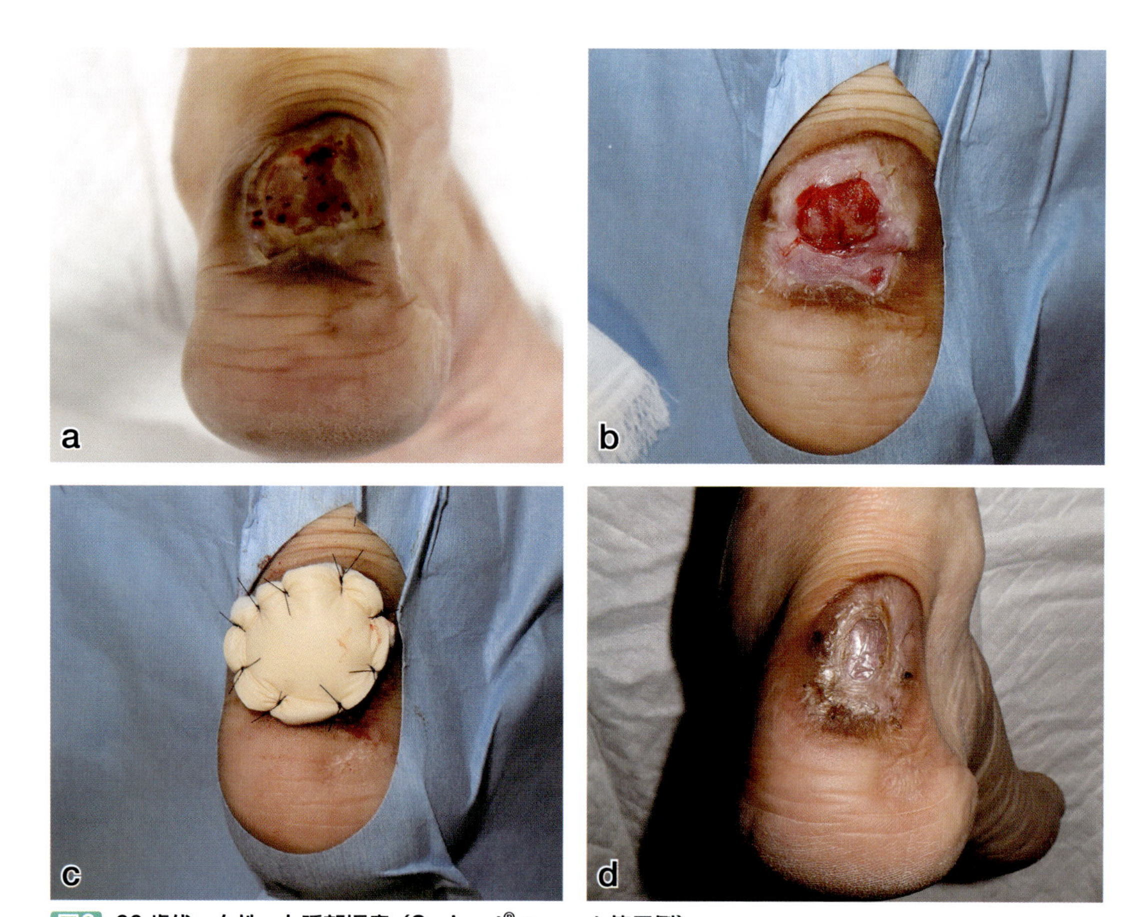

図3 **60 歳代，女性．左踵部褥瘡（Sorbact® フォーム使用例）**

a：前医で縫縮するも再発をくり返す難治性左踵潰瘍で紹介．肉芽は浮腫状で，周囲皮膚に角化と浸軟あり．壊死組織の付着あり．皮膚生検で有棘細胞癌を否定．バイオフィルムの関与が疑われた．

b：デブリードマンおよび植皮を計画．デブリードマン後．

c：植皮は Sorbact® フォームを用いて圧迫固定した．

d：植皮の生着は良好で，創閉鎖できた．

MEMO 2
スラフ
水分を含んだ柔らかな黄色調の壊死組織．

る BTC（塩化ベンセトニウム）と金属キレート剤である EDTA（ethylenediamine tetraacetic acid：エチレンジアミン四酢酸）により，バイオフィルムやスラフ MEMO 2 を浮かせ，高い抗菌効果も発揮するという特徴がある．これまでのアクアセル ®Ag シリーズの製材にも Ag による抗菌作用はあったが，アクアセル ®Ag アドバンテージは抗菌作用だけではなく，バイオフィルムにも作用するため，その機能も飛躍的に良くなっている．アクアセル ®Ag アドバンテージは，その抗菌作用から，感染を伴うような創傷についても，症例やタイミングを選べば，大変効果的に使用することができる（**図 2**）．もちろん，他のドレッシング材と同様に，交換の頻度は数日～1 週間に 1 度でよく，患者の疼痛の軽減に寄与するだけでなく，現場の医療スタッフの負担軽減，時間外労働の減少などの効果も期待でき，メリットが大きい．

▶ Sorbact®

また，その他の製材として，Sorbact® シリーズもバイオフィルムを制御する製材である．

この製材は，DACC（dialkylcarbamoyl chloride：塩化ジアルキルカルバモイル）という疎水性化合物によってコーティングされ，これにより細菌，真菌，バイオフィルムを物理的・不可逆的に吸着し固定する．Sorbact® シリーズは7種の製材があり，創傷の深さや滲出液の量などにより使い分ける．創傷に対する使用ももちろん効果的だが，バイオフィルムを伴うような難治製創傷に対する植皮後の圧迫のコンタクトレイヤーとしての使用にも有効である（**図3**）．

バイオフィルムに作用するプロントザン®，アクアセル® Ag アドバンテージ，Sorbact® については明確な使い分けは存在しない．ただし，プロントザン® は洗浄で使用し，ジェル剤にも二次ドレッシングが必要な製材のため，保険の問題はあるものの，他の製材と併用することは可能である．滲出液の量や創面の脆弱性などを考慮し，製材選択している．

おわりに

慢性創傷／難治性創傷とバイオフィルムの関連が明らかになってきている中で，バイオフィルムを意識した創傷治療が求められている．創傷治療に関わる医師やメディカルスタッフは，これらの製材を適切に使用しながら，常に情報をアップデートして治療に臨む必要がある．

文献

1）Schultz G et al: Wound Repair Regen 25: 544, 2017
2）秋山尚範 ほか：臨皮 53: 59, 1999
3）Ceri M et al: Ther Apher Dial 24: 81, 2020
4）Kiefer J et al: J Burn Care Res 39: 685, 2018

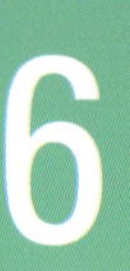

6 脆弱な皮膚や疼痛の強い創傷への使い方

小髙 愛莉奈，飯野 志郎

本項のポイント

- 深い潰瘍や皮膚炎を伴った創傷には，治療効果だけではなく創傷周囲の皮膚の状態を考慮し適切なドレッシング材を選択することが重要である．
- 創傷周囲の皮膚が脆弱な場合，非固着性性，あるいは固着性の弱いドレッシング材を選ぶことで，交換時の患者の疼痛が緩和できる．
- 術直後の皮膚潰瘍や急性期の潰瘍や新鮮外傷に対するドレッシングで重要なことは，潰瘍面にドレッシング材を固着させないことである．

症例1：下腿潰瘍

50歳代，男性．特記すべき既往症なし．15年間，1日12時間の立ち仕事をしていた．1年前から右下腿に潰瘍が出現し緩徐に拡大してきた．

鑑別疾患と臨床診断

右下腿外側に腱や筋肉が露出し，黄色壊死組織が付着した手掌大の潰瘍があり，周囲には皮膚炎を伴っていた（**図1a**）．各種血清学的検査，下肢動脈/静脈エコー，下肢血管造影CT，MRI，皮膚生検，組織培養の結果は，感染症，循環障害，悪性腫瘍，膠原病，血管炎などを示唆する所見はなかった．下肢静脈の明らかな機能不全は確認できなかったものの，長年の立ち仕事の既往や，病理所見で脂肪組織の線維化がみられたことなどから，本症例は硬化性脂肪織炎を背景とした皮膚潰瘍と診断した．

治療と経過

入院して患肢の安静と挙上を行った．創部に対しては連日洗浄を行い，デルマエイド®に精製白糖・ポビドンヨード配合軟膏を塗布したものを貼付して弾性包帯で圧迫固定した．入院加療を開始して1カ月で良好な肉芽形成が得られたため（**図1b**），全身麻酔下で分層植皮術を施行した（**図1c**）．

症例1のポイント

症例1は壊死組織を付けた難治性の深い潰瘍であることに加えて，周囲に皮膚炎を伴っていた．このように創傷周囲の皮膚が脆弱な場合は，潰瘍面に対する治療効果だけではなく創傷周囲の皮膚の状態を考慮に入れてドレッシング材を選択するべきである．一般的に脆弱な皮膚とは，自験例のような皮膚炎を伴うものや，浮腫や単純性紫斑，炎症による硬化や萎縮を伴うものまで多岐にわたる．したがって潰瘍周囲の皮膚を発疹学

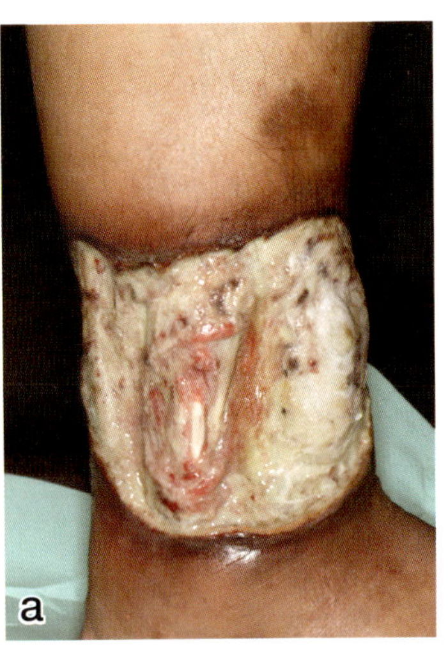

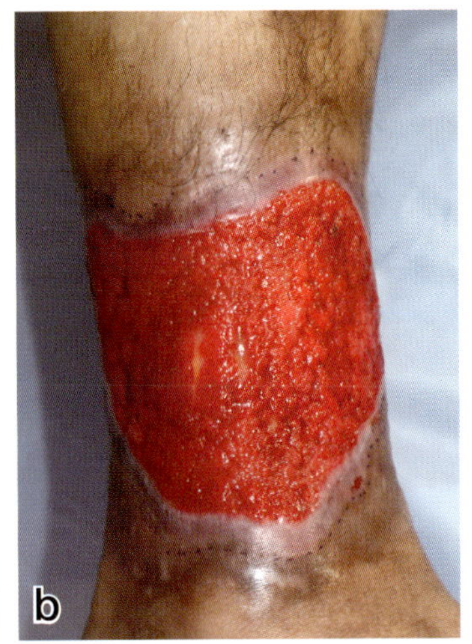

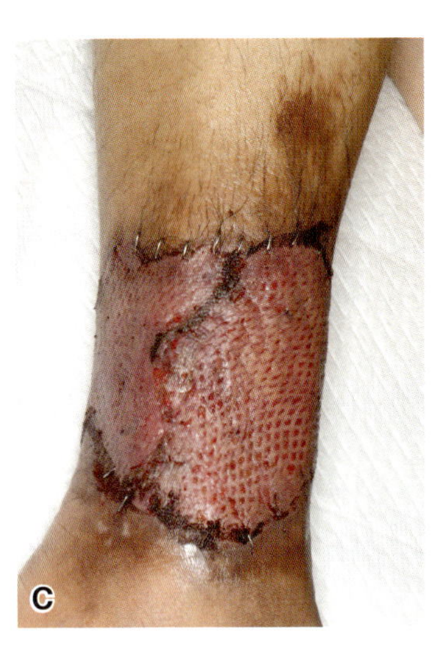

図1 症例1：50歳代，男性．下腿潰瘍

a：右下腿外側の硬化性脂肪織炎に伴う皮膚潰瘍．腱，筋肉が露出し，創面全体に壊死組織が固着している．

b：精製白糖・ポビドンヨード配合軟膏を塗布したデルマエイド®による処置を行い，良好な肉芽が得られた．

c：分層植皮術施行後1週間で上皮化した．

的に評価し，ドレッシング材を貼付する潰瘍周囲の皮膚がどのような状態であるのかを正確に把握することは，創傷そのものに対する評価と同様に非常に重要である．自験例の皮膚炎は二次的なものであるか，原疾患の初期症状であるのかは不明であり，ステロイド外用薬塗布などの積極的な治療は行わなかったが，このような皮膚に対して粘着力が強かったり，乾いて固着しやすいドレッシング材を用いると，**剥離刺激により皮膚炎が悪化したりスキン-テア[1]を生じる危険性がある**．今回は，まずそのことを考慮して非固着性ガーゼのデルマエイド®を用いた．これにより皮膚炎が悪化することもなく，潰瘍面に良好な肉芽形成が得られた．症例によっては，潰瘍周囲の皮膚炎の部分にステロイド外用薬や抗真菌薬を塗布したうえで，潰瘍部分にデルマエイド®を貼付する，といった方法も有効である．今回用いたドレッシング材の欠点としては，表面がシリコーンでコーティングされているため，滲出液の吸水性にはやや難がある点があげられる．本症例の潰瘍は初期の段階では滲出液が多かったので，滲出液の吸収に優れた外用薬である精製白糖・ポビドンヨード配合軟膏[2]をドレッシング材に塗り，さらに万が一に備えて上からガーゼや吸水パッドなどを当てることで対応した．

症例2：鼻部術後開放創

80歳代，女性．前医で鼻尖部の基底細胞癌に対し切除術が施行されたが，病理組織学的に切除断端が陽性であったため当科へ紹介された．

診断と治療

当科受診時には鼻尖部に瘢痕様の病変が残存するのみであったため，瘢痕様の病変の肉眼的な辺縁から1mmの水平切除マージンを確保し，局所麻酔下で再切除術を施

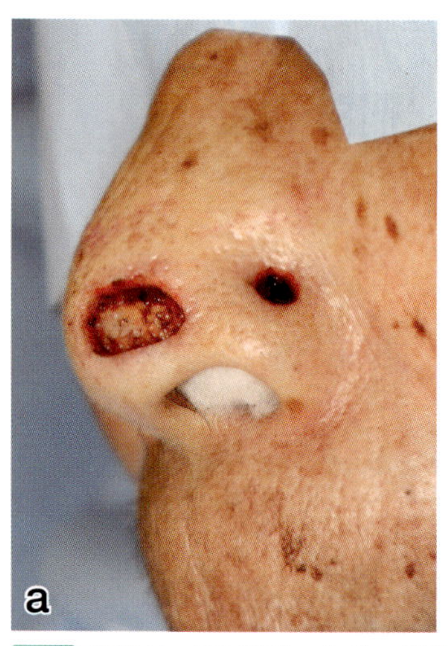

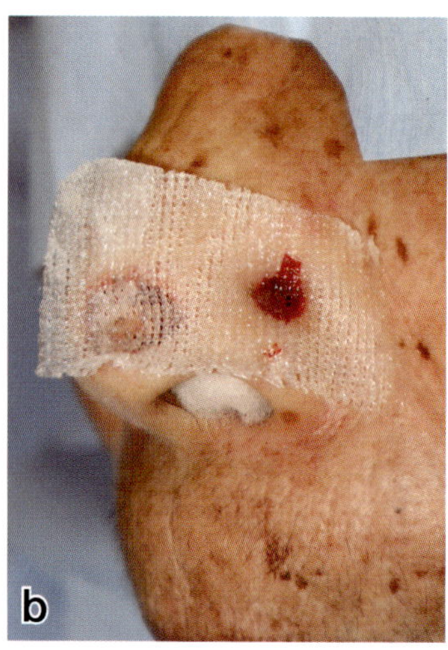

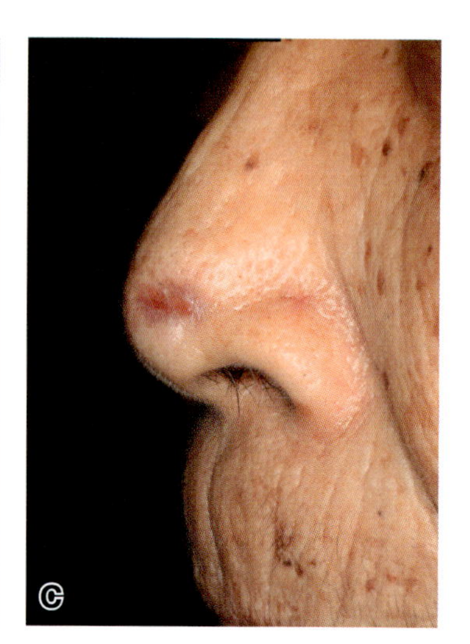

図2 症例 2：80 歳代，女性．鼻部術後皮膚開放創

a：腫瘍切除直後の外鼻の皮膚潰瘍．

b：抗菌薬含有軟膏を塗布した 3M™ アダプティック ™ ドレッシングを貼付した．

c：１カ月後の再診時にはおおむね上皮化が得られた．

表 脆弱・疼痛の強い皮膚に適したドレッシング材

	種類	販売名
比較的安価	非固着性ドレッシング	デルマエイド®，メロリン® ガーゼなど
吸収力が高い	非固着性ドレッシング＋綿ガーゼ	3M™ アダプティック ™ ドレッシング＋綿ガーゼ
自着性	シリコーン粘着剤付ドレッシング材（ポリウレタンフォーム）	メピレックス®，ソフトフォームなど

行した．その際，左鼻翼の脂腺腺腫も併せて切除した（**図 2a**）．再切除した病変には基底細胞癌の残存があったが，断端は陰性であった．

創に対する治療と経過

切除後，潰瘍に対する再建術は行わず，保存的に上皮化させる方針とした（オープントリートメント）．抗菌薬含有軟膏を塗布した 3M™ アダプティック ™ ドレッシングを潰瘍に貼付し，上からガーゼで被覆した（**図 2b**）．１カ月で完全な上皮化が得られ，整容面においても良好な結果となった（**図 2c**）．

症例 2 のポイント

症例 2 は術直後の皮膚潰瘍であるが，本症例に対するドレッシング材選択（**表**）の考え方は，同じような急性期の潰瘍や新鮮外傷などにも応用可能である．このような急性創傷が慢性創傷と大きく違う点の一つに出血がある．血液は固まりやすいので，通常の滲出液よりもドレッシング材が創に固着しやすく，それを無理にはがすと新たな出血や患者の疼痛を誘発することになる．そのため急性創傷に対するドレッシング材の選択において重要なことは，**潰瘍面にドレッシング材が固着しないことをとくに意識することである**．本症例で用いた 3M™ アダプティック ™ ドレッシングは非固着性であるため，出血を伴う急性創傷においても創面に固着しにくい．また，メッシュ状で無数の小孔があるため，滲出液の透過性が高い[3]．そのため上からガーゼなどで被覆すれば，創面に固着することなく滲出液をしっかりと吸収することが可能である．このような非固着性ドレッシング材とガーゼを組み合わせたドレッシング方は，急性創傷において新たな出血の有無を確認するという意味においても有用である．仮にこういった創傷に対して密閉度が高く滲出液を吸収しないドレッシング材を選択し，万が一予期しない出血がおこった場合には，血液がドレッシング材の外に漏れでて初めて出血を認識することになり，止血の対応が遅れる可能性がある．また漏れ出た血液により周囲が汚染される危険性もあり，患者の信頼も損なう事態になりかねない．本症例で用いた方法であれば，アダプティックドレッシング®の上に被覆したガーゼを上から定期的に観察し，ガーゼの汚染が激しければ迅速に止血の対応をすることが可能である．

文献

1) A Wongkietkachorn et al: Plast Reconstr Surg Glob Open 7: e2134, 2019
2) 創傷・褥瘡・熱傷ガイドライン策定委員会（創傷一般グループ）：日皮会誌 133: 2519, 2023
3) 平野明喜 ほか：基礎と臨床 23: 2120, 1989

7 急性創傷への使い方

レパヴー・アンドレ

本項のポイント

- 急性創傷では縫合による一次治癒が可能か否か，感染のリスクがあるか否かを考慮し，適切なドレッシング材を選択する．
- 擦過傷は感染リスクも低く，ドレッシング材のよい適応である．
- 切創は縫合後滲出液も少なく，感染のリスクも低い．
- 裂創や挫滅創などは，縫合可能なものは整復を試みる．
- 損傷が深部に及ぶ場合や咬創では感染のリスクが高いため，抗菌作用を有するドレッシング材を選択する
- 接触皮膚炎のリスクに気をつける．

症例 1：裂創の処置①

70 歳代，女性．台車に右前腕をぶつけて受傷，「皮がめくれてしまった」とのことで翌日受診．

治療と経過

受診時（**図 1a**）は 40mm の長さで表皮の剥離がみられた．出血はなく，感染徴候もなかった．剥離した皮膚をもとに戻そうと試みるも折りたたまれて固着しているため，生理食塩水を用いながらゆっくりと展開した．表皮を元の位置にもどし，ステリーストリップ® で固定した（**図 1b**）．さらにその上からシリコーン製材である，メピレックス® Ag を用いて被覆した．受傷 10 日目にはほぼ上皮化した（**図 1c**）．

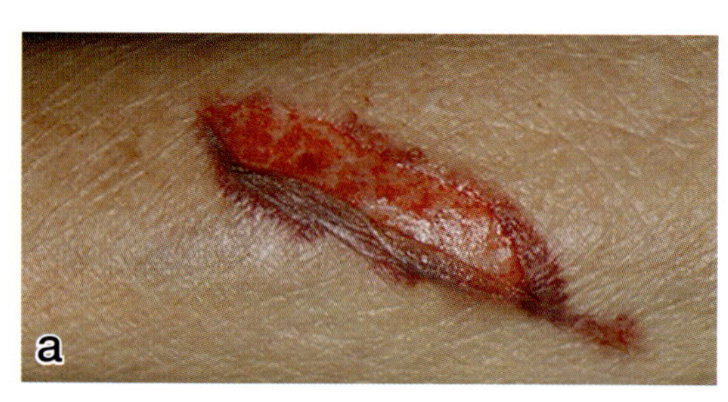

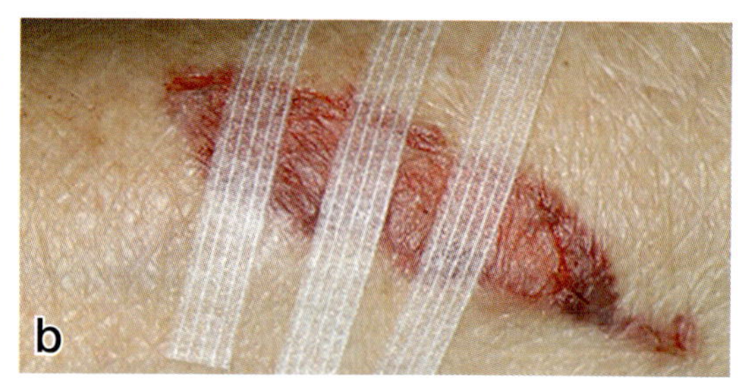

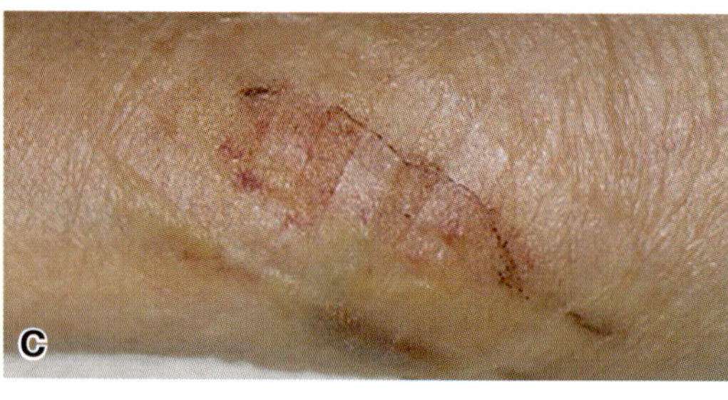

図1 症例 1：70 歳代，女性．右前腕の表皮剥離

a：前腕の薄い表皮剥離．活動性の出血はなく，感染徴候もみられない．

b：表皮を展開し，滲出液が溜まらないよう間隔をあけてテープ（ステリストリップ®）を貼付．

c：受傷 10 日目．固定した表皮は壊死することなくすべて生着．

症例 2：裂創の処置②

70 歳代，男性．関節リウマチ・脳梗塞（ステロイド・ワルファリン内服中）．転倒した際，右前腕を受傷．受傷翌日に来院した．

治療と経過

受診時，皮膚は脆弱で薄く裂けていた．抗凝固薬のためか静脈性の出血が持続していた（**図 2a**）．まずカルトスタット®を貼付し，出血のコントロールを図った．翌々日後の来院時，出血はなし（**図 2b**）．自宅では患者自身が処置をするため，①極力シンプルなほうがよいこと，②脆弱な皮膚でも取り扱いが楽なこと，を考慮しメピレックス®Ag を貼付した．あらかじめ適当な大きさに切ったものを渡し，貼りかえの際には洗浄後にフィブラスト®スプレーを噴霧するよう指示した（**図 2c**）．10 日後には，創部は大豆大の範囲を除き順調に上皮化していた（**図 2d**）．

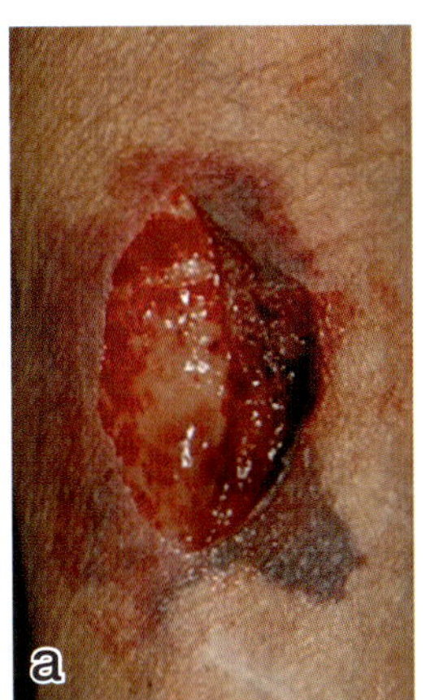
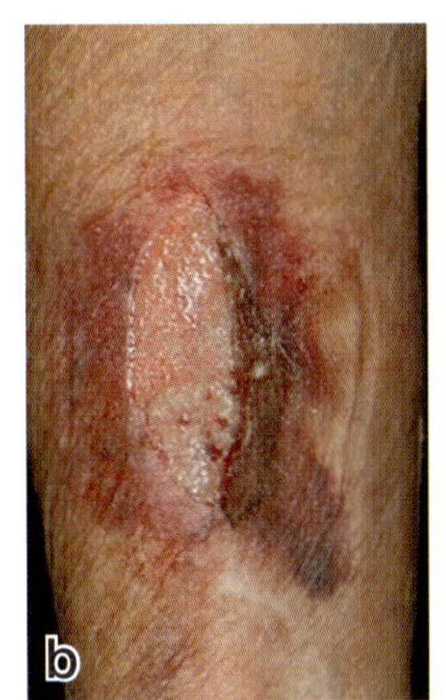
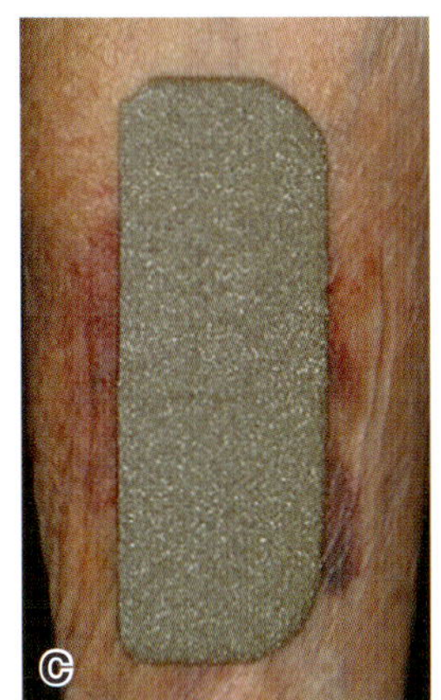
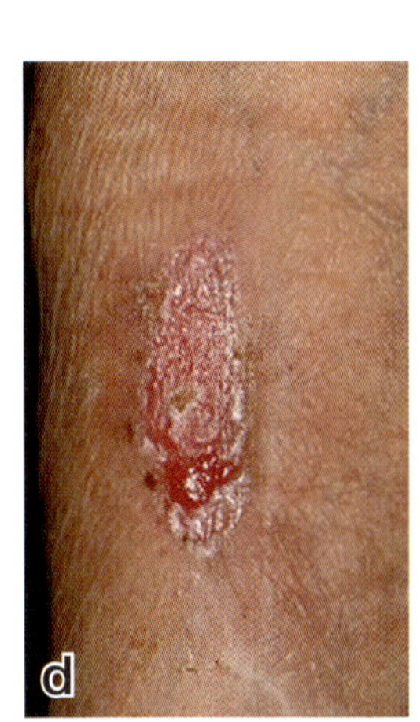

図2 症例 2：70 際代，男性．右前腕の裂創
a：前腕の裂創．出血が持続していたためカルトスタット®を貼付．
b：翌々日出血は止まっている．
c：フィブラスト®スプレー＋メピレックス®Ag の自宅処置とした．
d：10 日後にはほぼ上皮化．

症例 3：擦過傷の処置

10 歳，男児．コンクリートの上で転倒し，顔面を擦りむいた．受傷 2 時間後に来院した．

治療と経過

顔面広範囲の擦過傷で，こめかみでは深い傷となっていた（**図 3a**）．

①コンクリートによる汚染，②摩擦熱による滲出液の増加が予想されたため，水道水＋洗浄剤で洗浄後，初日はソーブサン®を貼付した．受傷 2 日目には浅い擦過部位は痂皮がとれ上皮化しつつあった（**図 3b**）．滲出液も少ないため，この時点でハイドロコロイドのデュオアクティブ®ET を貼付した（**図 3c**）．滲み出しがあれば自宅で患部を洗浄し，貼り替えを指示．下眼瞼は抗菌薬含有軟膏を塗布．受傷 10 日目にはほぼすべての創が瘢痕を残すことなく上皮化した（**図 3d**）．

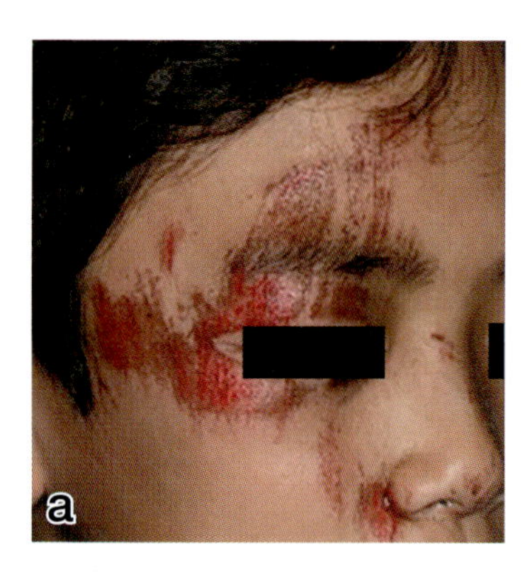

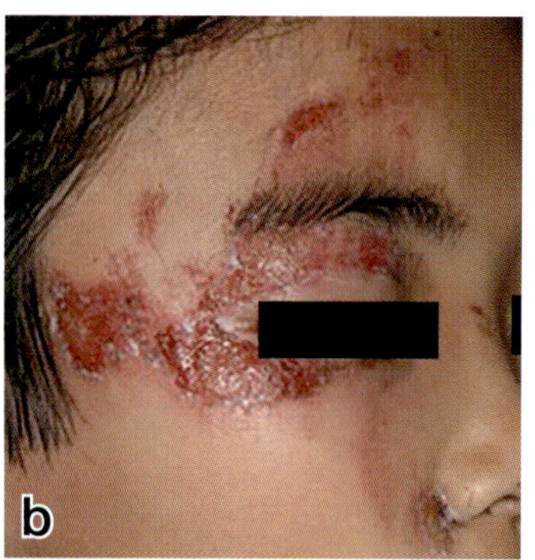

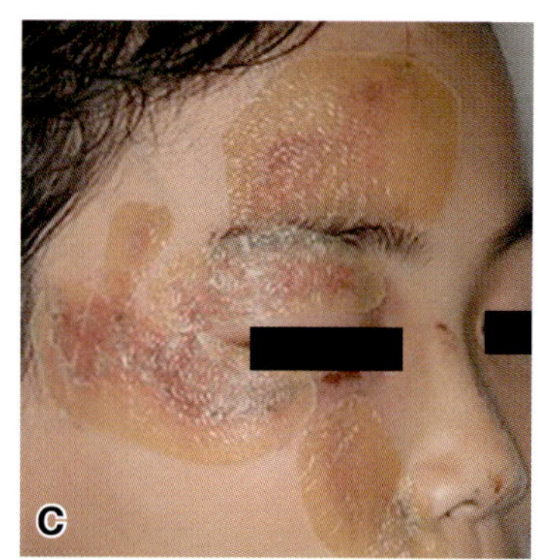

図3 症例3：10歳，男児．顔面の擦過傷

a：コンクリートの上で転倒，顔面を受傷．ソーブサン® を貼付．

b：2日目には浅い痂皮はとれ，滲出液は減少していた．

c：デュオアクティブ®ET を貼付．

d：10日目にはすべての創が瘢痕を残さずに上皮化した．

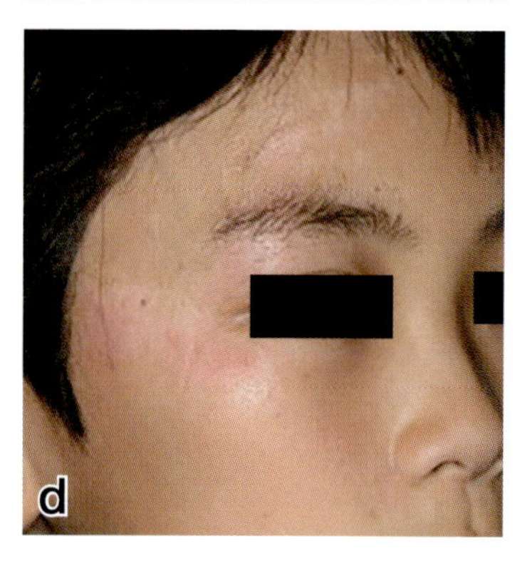

症例4：熱傷の処置

3歳，女児．3日前，左前腕に熱湯をこぼし受傷．水疱がむけてびらんになったため来院．未治療．

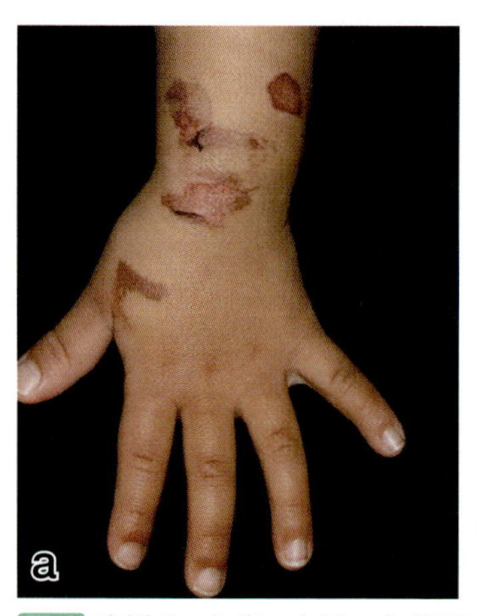

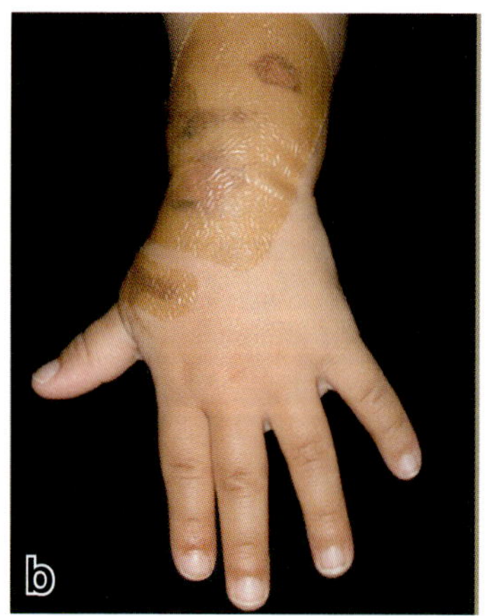

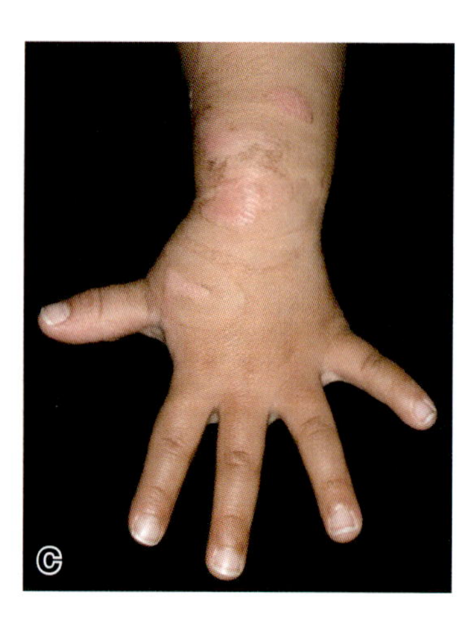

図4 症例4：3歳，女児．左前腕の熱傷

a：浅達性Ⅱ度熱傷．受傷数日後で滲出液は少ない．

b：デュオアクティブ®ET を貼付．

c：受傷15日目には上皮化していた．

治療と経過

受診時炎症所見はなく，示頭大までのびらんが散在していた（**図4a**）．滲出液も少なく，感染徴候もみられず，浅達性Ⅱ度熱傷（SDB）と診断した．ハイドロコロイドとシリコーン製材のどちらを選択してもよい症例であったが，連日の処置は難しそうだったので，創部を観察できるデュオアクティブ®ET を貼布した（**図4b**）．連日交換する必要がなく，受診 12 日目（受傷 15 日目）には創部は上皮化していた（**図4c**）．

症例 5：ドレッシング材による接触皮膚炎

50 歳代，女性．自転車で転倒し，道路で左手背に擦過傷を負った．受傷 3 時間後に来院．

治療と経過

受診時出血は少なかったが，経過とともに滲出液の増加が予想された．親水性ファイバーの適応ではあったが，水道水+洗浄剤で洗浄後，抗菌薬含有軟膏の処置とした（**図5a**）．受傷 2 日目には周囲の赤みはとれ，滲出液も減少していた（**図5b**）．この時点でハイドロコロイド：デュオアクティブ®ET 貼付とした．受傷 12 日目にはほぼ上皮化した（**図5c**）．

しかし，擦過部位が全体的に赤みを帯び瘙痒を伴っていた．接触皮膚炎と考えステロイド外用薬を処方し，症状は軽快した．

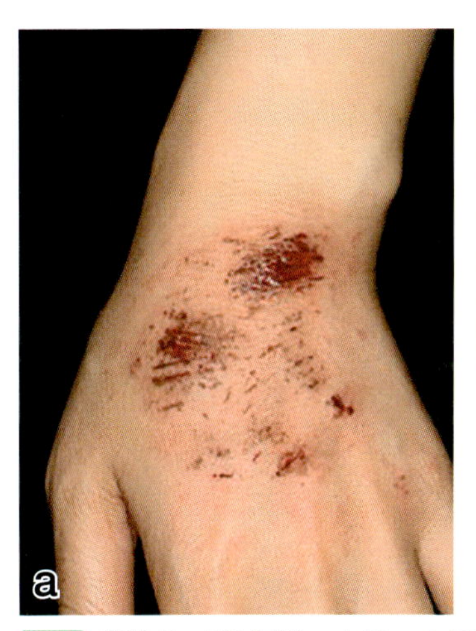

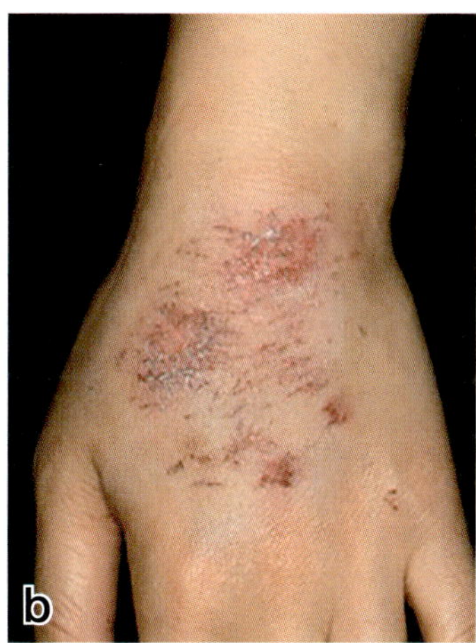

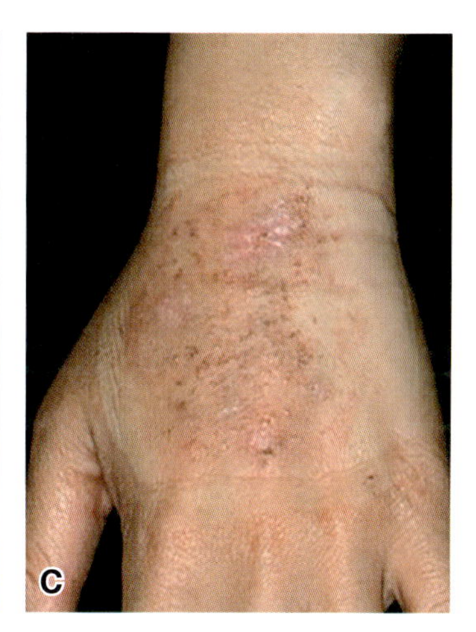

図5 症例 5：50 歳代，女性．左手背の擦過傷

a：左手背の擦過傷

b：受傷 2 日目からデュオアクティブ®ET を貼付．

c：受傷 12 日目には上皮化していたが，接触皮膚炎を生じたためステロイド外用薬で治療した．

症例 6：感染を伴う挫滅創

70 歳代，男性．糖尿病あり．脚立から落ち右下腿をぶつけて傷ができた．自宅にて市販のハイドロコロイド被覆材を貼付．滲出液が漏れるたびに交換していた．熱感・疼痛が次第に強くなってきたため，受傷 10 日目で来院．洗浄は一切していなかった．

治療と経過

下腿には市販の創傷被覆材が貼られ，滲出液により膨化していた．熱感・疼痛を伴っていた（**図 6a**）．被覆材をはがすと，悪臭を伴う滲出液と，壊死組織が付着した潰瘍がみられた（**図 6b**）．局所感染の初期段階と診断し，水道水＋洗浄剤で洗浄後アクアセル ® Ag を貼付した．抗生剤内服薬を処方し，自宅でも同様の処置を行うよう指示．6 日後の再診時には局所の感染は制御されていたため，フィブラスト ® スプレーの噴霧を開始した（**図 6c**）．滲出液も減少したため被覆材はより簡便なメピレックス ®Ag にきりかえた．自宅でも，洗浄後に同様の処置を行ってもらい，受診 15 日後に上皮化した．

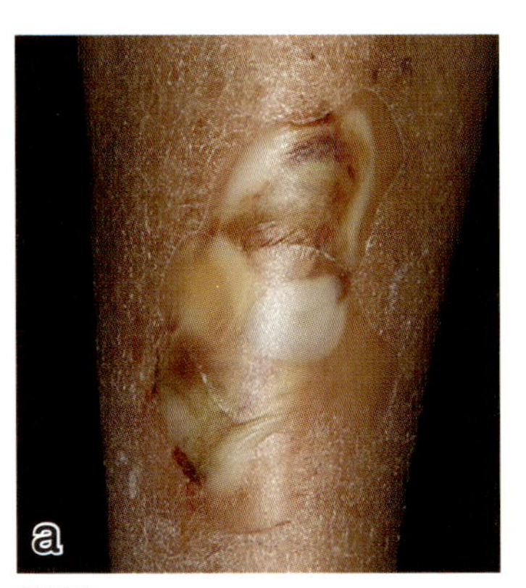

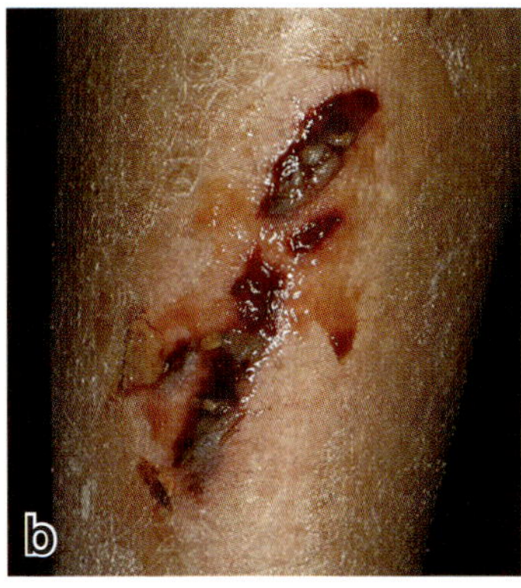

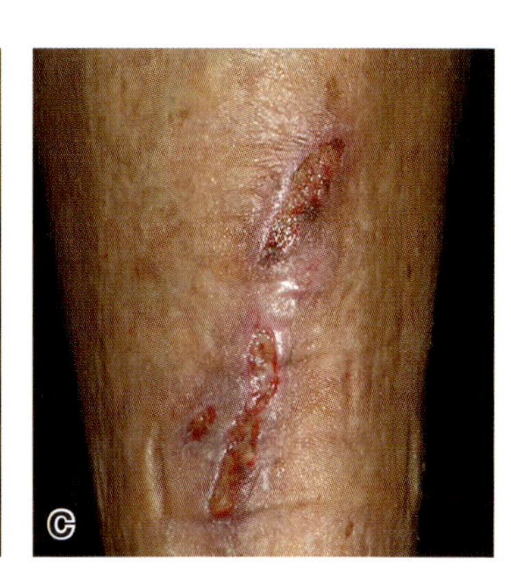

図6 症例 6：70 歳代，男性．右下腿の挫滅創

a：下腿には市販の被覆材が複数貼られ，滲出液が漏れそうになっている．

b：悪臭・発赤・疼痛を伴い，壊死組織が付着した潰瘍．アクアセル ®Ag を貼付．

c：6 日後に感染は制御され，フィブラスト ® スプレー噴霧後にメピレックス ®Ag を貼付．

急性創傷における治療のポイント

① 縫合による一次治癒が可能か否か

② 感染のリスクがあるか否か

まずこの 2 点を考慮し，必要とあらば適切なドレッシング材を選択する（**表 1**）．

表 2 に急性創傷の主なものを記載した．受傷早期であれば，縫合を検討すべきは**切創・裂創・挫滅創**である．

切創は鋭利な刃物で切られているため，縫合後滲出液も少なく，感染のリスクも低い．手術後の縫合創にも同様で，ドレッシング材としてはポリウレタンフィルムやハイドロコロイドなどが適応となる．

裂創や**挫滅創**は，縫合可能なものは整復を試みるべきである．しかし，皮膚が欠損していたり収縮してしまったりで，元どおりに縫合できないケースがある（**図 2：症例 2**）．また，とくに挫滅創では，組織損傷による滲出液の増加や縫合不全が予想される．この際，親水性ファイバーなどが選択される．損傷が深部に及ぶ場合や咬創では感染のリスクが高いため，抗菌作用を有する銀含有のドレッシング材を選択する（**図 6：症例 6**）．あるいはドレッシング材による閉鎖的治療にとらわれず軟膏による治療も選択肢の一つである．

表1 おもな急性創傷の治療とドレッシング材

種類特徴	治療の適応	ドレッシング材の選択
切創	縫合＋ドレッシング材	ポリウレタンフィルム，ハイドロコロイド
裂創（症例 1，2）	縫合（可能なら）＋ドレッシング材	親水性ファイバー
挫滅創・損傷が深部におよぶ場合・咬傷（感染リスク高）（症例 6）	ドレッシング材または軟膏	抗菌作用を有する銀含有ドレッシング材
擦過傷（症例 3，5）	ドレッシング材	ソーブサン®，デュオアクティブ®ET
熱傷（症例 4）	初期（炎症のとれた後の皮膚欠損）：ドレッシング材 （注意）使用時期と種類の選択はより慎重に行う	ハイドロコロイド （注意）ハイドロコロイドは水疱蓋を剥がしてしまうリスクあり

表2 急性創傷の種類とその特徴

種類	特徴
切創	鋭利な刃物などで切り裂いた線状の傷．創部断面は平滑．
裂創	打撲やねじれの外力で組織が裂けた状態．複雑な形状をとることもある．
割創	大きな外力で，裂創が皮膚・皮下組織を裂き，筋・骨が露出した状態．
擦過傷	いわゆる擦り傷．皮膚表面に対し，摩擦や小さな外力で生じる．
挫滅創	急激な圧力・急激な摩擦による損傷．一般に皮下組織まで及ぶ．
刺創	棘などの細長いものによる刺し傷．内部の損傷がわかりにくい．
咬創	動物などに噛まれた傷．深く，感染のリスクが高い．
爆傷	爆発物による創傷

急性創傷でドレッシング材がもっとも活躍するのが**擦過傷**である．感染のリスクも少なく，うまく滲出液をコントロールすることで創部は早期にきれいに治癒する．

また，多くのドレッシング材は皮膚に密着するため，手指や顔面などの凸凹が複雑かつ機能的な部位でも，その機能を損なうことなく治療することができる（**図 3：症例 3**）．**熱傷**でも，初期の炎症がとれた後の皮膚欠損に対して同様に用いるケースが多い（**図 4：症例 4**）．ただし，熱傷の早期に密着性が高いハイドロコロイドを用いると，剥がす際に水疱蓋の皮膚を剥がしてしまいがちである．熱傷の場合は，使用時期と種類をより慎重にする必要がある．

ドレッシング材を用いた治療では創部が密閉状態になるため，接触皮膚炎（刺激性，アレルギー性の両方）を来す場合がある．この場合，速やかにドレッシング材を外し（あるいは変更し），ステロイド外用薬で治療することが望ましい（**図 5：症例 5**）．

文献

1）Moffatt CJ, Franks PJ, Hollinworth H: Pain at Wound Dressing Changes, EWMA, MEP Ltd., London, pp.2-7, 2002
2）Waring M, Bielfeldt S, Mätzold K et al: J Wound Care 20: 412, 2011
3）尹 浩信，谷岡未樹 編：創傷と痛み，金原出版，東京，pp.100-105, 2013

8 術後創への使い方

加藤 裕史

本項のポイント

- 術後創の場所や性質（縫合創，植皮創，採皮創など）によってドレッシング材を使い分ける.
- とくに感染を来しやすい陰部や足底などでは，術後 48 時間の創部の密閉を心がける.
- 創傷被覆材の適切な使用を行うことで，手術時間の短縮にも繋がる.
- 薬事法上の適用と保険適用が異なる事に注意し，各種創傷被覆材を使い分ける.

症例 1：鼻背部基底細胞癌

70 歳代，男性．鼻背部の潰瘍を伴った黒色局面（**図 1a**）を 3mm マージンで切除し，全層植皮にて再建を行った.

治療と経過

腫瘍切除後，局所麻酔下に右鎖骨部より全層採皮を行い，トリミング後，皮膚欠損部

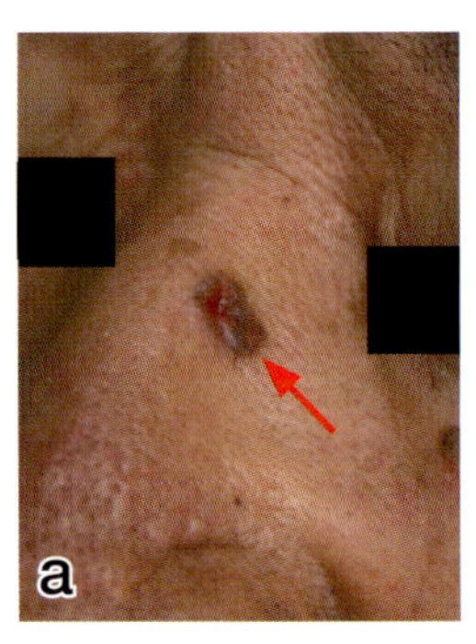
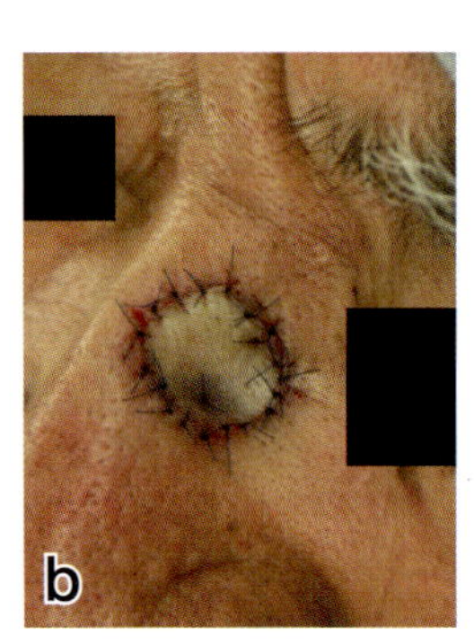
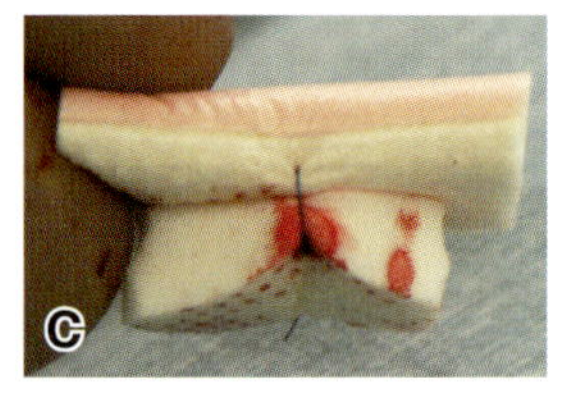
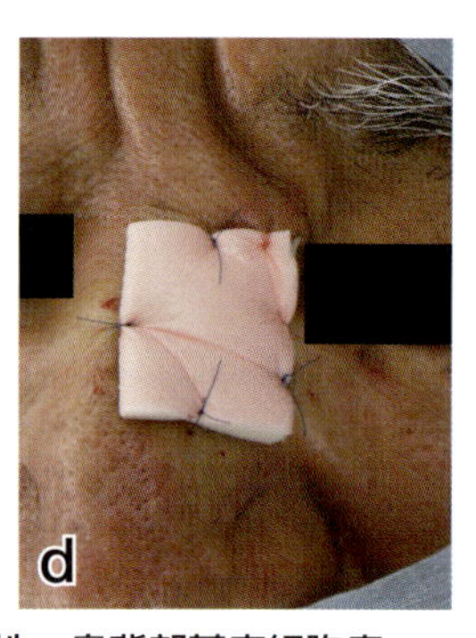
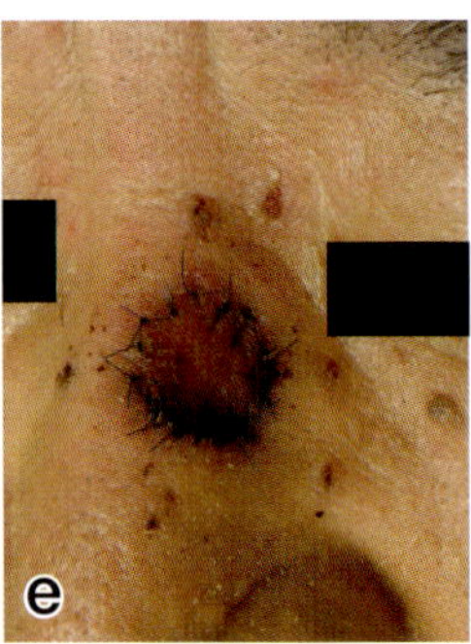
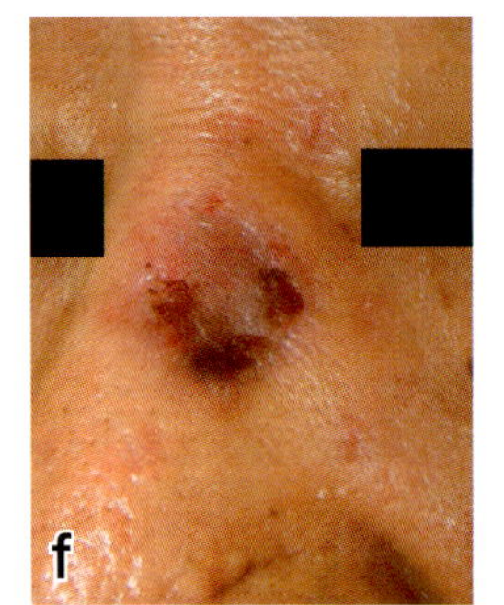

図1 症例 1：70 歳代，男性．鼻背部基底細胞癌

a：鼻背部の基底細胞癌（→）.
b：黒色局面を 3mm マージンで切除し，全層植皮にて再建.
c：ポリウレタンフォーム（ハイドロサイトプラス®）を欠損部分の大きさに合わせてカット.
d：固定した後に皮膚欠損部に縫合固定した.
e：術後 5 日.
f：術後 2 週間で植皮片はほぼ生着した.

に移植，縫合した（**図1b**）．ポリウレタンフォーム（ハイドロサイト®プラス）を欠損の大きさ及びそれよりやや大きい程度にカット（**図1c**）し，固定した後に皮膚欠損部に縫合固定した（**図1d**）．術後5日でポリウレタンフォームを外し（**図1e**），その後植皮の状態によって外用処置（今回はワセリン処置）を行い，術後2週間では周囲に小さな痂皮が残るが植皮片はほぼ生着している（**図1f**）．

症例2：肛門周囲乳房外Paget病

80歳代，男性．肛門周囲乳房外Paget病の症例（**図2a**）．

治療と経過

術前の検査にて大腸癌，肛門管癌との鑑別を行い，全身麻酔下で腫瘍辺縁より1～3cmのマージンをとり，肛門部は外肛門括約筋を残し，歯状線ラインまで粘膜部を切除して穿通枝を含めた進展皮弁で再建を行った（**図2b**）．周囲皮膚はスキンステープラーなどで固定．粘膜移行部以外の部位に対して，便や汗などに対する保護のためダーマボンド® MEMO で表面を固定した（**図2c**）．

MEMO
ダーマボンド
皮膚創部の閉鎖，接合または補強などに用いるシアノアクリレート系の皮膚用接着剤．

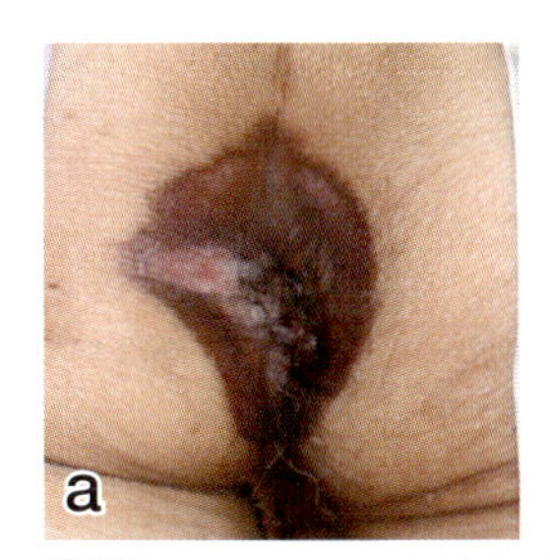

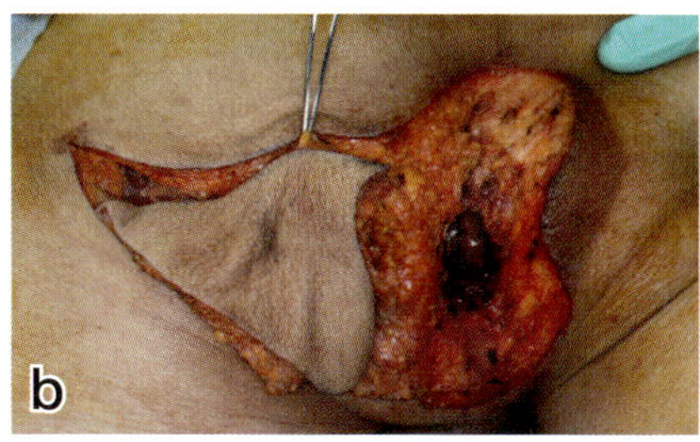

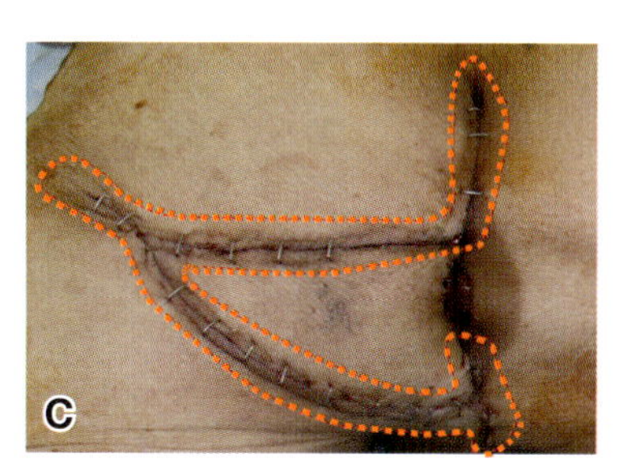

図2 症例2：80歳代後半，男性．肛門周囲乳房外Paget病

a：肛門周囲の乳房外Paget病．

b：歯状線ラインまで粘膜部を切除して穿通枝を含めた伸展皮弁で再建．

c：周囲皮膚はスキンステープラーなどで固定．粘膜移行部以外には便や汗などに対する保護のためダーマボンド®で表面を固定．

（注）ダーマボンドの粘膜移行部への使用は添付文書上推奨されていないため点線内にのみ使用，肛門周囲には使用していない．

症例3：右前腕外傷性血腫後の皮膚潰瘍に対する植皮術を行った症例

80歳代，女性．右前腕に外傷性血腫を生じ，その後広範な皮膚潰瘍を呈した症例（**図3a**）．

治療と経過

80歳代後半と高齢であり，全身状態からも全身麻酔による手術が困難な症例であった．血腫除去後保存的加療を行い，皮膚潰瘍には良好な肉芽がみられたが（**図3b**），皮膚欠損が大きく，一部には腱の露出を認めたことから局所麻酔下で分層植皮術（スタンプ植皮）を行った．当該症例は痴呆もあったことから短時間での手術が望まれた．ダーマトームにて採取した皮膚をメッシュ加工した後，3cm角程度に切り分け，ソフトシリコン（メピテル®）にのせ（**図3c**），ソフトシリコンを潰瘍部にスキンステープラーで固定し（**図3d**），非固着性シリコンガーゼ（トレックス®）で被覆した後にガーゼ，包帯固定を行った．

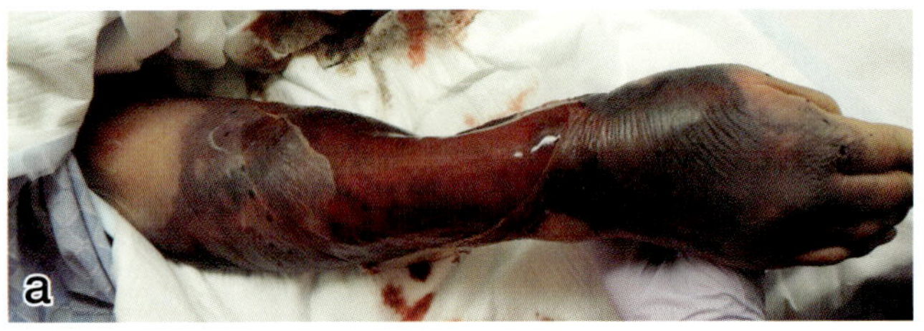

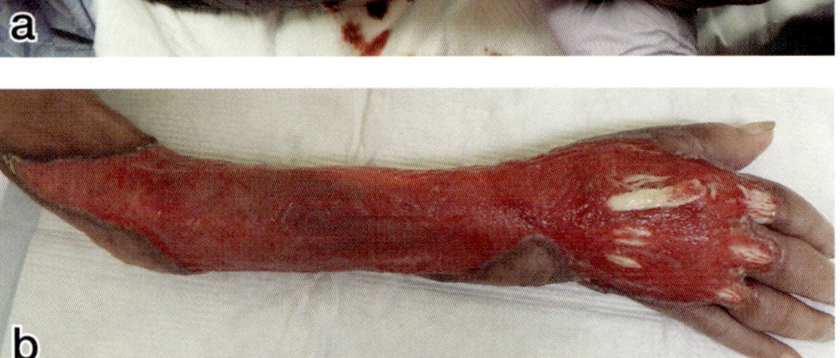

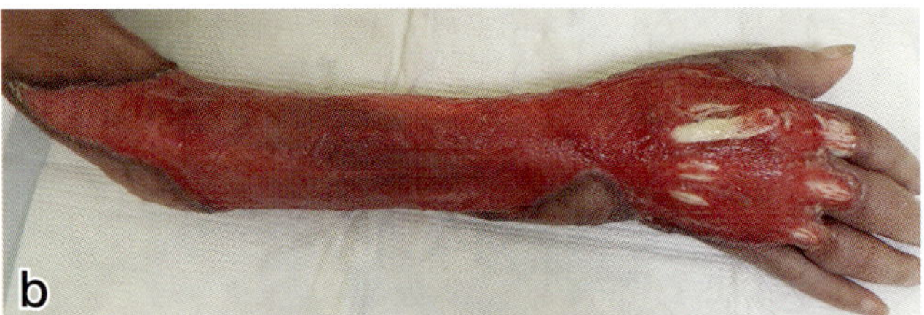

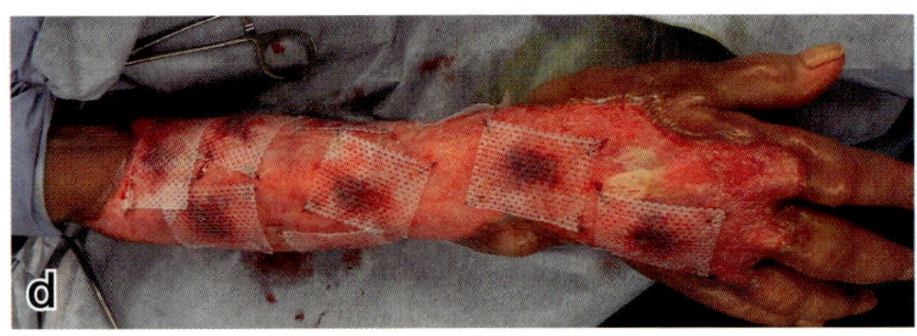

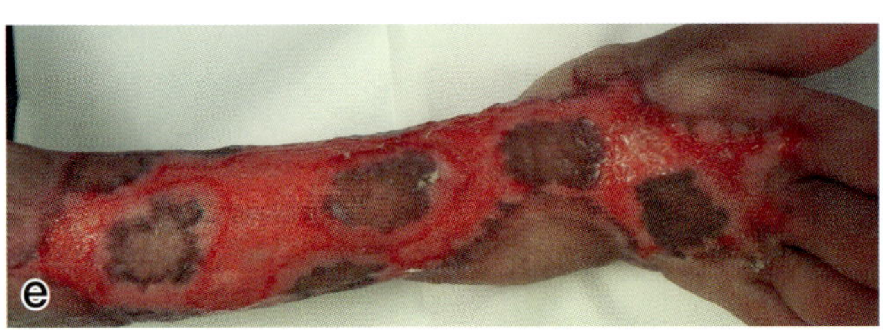

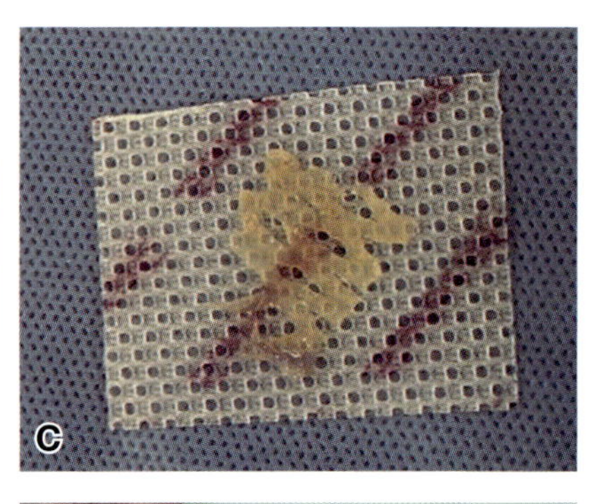

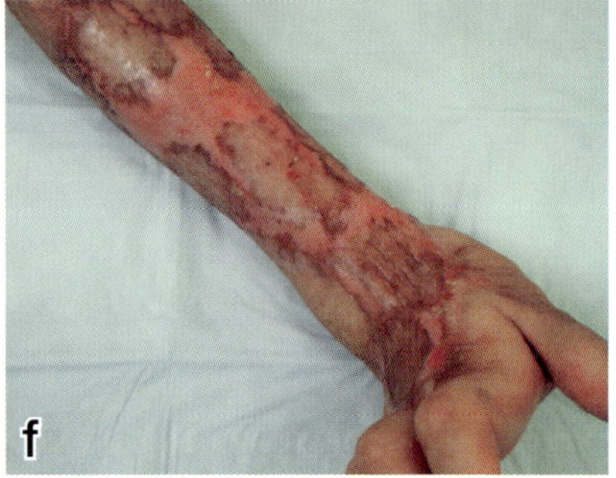

図3 症例 3：80 歳代，女性．右前腕外傷性血腫後の皮膚潰瘍に対する植皮

a：右前腕に外傷性血腫を生じ，その後広範な皮膚潰瘍ができた．

b：血腫除去後保存的加療を行い，皮膚潰瘍には良好な肉芽がみられたが皮膚欠損が大きく，一部には腱の露出を認めた．

c：採取した皮膚をメッシュ加工した後，3cm 角程度に切り分け，ソフトシリコン（メピテル®）にのせる．

d：ソフトシリコンを潰瘍部にスキンステープラーで固定・

e：非固着性シリコンガーゼで被覆した後にガーゼ包帯固定．植皮の生着は良好であった．

f：その後，上皮化を認めた．

植皮の生着は良好であり（**図 3e**），その後上皮化を認めた（**図 3f**）．

▶採皮創への創傷被覆材の使用

症例 3 の採皮創処置（図 4a）：採皮創には銀含有ソフトシリコン（メピレックス®Ag）を貼付し，その上をポリウレタンフィルム（IV3000® ドレッシング）で被覆し，1 週間閉鎖とした．術後 1 週間で一部に滲出液を認めたが（**図 4b**），処置不要であり，医療従事者の仕事量軽減にも繋がった（保険適用外）．

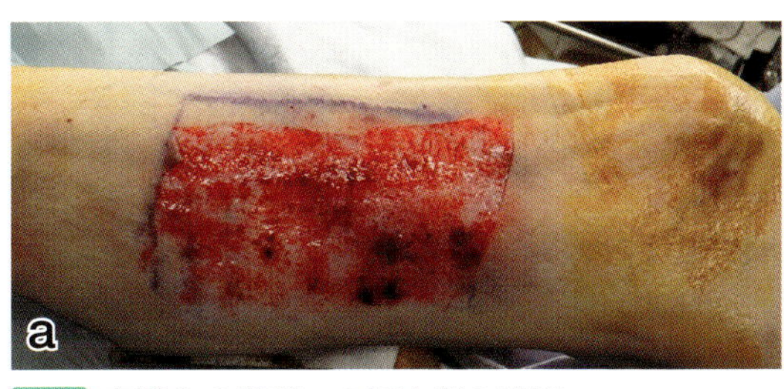

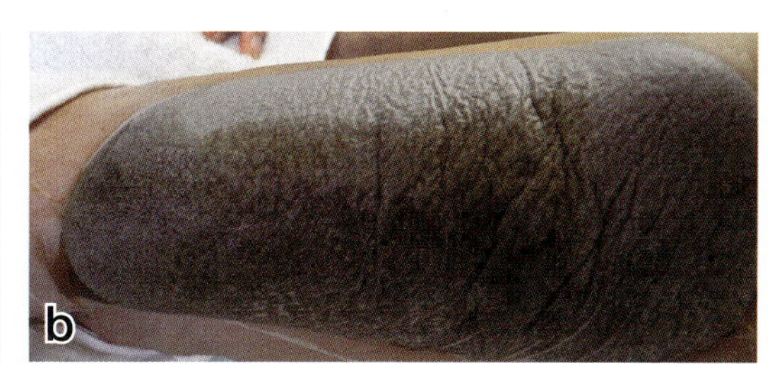

図4 症例3の患者への採皮創の処置

a：採皮創.

b：銀含有ソフトシリコン（メピレックス®Ag）を貼付，その上をポリウレタンフィルム（IV3000® ドレッシング）で被覆し，1週間閉鎖とした.

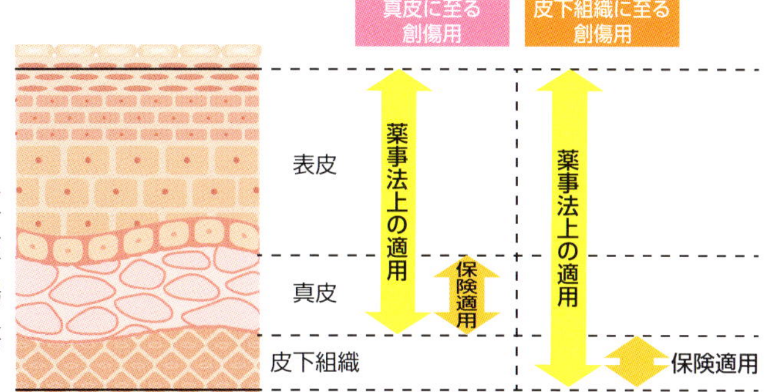

図5 創傷の深度と保険適用範囲

薬事法上は浅い創傷〜真皮に至る創傷〜皮下組織に至る創傷など各種深度の創傷に使用可能であるが，皮下組織に至る創傷の場合は保険上の適用は「皮下組織に至る創傷のみ」となるので，注意が必要である.

創傷被覆材を術後創に使用する場合のポイント

▶保険算定上のポイント

術後創に創傷被覆材を使用した場合，通常の縫合創に対しての保険請求はできず，医療機関の持ち出しとなってしまう点は，保険算定上でもっとも注意すべきポイントである.

一方，**植皮術を施行した際の採皮創への使用は保険算定可能であるが，使用できる種類が限られる**ことは押さえておきたい．例えば皮下組織に至る創傷用の創傷被覆材（ハイドロサイト® プラス，メピレックス® ボーダーAgなど）は薬事法上，浅い創傷〜真皮に至る創傷〜皮下組織に至る創傷など各種深度の創傷に使用可能であるが，保険上の適用は皮下組織に至る創傷のみとなる（**図5**）．そのため，**症例3**の様な採皮創に使用することは保険適用外の使用となる．なお，ハイドロサイト® 薄型，デュオアクティブ®ETなどの真皮に至る創傷用の被覆材は保険適用として使用することが可能である.

▶滲出液による浸軟や接触皮膚炎

採皮創などではしばしば滲出液が多く，創傷被覆材を使用することで周囲皮膚が浸軟しすぎて感染の温床になることがある．そのため，**ある程度滲出液が多い場合には適宜創傷被覆材を交換し，適度な湿潤状態に保つ必要がある**.

また，**ダーマボンドでは重篤な接触皮膚炎を来すことが知られている**．主にシアノアクリレート間の共感作や交叉反応とされているが，シアノアクレリートはまつげエクステンションやつけ爪（接着剤）などに含まれており，女性での発症が多いことも知られている．そのため，使用する際にはまつげエクステンションやつけ爪での接触皮膚炎の有無を問診し，既往があった場合は使用を避けることが重要である.

9 特殊な部位（顔面，肛門周囲，関節部）への使い方

柴田 智恵子

本項のポイント

- NIPPV マスクの装着の創が継続していた場合は，マスクの種類をトータルフェイスマスクなどに変更する．
- 胃管の挿入の際は，胃管の固定と創部の処置が互いに影響しないように位置を変更する．
- 体毛をカットすることで，フィルムドレッシングなどの貼付が浮かない．
- フィルムドレッシングは，創周囲の凸凹に追従するように切り込みを入れる．
- 粉状皮膚保護剤と被膜剤の重ね使いで，より丈夫な被膜が形成できる．

症例 1：顔の褥瘡

80 歳代．男性．鼻背部の発症した創傷．尿路感染症（urinary tract infection：UTI）による敗血症性ショックと診断をうけ，呼吸状態の悪化のために非侵襲的陽圧換気法（non-invasive positive pressure ventilation：NIPPV）が開始され，鼻口マスクを装着した．

入院当初に全身の皮膚の汚染が強く，とくに顔面の皮脂などの分泌も多かった．本人はマスク装着中，意識も清明であったが，認知症のため，マスク装着などの不快感から体動も激しく，マスクの位置の修正をすることもあった．

装着 3 日目に鼻背部に暗赤色の色調も伴う消褪しない紅斑を発症．翌日には暗赤色への変色が広がり，呼吸状態の安定もあって鼻カニュラへ変更しマスク使用は終了した．鼻背部は，翌日には黒色壊死組織へと変化したため（**図 1a**），皮膚科医師からゲーベン®クリームの処置が指示された．

臨床診断

NIPPV 開始のための鼻口マスクは，マスクの密着性を保つためにベルトを用いて固定するが，創傷は不定形で鼻口マスクの接触部と同位置にあり，鼻背部周辺に持続的な外力が掛かっていたと考えられる．

また発生した部位は鼻骨があり，皮膚組織は薄いため外力の影響を受けると容易に血流不全となり，皮膚損傷をおこすと全層損傷に至る．

マスク内は常に加温，加湿状態であり，マスク接触部分付近の皮膚は摩擦係数も高めであった．

入院時には，全身の皮膚の汚染が強く，とくに顔面の皮脂などの分泌も多い状態であり，十分な皮膚の保清がされないまま，保護のドレッシングの装着，マスクの装着が行

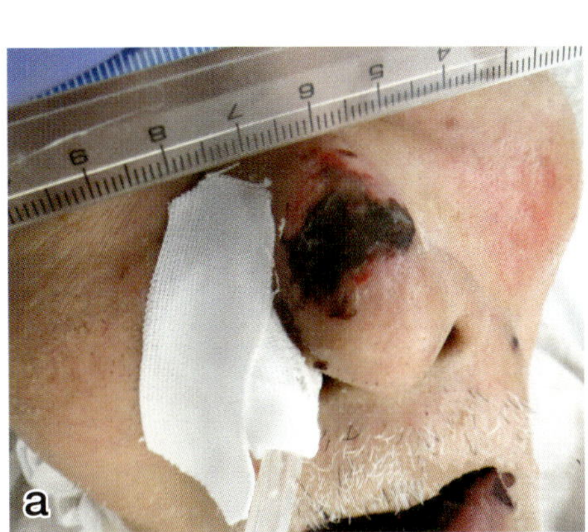

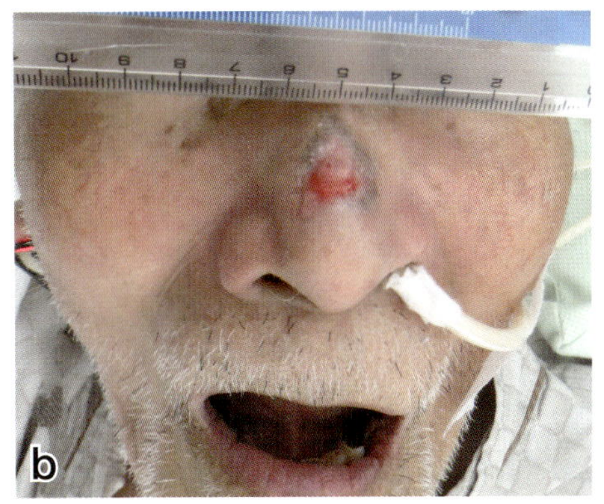

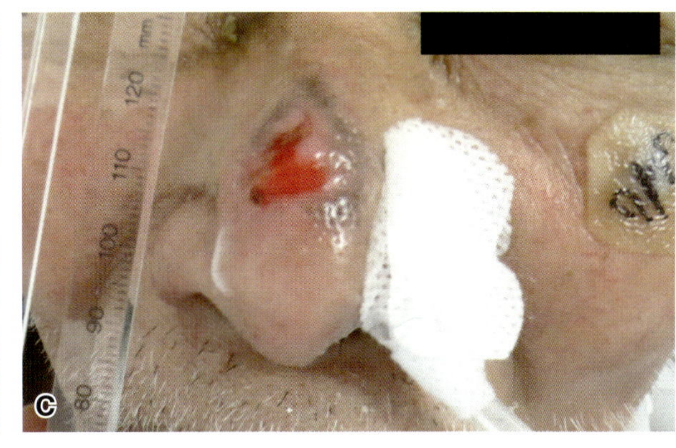

図1 症例1：80歳代，男性．NIPPVマスク装着により発生した褥瘡

a：鼻背部の黒色壊死組織．

b：ゲーベン®クリームにて処置．黒色壊死組織の除去後創部からの滲出液などの分泌物が多くみられた．

c：胃管の固定に影響のないように小さいガーゼを用い，軟膏も創周囲の皮膚に多く付着しないように塗布した．

われ，皮膚の浸軟状態，皮膚損傷のリスクは高い環境であったと考える．

よってこの症例では，NIPPVマスク装着により発生した褥瘡［医療関連機器褥瘡］(medical device related pressure ulcer：MDRPU)と考える．

治療と経過

皮膚の色調変化が確認された直後に呼吸状態の改善を認め，NIPPVマスク装着は解除され，通常の酸素吸入は鼻カニュラへ変更となった．皮膚科医師の指示でゲーベン®クリームを用いて処置を開始した．黒色壊死組織の除去後(**図1b**)，創部からの滲出液などの分泌物が多く，ガーゼの交換は適宜実施した．当初は皮脂の分泌も多くテープの粘着が安定しなかったが，洗浄を重ねることで日ごとに改善した．胃管の固定部に創部が近接しているため，ドレッシングの汚染が胃管の固定に影響がないように胃管の固定テープの固定方法を変更した．

創部のガーゼの貼付範囲も胃管の固定に影響のないように小さいガーゼを用い(**図1c**)，軟膏も創周囲の皮膚に多く付着しないように塗布した．

壊死組織の除去が完了した時点で湿潤環境を維持し，上皮化を促進するために薄いハイドロコロイド材(デュオアクティブ®ET)の貼付が開始された．ハイドロコロイド材は中2日で交換し発生から上皮化完了まで20日を要した．

症例1のポイント

本症例は，入院前からの全身状態の悪化や食事摂取量の低下により，低栄養状態で

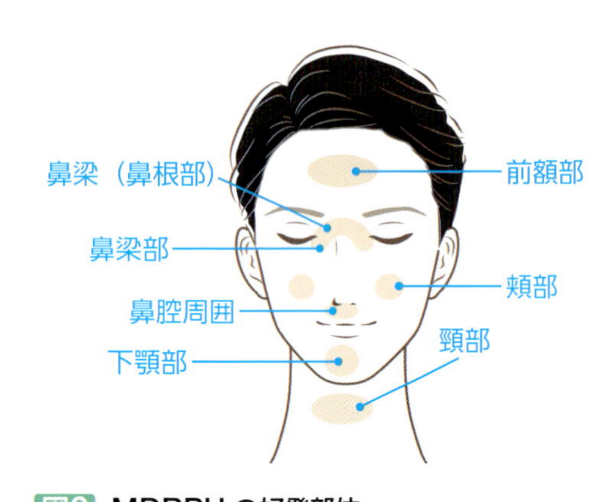

図2 MDRPU の好発部位

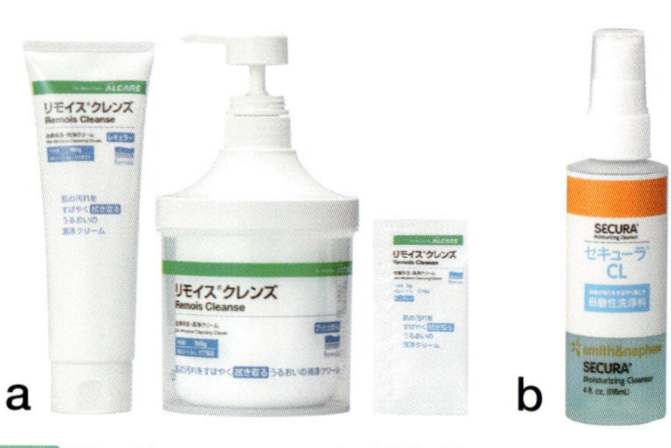

図3 洗い流さないタイプの清浄剤

a：リモイス®クレンズ（アルケア）

b：セキューラ®CL（スミス・アンド・ネフュー）

あった．入院直後の急性期の呼吸管理とともに数日間は循環動態の管理が厳重に実施され，絶食期間から組織の耐久性は低下していたと思われる．

顔面の皮膚は，身体の皮膚，とくに皮下組織の厚さが薄く，約 2mm と言われている．その直下には根元には骨（鼻骨）があり，その中程から先端までは軟骨で構成されている．よって外力の影響からも褥瘡発生をおこしやすい．好発部位（**図 2**）の中には鼻梁があげられており[1]，マスクの接触部分には，予防のためのドレッシングを用いていたが，全身状態の悪化の影響から皮膚は脆弱であり，皮膚損傷に至ったと考える．

また顔面は皮脂の分泌が多く，マスク内の温度や湿度も外気に比較して高温多湿であり，皮膚の浸軟をおこす環境でもあった．

本症例のように緊急にマスクを装着して管理を始めなければならない状況では皮膚の汚染をできるだけ短時間で除去することが求められる．洗顔することは難しく，洗い流さないタイプの清浄剤の使用が望ましい（**図 3a，b**）．

本症例はマスクの装着が早期に解除されたため，創部の直接的な外力の影響は避けられたが，装着を継続していた場合はマスクの種類をトータルフェイスマスクなどの変更が必要であったと考える．また胃管の挿入もされており，その固定と創部のドレッシング材の位置が重なることがあったため，胃管の固定と創部の処置が互いに影響しないように胃管の固定の位置を変更した．

黒色壊死組織が可能な限り除去でき，炎症期を脱していると判断されれば，ハイドロコロイド材の使用を検討する．一般的に創縁から 3cm 程度の糊しろがあれば，安定した貼付が可能である[2]．しかし鼻背部は面積が狭くハイドロコロイドの使用が困難であり，創部全体のサイズが縮小するまではガーゼとフィルムドレッシングで対応した．滲出液が多い時期は，フィルムドレッシングの貼付部位は被膜剤を使用して剥離刺激から保護した．ハイドロコロイド材を貼付する際は，鼻前部が凹凸の激しい部位（**図 4a**）であるため，追従しやすいようにドレッシング材外周を面取りし，切り込みを入れて使用した（**図 4b，c**）．

さらに，ドレッシング材と皮膚との段差を緩和し剥がれにくくするためドレッシングの片縁をフィルムドレッシングで補強した（**図 4d**）．

胃管の固定部分についても，創部のドレッシングの影響で汚染が拡大し，固定テープ

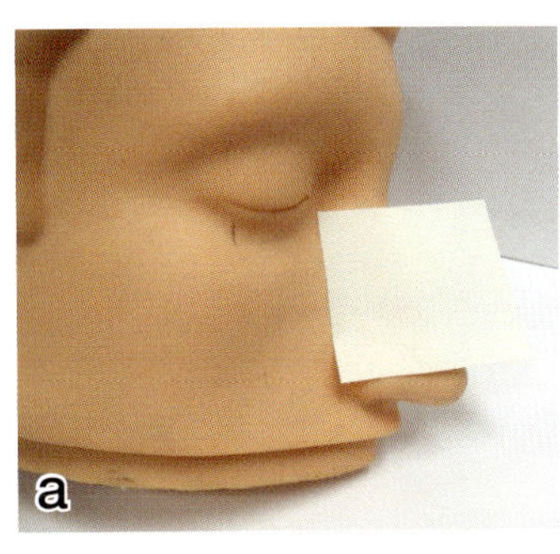

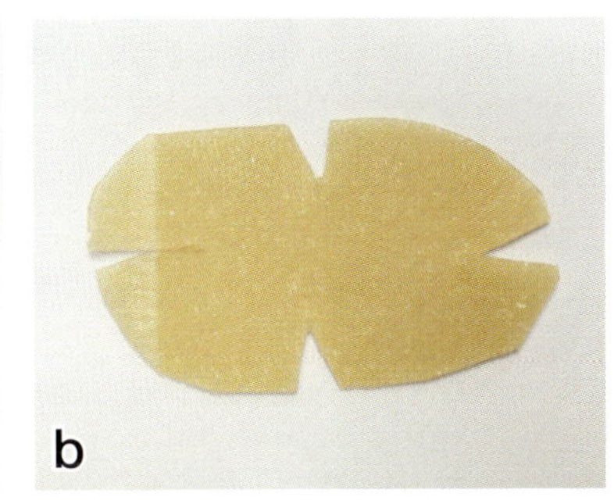

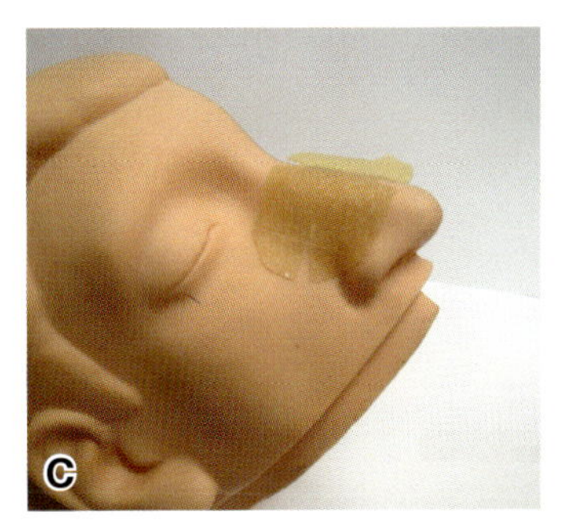

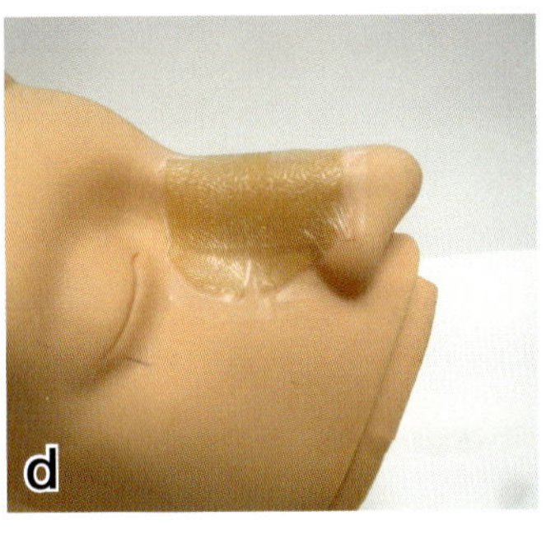

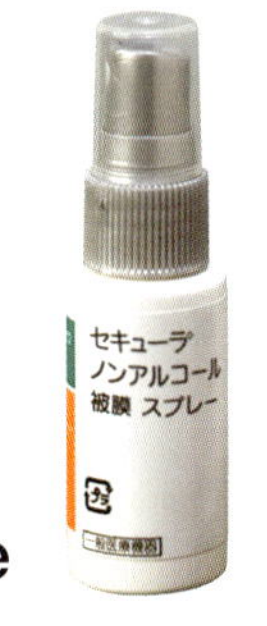

図4 フィルムドレッシングの貼付

a：平面のドレッシングでは凸凹に追従しない.
b：切り込みを入れたドレッシング材
c：切り込みを入れたドレッシング材を貼付したモデル．凸凹に追従している.
d：ドレッシング材と皮膚との段差を緩和し，剥がれにくくするためドレッシングの片縁をフィルムドレッシングで補強.
e：セキューラ®ノンアルコール被膜スプレー(スミス・アンド・ネフュー)．剥離刺激によるスキントラブル回避のため被膜剤を使用

の交換が頻回になると剥離刺激によるスキントラブルが発生する可能性もあり，皮膚保護のため被膜剤(**図4e**)を使用した.

症例2：関節の褥瘡

70歳代，男性．第2中手骨付近，第5中手骨付近，左橈骨茎状突起，左尺骨頭，他合計15カ所の多発褥瘡の症例である．単身独居で生活自立者であったが，3日間安否不明で警察が安否確認のため介入したところ，自宅内で衰弱し倒れている本人を発見し，救急搬送された．全身を排泄物で強く汚染され，悪臭が強い状態で搬送となった．褥瘡は全身，とくに左半身の骨突出部に複数発生していた．検査の結果，進行性核上性麻痺と診断され入院となった．既往歴は高血圧，胃がん術後.

鑑別疾患と臨床診断

本人は，るい痩が著明で全身の皮下脂肪は薄く，全身の骨突出は比較的目立っていた．安否が不明であった3日間には，食事水分の摂取は困難であり，低栄養脱水症状であったと思われる．また当日の救急隊発見時の姿勢の情報から，左半身を家電や家具と床に挟まれ，骨突出部位が長時間接触していた状況であることを確認し，褥瘡と判断した．また本人から脱力した時に家具に寄りかかり，ずるずると滑り倒れたとの情報もあり，転倒による打撲などの外傷は否定した.

治療と経過

左前腕から手背にかけての褥瘡は，第2中手骨，第5中手骨付近，橈骨茎状突起尺骨頭(**図5a，b**)に発生している.

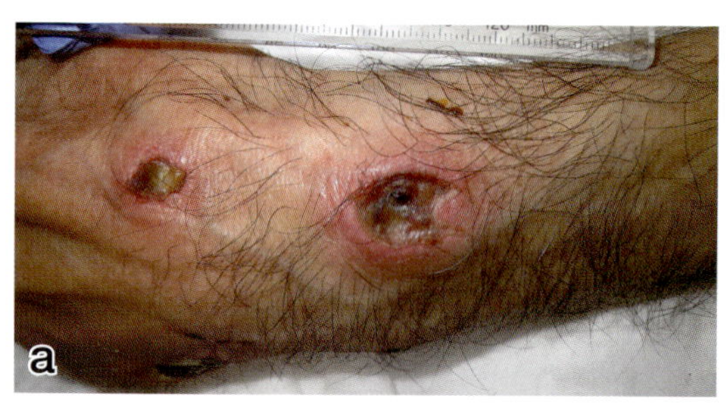

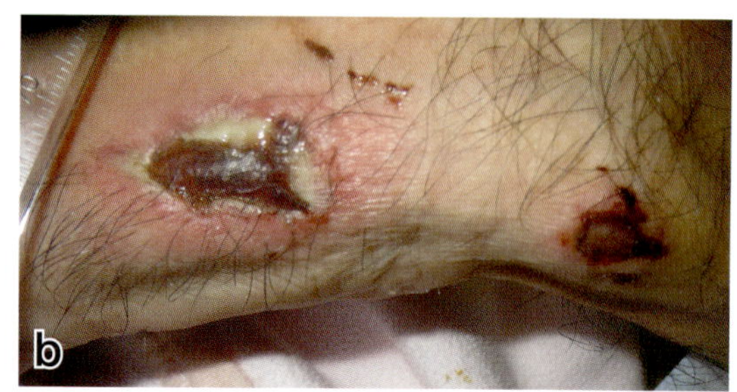

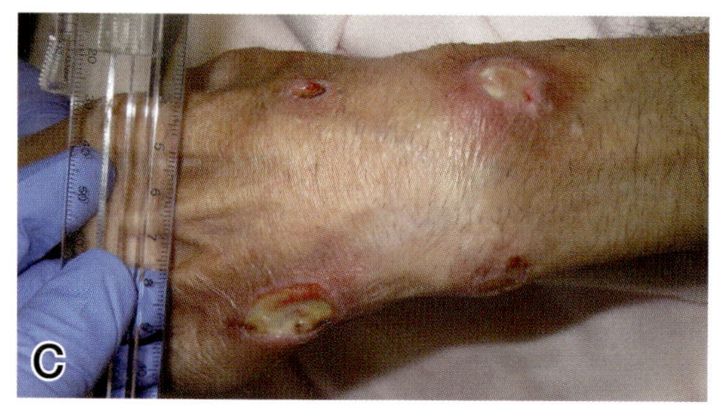

図5 症例 2：70 歳代，男性．関節の褥瘡

a，b：左前腕から手背にかけての褥瘡．

c：創内と創周囲の保清とドレッシング材の貼付が困難であると判断し，同意を得て体毛を短くカットした．

家電の角や床に持続的に接触，圧迫されており複数の褥瘡が発生していた．

また患者の全身は比較的長い体毛に広く覆われており，褥瘡部に常に接触してしまう状態であった．このままでは創内と創周囲の保清や軟膏処置，ドレッシングの貼付が困難であると判断し，本人と親族の同意を得て短くクリッパーでカットした（**図 5c**）．

壊死組織の周辺の紅斑，腫脹が熱感も確認でき，感染創として扱うよう指示がされ，精製白糖+ポビドンヨード（ネグミン®シュガー）を外用薬として処置が開始された．黒色壊死組織は医師により除去され，壊死組織と滲出液の多い時期は処置回数を２～３回に増やした．

１日２～３回の処置回数の期間はフィルムドレッシングの使用により周囲皮膚の剥離刺激を増やす可能性があるため中止し，伸縮性包帯やネット包帯，ポリエステル繊維性の自着包帯（ワンタッチロール）（**図 6a，b**）を用いて固定した．

廃用症候群の予防のため，リハビリが開始されたが，左手関節の屈曲進展，離握手において創部の形状の変化や創部周囲の皮膚の伸縮が観察され，処置の際には担当の

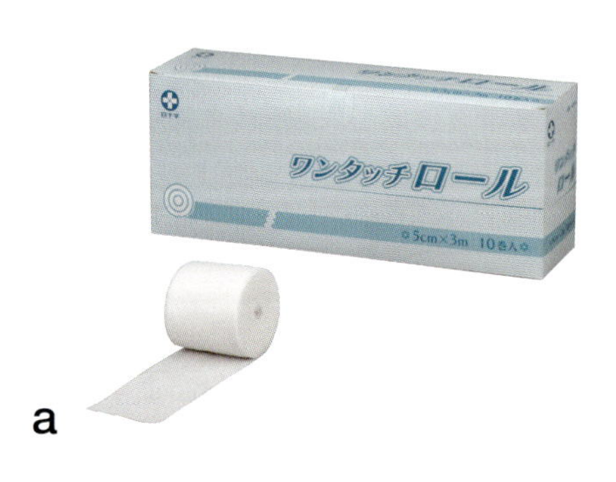

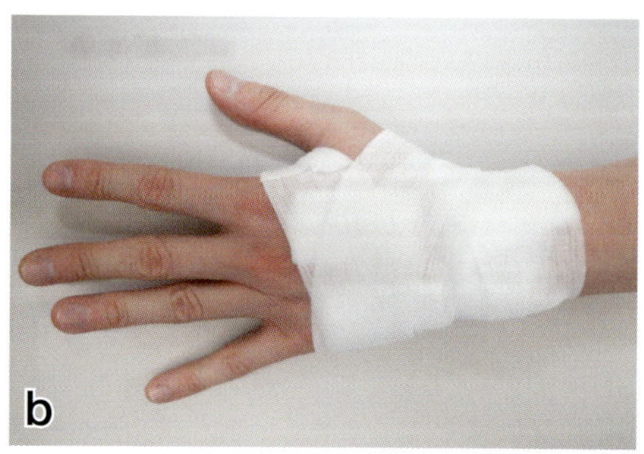

図6 ワンタッチロール（白十字）

a，b：剥離刺激の少ないポリエステル繊維性の自着包帯を用いて固定した．

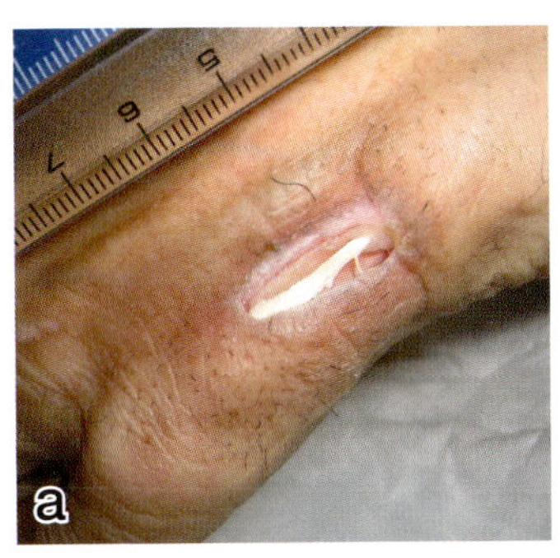

図7 症例2：70歳代，男性．壊死組織除去後の治療と経過

a：第5中手骨付近の創部は一部腱の露出している．

b，c：局所処置を継続し，腱組織の露出部，橈骨側も徐々に改善し上皮化した．

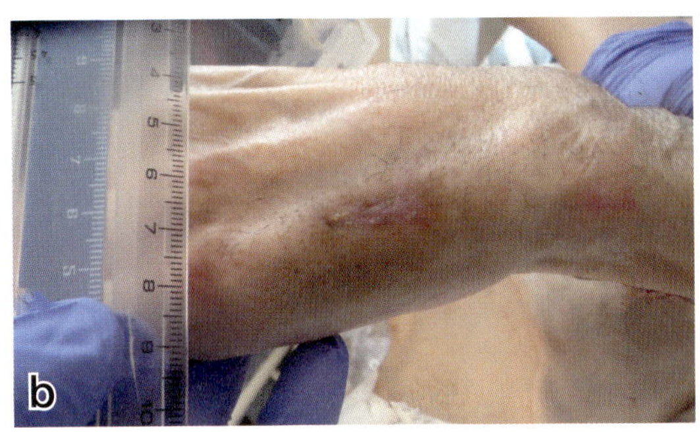

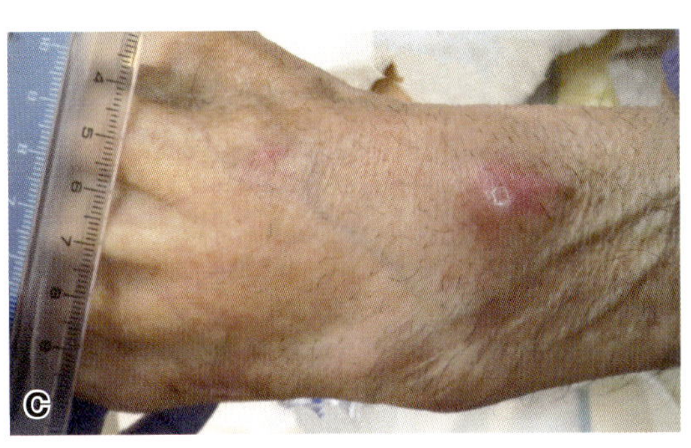

理学療法士に同席を依頼し，リハビリの際の運動の影響があるか，ドレッシングを貼付することで伸縮が強い皮膚の方向などを確認し，貼付方法について検討した．局所処置は外用薬と創部のサイズに近いガーゼを用い，自着包帯などを用いたが，創部の治癒が進んだ後はガーゼ固定にフィルムドレッシングを貼付して管理した．フィルムドレッシングの貼付の際は皮膚を四方に十分に伸展させてから行った．貼付後本人に離握手や手関節の背屈や掌屈をしてもらい，つっぱり感がないか確認した．

壊死組織が除去された後，第5中手骨付近の創部は一部腱の露出（**図7a**）が確認されたが，定期的な体毛のカットと外用薬を塗布し局所処置を継続した．その後，経口で食事摂取が進み，徐々に創は改善し上皮化した（**図7b, c**）．ポケットの形成はなかった．

症例2のポイント

全身に多数の褥瘡が発生している場合，ケアにかかる時間も長くなる．本人の手背や手関節は，皮下組織も薄く骨突出部分に壊死組織で覆われた褥瘡が確認でき，一部体毛が創内に混入し，褥瘡周辺の皮膚に紅斑，腫脹も確認できた．体毛は創内に混入すると異物として炎症を遷延させるため，創部周辺の体毛をクリッパーでカットした．

体毛をカットすることで，フィルムドレッシングなどの貼付が浮いてこない，しっかりと貼付が可能で，剥離の際に本人の痛みが軽減できるので本人やご家族へ説明し同意を得て実施するとよい．

壊死組織の除去を進めている時期は滲出液も多くなり，ガーゼ交換の回数が多く必要になる．症例の創のサイズは小さいのに近接した部分に複数あり固定が煩雑であった．リハビリや療養生活の中でも手をよく使い，離握手や関節の掌屈・背屈では，皮膚が複雑に伸び縮みするため，フィルムドレッシングやサージカルテープの使用では，皮膚への

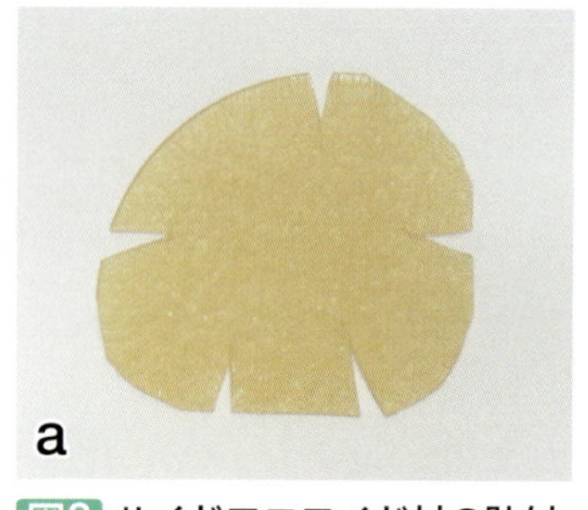

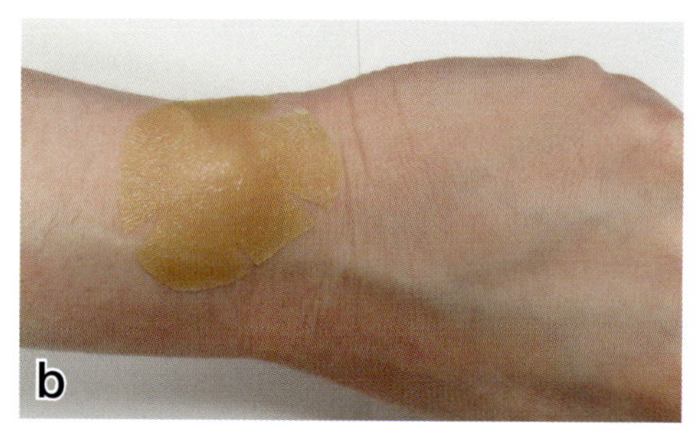

図8 ハイドロコロイド材の貼付

a，b：創周囲の凸凹に追従するように切り込みを入れ貼付する.

追従が不十分だとずれ力の影響を受け，貼付部の水疱や，深部のポケット形成の恐れもある.

伸縮性包帯の使用も試みたが，包帯を巻く時の力加減が難しく，締まりすぎたり，ゆるすぎたりして安定しにくかった.

ワンタッチロールはそのものが繊維でできており，自着する．ガーゼの固定も可能で手関節から手背，手掌を覆うため，手背の他の骨突出部の保護も可能で，手でちぎって自着するため，操作も簡便である.

滲出液の量が減り，ガーゼ交換の回数が減った時期には，フィルムドレッシングでの固定に変更した．この時期には，創部周囲の皮膚をよく伸展させるために本人にも協力してもらい，四方に皮膚をよく伸ばしてフィルムを貼付した．その後突っ張り感がないかを確認してもらった．また処置の際に理学療法士に同席してもらい，リハビリでの動きによって創部の形状の変化や皮膚の伸び縮みの様子を一緒に評価してもらうことも行った.

このことで褥瘡の処置に代わるがわる理学療法士が同席するようになり，褥瘡の他の部位の治癒経過にも関心を持って情報共有するようになった.

上皮化を促進するためハイドロコロイド材を貼付する際は，創周囲の凸凹に追従するように切り込みを入れ貼付した（**図 8a，b**）.

症例 3　肛門周囲の創傷

70 歳代，男性．重度僧帽弁閉鎖不全症の治療のため弁形成術，メイズ手術，僧帽弁形成術（mtral valve plasty：MVP）を実施．既往歴に脳梗塞がある.

日常生活では，おむつ排泄の状態で極度の便秘もあり，下剤を定期的に服用.

術後経腸栄養が開始されると同時に下剤の使用の指示があり，持続的な泥状便から水様便が頻回に排泄された．失禁状態であることからおむつ内に多量の排便が排泄され，肛門周囲からおむつの接触範囲に発赤とびらんが出現し，亜鉛華軟膏の塗布などでケアを実施していたが一部皮膚損傷が悪化したため（**図 9a**），相談があった.

鑑別疾患と臨床診断

潰瘍面は，仙骨から尾骨にかけての肛門周囲と両坐骨部に観察できた.

鑑別疾患としては，真菌症，汗疹，毛嚢（包）炎，伝染性膿痂疹があげられる.

瘙痒感は鎮静をかけていたため不明．また臀部全体に体毛がやや濃く存在していた

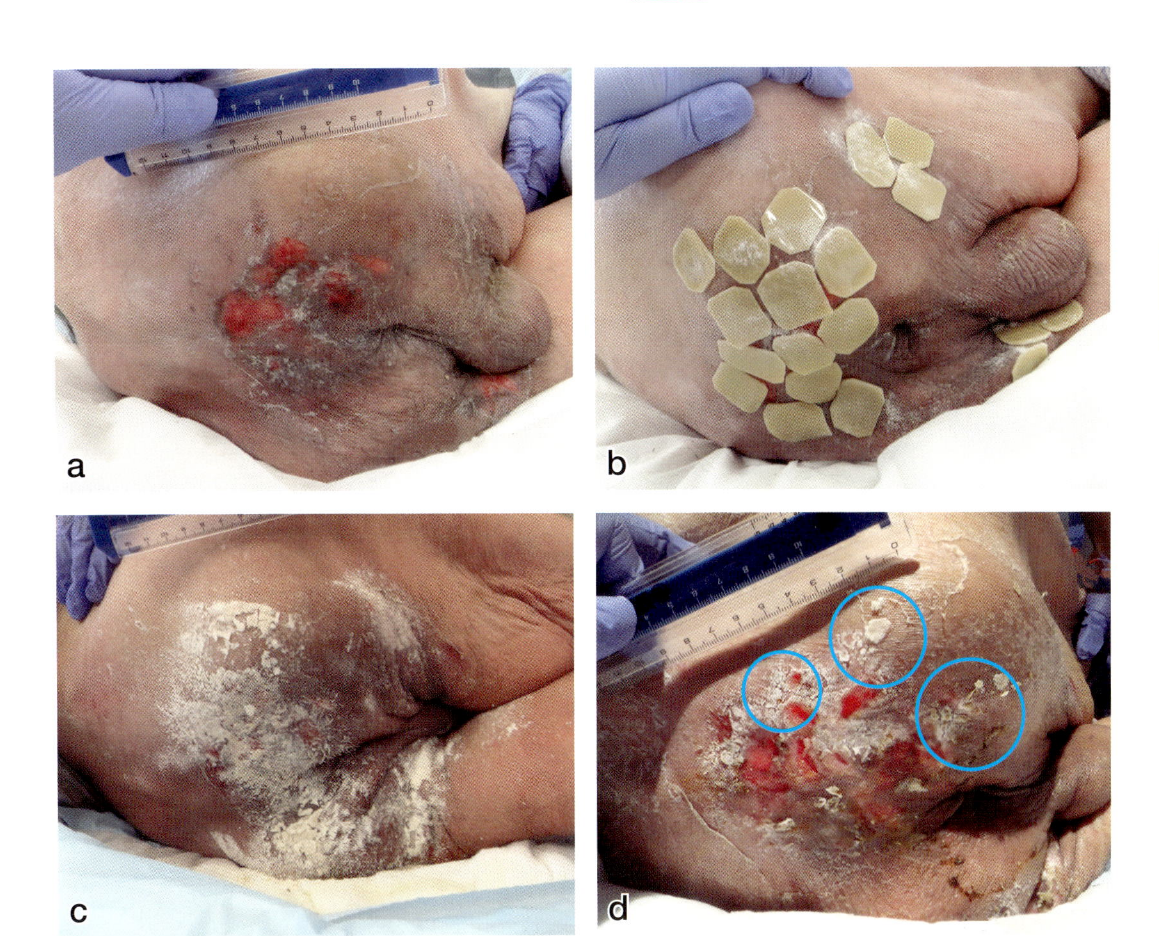

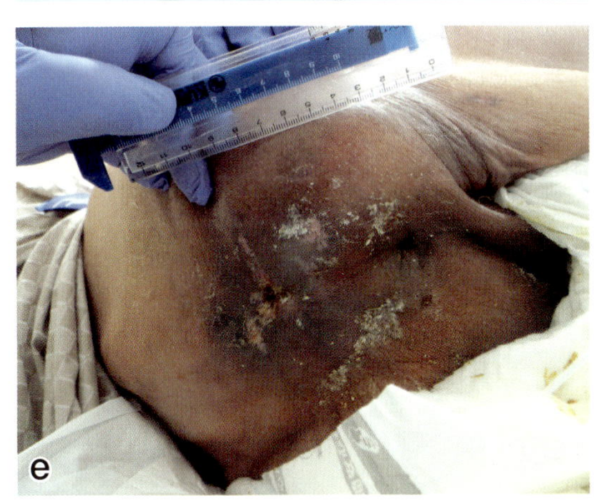

図9 症例3：70歳代，男性．肛門周囲の創傷

a：肛門周囲からおむつの接触範囲に発赤とびらんが出現，亜鉛華軟膏などでケアを実施していたが一部皮膚損傷が悪化．

b：板状皮膚保護剤の小切片を貼付．

c：粉状皮膚保護剤の散布．

d：洗浄後，粉状皮膚保護剤と被膜剤でスキンバリアが形成された（囲み部分：皮膚保護剤と被膜剤の重なった層が残っても無理に剥がさない）．

e：完治した状態．

が，毛穴に紅斑などは確認できなかった．

皮膚障害のある肛門周囲や臀裂，尾骨，仙骨部などの狭い範囲ではなく，おむつパッドが接触していると思われる腰部から腹部，陰部など広範囲の皮膚を観察する必要がある．

抗菌薬による薬疹を発症しており，全身の皮膚の表皮が薄く広範囲に剥離している状態であった．

表 ブリストルスケール

Type	形状	便の状態
1		硬くコロコロのウサギの糞のような便
2		コロコロの便がつながった状態の便
3		水分が少なく表面にひび割れがある便
4		表面がなめらかで柔らかくバナナ状の便
5		水分が多く半固形状の柔らかい便
6		不定形で泥状の便
7		固形物を含まない液体状の便

1～2：腸内での停滞時間が長く，便秘と判断．
3～4：正常便，4が理想便である．
5～7：柔らか過ぎて，下痢と判断される．

MEMO
酸外套
角質層のバリア機能の一つとして角質細胞間脂質，皮脂，汗，垢などが混じり皮脂膜を形成することで皮脂膜はph4～6に保たれており，これを酸外套と呼ばれる．Ph4から6の弱酸性の状態は，有毒物質の侵入を防ぎ，細菌が繁殖しにくくしたり（制菌作用）皮膚に酸やアルカリ溶液が付着しても一定時間で弱酸性に戻る（緩衝作用）．

経腸管栄養開始後にブリストルスケール6～7の排便（**表**）が持続的に多量に始まり，便検査の結果は感染性腸炎は否定された．

皮膚の紅斑がみられる範囲とおむつ交換時の便の付着範囲は一致しており，爪に肥厚や変色はなく，皮膚科医師の診察でも真菌による皮膚感染症は否定され，持続的な水様便の付着による接触性皮膚炎と診断された．下痢の発症直後は亜鉛華軟膏などを用いてスキンケアを実施していた．

主治医の方針で止痢剤の使用はせず，下剤を持続的に投与されている状態でおむつ交換をしている最中にも，石けん洗浄がされた直後にも，再度肛門から便が噴き出すように排泄されており，おむつ内の広範囲の便の付着，頻回な拭き取りが実施されていた．

患者の皮膚は薬疹の治癒後，乾燥し菲薄化しており，皮膚の浸軟と便の化学的刺激が接触性皮膚炎をおこした部分とそのおむつの交換を頻回に実施したことによる洗浄のしすぎから，酸外套 MEMO の破綻，擦りすぎによる機械的損傷が発生した部分があると判断した．

治療と経過

これ以上の皮膚障害の拡大を防ぐため，ストーマ用装具を用いたパウチング（**図10**）を試みたが，排泄物の処置の回数が変化せず，また排泄と排泄の合間（ドライタイム）が短時間であり定期的な交換の機会を確保できず，断念した．また，肛門ドレーン（フレキシシール®）の使用も検討されたが，手術前から失禁状態であり，デバイスを保持可能

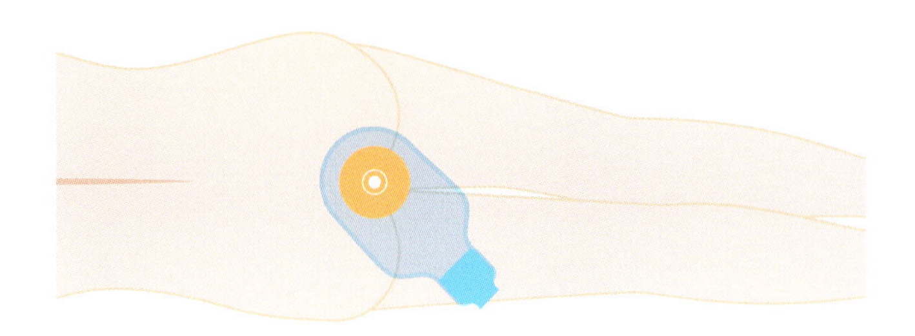

図10 肛門をストーマ孔のようにして装具を貼っているところ

かどうか不明であったため，使用を見送った．

まず，皮膚損傷部分については，不定形であり，広範囲に散在しているため，ドレッシング材を大きく貼付することは困難であると判断し，主治医の許可を得て，ストーマケア用の板状皮膚保護剤を小さくカットしたものを準備し，貼付することとした(**図9b**)．おむつパッドの接触する部分の体毛は皮膚障害の創面に毛先が混入しており，ご家族へ許可をとりクリッパーでカットした．

皮膚保護剤の貼付の際に肛門にはガーゼを数枚用いて肛門を塞ぎ，便の汚染を防ぎながら一気に貼付した．隙間には同じくストーマケア用の粉状皮膚保護剤を散布した(**図9c**)．皮膚障害部分以外の皮膚には非アルコール性被膜剤(セキューラ®ノンアルコール被膜スプレー)を散布し，排便で汚れてもその上から粉状皮膚保護剤を散布し，便の拭き取りをせず，1日1回の石けん洗浄を実施した．

このケアは両坐骨部付近の皮膚損傷部分には効果があり速やかに上皮化した．仙骨部尾骨部周辺には，範囲の縮小は見られなかったが，皮膚損傷の程度が改善され上皮化した部分も確認できた．貼付した板状皮膚保護剤は時間経過とともに剥がれるので都度新しいものを貼付できるようにカットしたものを準備したが，予想以上に水様便の影響が大きく安定した貼付は困難であった．再度主治医と相談し，皮膚損傷部分には粉状皮膚保護剤を多めに散布し，その上から広範囲に非アルコール性被膜剤を散布，被膜剤が乾く前に再度粉状皮膚保護剤を散布し再度非アルコール性被膜剤を散布した．

水様便の付着があれば汚染部分に粉状皮膚保護剤を散布し，拭き取りは禁止した．このことで皮膚障害部分に少々厚手の被膜が完成し創面を覆うことができ，水様便の直接的な接触を防ぐことができた．おむつ交換時には微温湯で便を流し押さえ拭きを徹底した．1日1回弱酸性石けんを用いて洗浄を実施し再度皮膚損傷部へ粉状皮膚保護剤とノンアルコール性被膜スプレーを交互に散布するケアを継続した．弱酸性石けんでの洗浄時には，粉状皮膚保護剤と皮膜材の重なった層が残ったとしても無理に剥がさないことを指導した．

25日後，上皮化完了し，その後は撥水性皮膚保護クリームの使用に変更した．

症例3のポイント

高齢者の脆弱な皮膚でおむつ内排泄をくり返し，水様便による皮膚の浸軟をおこし，さらにケアとしてくり返し石けん洗浄と拭き取り操作によるバリア機能の喪失がおこり，発生した皮膚障害である.

皮膚のバリア機能の回復と皮膚障害部分の感染予防と上皮化促進を行う必要があるが, パウチングすることで直接の便の付着を防止することができ, 皮膚の浸軟を改善させ, 治癒を促進するケアが効果的に実施可能である.

また, 板状皮膚保護剤を小さくカットしタイル状に貼付する (**図 9b**) ことで皮膚障害部分を保護し, 滲出液などで溶解して剥がれた部分だけ交換するやり方は, 材料もケア時間の無駄も少なくすることができる. 貼付部位以外の皮膚には排泄物の直接的接触は避けられないが, 加えて粉状皮膚保護剤を散布することで便の水分を吸水し, 緩衝作用が発揮されて皮膚の弱酸性を阻害することを防ぐことができる.

どのような方法でもケアの回数が多くなる場合には, 1 回のケアにかかる時間を短縮することで, 本人の身体的な負担を軽減できる. スタッフの負担の低減のためにも, 方法がシンプルで手早く実施可能な方法を選択する必要がある. 本症例では, 洗浄後に濡れた皮膚のまま広範囲に粉状皮膚保護剤を散布し, ノンアルコール性被膜スプレーの散布とをくり返すことで便汚染から広範囲の皮膚を保護することができた.

皮膚障害の部分は粉状皮膚保護剤が付着すると滲出液の吸水によりゲル化して覆われ湿潤環境が維持される. そのままであれば水様便の排泄時に除去されてしまうが, 被膜剤を散布することで水様便の付着が防止されるので, より長く創面の湿潤環境を維持できる.

粉状皮膚保護剤とノンアルコール性被膜スプレーの重ね使いで, より丈夫な被膜が形成でき (**図 9d**), 皮膚のバリア機能を補助することができた.

また拭き取りを中止して, 1 日 1 回の石けん洗浄と押さえ拭きの実施を徹底したことで, 洗いすぎによる皮脂膜の喪失を予防し, 擦りすぎによる皮膚損傷の予防をすることができた.

泥状便や不消化便は一般的におむつ表面に目詰まりを起こし, おむつに吸収されにくく, 長時間皮膚に密着していると浸軟し, 消化酵素を含むアルカリ性の刺激により容易にびらんが生じるが[3], 便に粉状皮膚保護剤が混ざることで緩衝作用が発揮され, より弱酸性へ変化し, 皮膚障害性が低下した. また吸水作用が便に作用し形状は半固形に近くなりおむつ内の広範囲の皮膚に付着することが少なくなった. 回数を重ねることで, びらんの部分は (**図 9e**), 粉状皮膚保護剤が固化して人工の痂皮のようになり, 自然に脱落すると上皮化されていた.

文献

1) 一般社団法人日本褥瘡学会 (編) : MDRPU ベストプラクティス, 照林社, 東京, pp.39-40, 2016
https://jspu.org/medical/books/docs/bestpractice_mdrpu.pdf (2024 年 5 月 15 日閲覧)
2) 田中秀子 監 : 創傷ケア用品の上手な選び方・使い方, 日本看護協会出版会, 東京, p.45, 47, 2007
3) 一般社団法人日本創傷・オストミー・失禁管理学会 (編) : スキンケアガイドブック, 照林社, 東京 p.98, pp.231-243, 2017
4) 真田弘美, 須釜 淳 編 : 実践に基づく最新褥瘡看護技術, 照林社, 東京, pp.227-228, 2009
5) 内藤亜由美, 安部正敏 編 : 病態・処置別スキントラブルケアガイド, 学研, 東京, pp.44-45, 2008

2章

さまざまなドレッシング材とその基本的な使い方

総論 ドレッシング材別総論

前川 武雄

はじめに

ドレッシング材の進化はめざましく，次々と新しい製品が登場しており，現在その数は保険適用外のものも含め100種類近くにも達する勢いである．しかしながら，すべての創傷に万能なドレッシング材というものは存在しないため，創傷の状態を評価するとともに，個々のドレッシング材の特性を把握しておく必要がある．つまり創傷の状態というハード面と，各種ドレッシング材の特性というソフト面，両方が合致して初めて適切な局所治療を行うことが可能となる．第1章では主にハード面によるドレッシング材の使い分けについて解説したが，第2章ではソフト面である個々のドレッシング材の特性について，実際の使用例を参考に解説する．

ドレッシング材の分類

ドレッシング材はその使用材料により細かく分類がされており，一般社団法人 日本医療機器テクノロジー協会 創傷被覆材部会により，毎年創傷被覆・保護材等一覧が更新されている（Appendix **p.186**）．類似品でかなり似通った製材もあれば，似たようでまったく違う製材もあり，その大まかな分類を把握しておくことが重要である．さまざまな分類があるが，本項では以下の5つのポイントに絞って紹介する．

①滲出液の量，②抗菌作用，③止血作用，④粘着性，⑤保険償還

①滲出液の量による分類

滲出液の量による分類は，高吸収性と低吸収性に大別できる（**表1**）．もっとも滲出液吸収量の多い製材はポリウレタンフォームである．自重に対しての吸収量の比率は親水性ファイバーの方が高いが，ポリウレタンフォームはハイドロファイバーよりも自重が重いため，絶対的な吸収量はポリウレタンフォームの方がかなり多い（第2章3項 **p.102 参照**）．

一方で，滲出液の吸収速度は親水性ファイバーの方が速い．親水性ファイバーは急速に滲出液を吸収し，本体がゲル化することにより，一度吸収した滲出液を戻すことなく閉じ込める．（第2章4項 **p.106 参照**）．それに比べてポリウレタンフォームはゆっくりと多量に滲出液を吸収するが，ゲル化し閉じ込めるわけではないので，圧迫などにより水分は漏れ出てしまう場合がある．

同じ高吸収性ドレッシング材の中でも，さまざまな特性の違いがあり，創の状態に応じた選択が重要となるが，**一般的に滲出液の吸収力については，外用薬と比較してドレッシング材の方が優れる傾向にある．そのため，外用薬と比較した場合のドレッシング**

表1 滲出液吸収量による分類

高吸収性ドレッシング	低吸収性ドレッシング
・ポリウレタンフォーム ・親水性ファイバー ・親水性メンブラン	・ハイドロコロイド ・ハイドロジェル

表2 抗菌作用を持つドレッシング材

種類	抗菌作用の種類	製品名
ハイドロコロイド	銀含有製材	バイオヘッシブ®Ag，バイオヘッシブ®Ag ライト
ポリウレタンフォーム	銀含有製材	ハイドロサイトジェントル®銀，メピレックス®Ag，メピレックス®ボーダー Ag
親水性ファイバー	銀含有製材	アクアセル®Ag，アクアセル®Ag 強化型，アクアセル®Ag BURN，アクアセル®Ag Extra，アクアセル®Ag フォーム
親水性ファイバー	銀含有製材 ＋界面活性剤	アクアセル®Ag アドバンテージ，アクアセル®Ag アドバンテージ リボン
ハイドロジェル	界面活性剤	プロントザン
Sorbact® シリーズ	吸着製材	アブソーブ，サージカル，ジェルドレッシング，スーパーアブソーブ，フォーム，コンプレス，リボンガーゼ

材による治療の利点の一つとして，連日処置を行わずに済む点があげられる．創の処置時には，交換や洗浄による疼痛を伴うことが多く，また処置を行うための体位をとるだけでも患者が苦痛を伴う場合がある．また連日の処置は，時間や人員を要し，処置をされる患者だけでなく処置を行う医療者や患者家族の負担にもなる．**処置回数を減らすことができれば，処置に伴うこれらの負担を減らすことが可能であり，ドレッシング材による治療の大きなメリットの一つといえる**．一方で処置間隔をあけた場合，連日観察しないことにより創の悪化を見逃す危険性もあるため，滲出液の浸透具合，悪臭の有無，周囲の発赤・腫脹の出現，疼痛の出現などには常に注意が必要である．**きれいな創傷においても，最長でも1週間に1度は交換すべき**であり，滲出液が漏れていないからといって必ずしも安全でないことは忘れてはならない．

②抗菌作用

銀含有の抗菌作用を持った製材が以前より多数発売されていたが（第2章8項 **p.124** 参照），**近年では界面活性剤含有製材や細菌・バイオフィルムを吸着する製材も登場し（表2），創の状況に応じた選択ができるようになった**．いずれも抗菌作用を有するが，抗菌系外用薬と比較するとその抗菌力は低いとされており，critical colonization（臨界的定着）の状態にはよいが，明らかな感染創に対しては抗菌系外用薬を使用し，連日処置を行った方がよいであろう．**銀含有製材は，バイオフィルムを直接的に破壊する効果はあまりないとされており，処置時にはメンテナンスデブリードマンを行い，バイオフィルムを可能な限り除去したうえで使用した方がよい**．界面活性剤はバイオフィルムを破壊する効果を持つため，critical colonization の状態には使いやすい製材である（第2章9項 **p.128** 参照）．また，Sorbact® シリーズも疎水性結合作用により，バイオフィルムや細菌を吸着する効果を持つため，**critical colonization の状態には界面活性剤**

表3 粘着性による分類

固着性	微粘着性	非固着性
・ハイドロコロイド ・テープ付きポリウレタンフォーム	・シリコーン製材	・親水性メンブラン ・ハイドロジェル ・ポリウレタンフォーム ・親水性ファイバー

含有製材やSorbact® の使用が適するであろう（第2章7項**p.120参照**）.

③止血作用

ドレッシング材の中で親水性ファイバーの中のアルギン酸塩と親水性メンブランの2種は止血作用を持つ．いずれの製材も非固着性の製材であるため，ポリウレタンフィルムなどによる固定を要する．出血を伴う創傷やデブリードマン後の止血目的，また保険適用外ではあるが分層植皮の採皮創の止血などにも有用である（第2章4, 5項**p.106, p.110参照**）.

アルギン酸塩はフェルト状の柔らかい製材のため，ポケット内にも挿入しやすいが，除去時にその繊維が残りやすいため注意を要する．また，アルギン酸塩はかつては多くの製品がラインアップされていたが，現在はアルゴダーム® トリオニックとカルトスタット® の2種のみが販売されている.

④粘着性

粘着性は，固着性，微粘着性，非固着性の3つに分けられる（**表3**）．**ハイドロコロイド製材は固着性の製材**であり，しっかり創に密着する一方で，脆弱な皮膚においては除去時の二次損傷や痛みに配慮する必要がある．**非固着性の製材**は，単独では除去時の二次損傷の心配はないが，固定のためポリウレタンフィルム製材などを用いた際は，剥がす際の損傷に気をつける．また，非固着性の製材は摩擦などでズレが生じやすい点にも注意が必要となる．**微粘着性のシリコーン製材**は，ポリウレタンフォームや親水性ファイバーの中で，皮膚との接触面にシリコーンを使用した製材である（第2章10項**p.131参照**）．除去時の二次損傷を軽減し，ズレも予防できる点で注目されている．しかしながら，その固定力は製材により大きな違いがあり，非常に弱い製品では，関節部や特殊な形状の部位では剥がれやすく，なんらかの追加の固定が必要になる.

固定の必要性，部位，皮膚の状態（健常皮膚か脆弱皮膚か）などを総合的に考えた上で製材を選択する事が重要である.

⑤保険償還

ドレッシング材は，保険償還できる製材と，技術料に包括され算定できない製材との2つに分けられる.

保険償還可能な製材は，多数のメーカーから多くのものが発売されているが，その償還価格は一定に決められており，真皮欠損用の製材（デュオアクティブ®ET，レプリケア®ET，メピレックス® ライト，アクアセル®Ag BURNなど）では6円/cm^2，皮下欠損用の標準型（デュオアクティブ®CGF，カルトスタット®，アクアセル®，ハイドロサイト®，メピレックス® など固形のドレッシング材）では10円/cm^2，皮下欠損用の異形型（ハイドロジェルのようなゲルタイプ）では35円/gとなっている．メピレックス®とメピレックス®Agのような同製材の銀含有のものと非含有のものや，ハイドロサイト®ADプラスとハイドロサイト®ADジェントルのような同製材でシリコーン使用のものと非使用のものとで**償還価格に差はない**．しかし，医療施設への実際の納入価は各製材により違いがあるため，**すべての創傷に銀含有製材やシリコーン製材をルーチンで用いると医療施設側の負担が増える**．また，ポリウレタンフィルムドレッシングは全製材が非保険償還製材であり，そのコストは技術料に包括される（第2章1項 **p.86参照**）．また，数多くのポリウレタンフィルム材が発売されているが，その多くは一般医療機器として登録されており，管理医療機器として登録されている製品は現在3製材（オプサイト®ウンド，3M™テガダーム™トランスペアレント，キュティフィルム®EX）だけである．

一方，保険償還のないドレッシング材も多数発売されている（第2章11項 **p.135参照**）．通常のガーゼより高性能であり，非固着性製材や微粘着性製材，滲出液の吸収量が多い製材などさまざまな機能を持つ製品が上市されており，保険適用のドレッシング材と性能的に遜色ない製品も存在する．そして保険適用のドレッシング材よりも低価格に抑えられている点が大きな利点となる．

例えばDPC（診断群分類別包括評価）の入院下においてはドレッシング材のコストを算定できないため，低価格のドレッシング材は医療機関のコスト削減に寄与する．外来においてもドレッシング材の保険償還可能な算定期間を過ぎてしまった場合，低価格である保険償還できないドレッシング材を使用することにより，医療機関の負担を減らすことができる．

また，売店や薬局などに置いてもらい，患者が購入して，自宅で使用してもらうこともできる．通常のガーゼよりは価格が高いが，その分機能面が高性能であり，状況に応じてガーゼ，保険償還できるドレッシング材，保険償還できないドレッシング材の3者をうまく使い分けると良いであろう．

新しい製材

創傷被覆材ではないが，近年創傷治癒に有効な複数の治療法が登場している．**RECELL®**は熱傷に適応を持つキットで，採皮した本人の皮膚を1時間程度の間にその80倍の面積を覆える噴霧液に加工することができる．**エピフィックス®**は糖尿病性足潰瘍と静脈性下腿潰瘍に適応を持つ乾燥したヒト胎盤の羊膜／絨毛膜由来同種移植片で，300を超える成長因子やサイトカインが含有され，創傷治癒を促進する効果を持つ．**ネキソブリッド®**はパイナップルの酵素を用いた熱傷に適応を持つ製材で，壊死組織を融解する効果を持つ．これらの製材は，これまでにない画期的な新しい機序を持つ製材であり，創傷治癒を大きく進化させる可能性が期待されている（第2章12項 **p.143参照**）．

おわりに

非常に多くのドレッシング材が上市されている中，すべての製材の特性を完全に把握することは難しい．使い分けの大きなポイントは前述の5点（①滲出液の量，②抗菌作用，③止血作用，④粘着性，⑤保険償還）と考えられるので，まずはそこに焦点を絞って各製材の特徴を読み進めて頂ければ幸いである．

1 ポリウレタンフィルム

小島 由希菜　松岡 美木

ポリウレタンフィルムとは

・透明あるいは半透明のポリウレタンフィルムに耐水性のある粘着剤を塗布したドレッシング材．気体は通すが水や細菌の侵入を防止する．

ポリウレタンフィルムに適した創

・紅斑，紫斑，水疱がある創．

ポリウレタンフィルムに適しない創

・感染創や滲出液がある創．創周囲が浸軟し新たな皮膚障害が発生することがある．

ポリウレタンフィルムの利点

・透明で貼付した後も観察しやすい．すべり機能があり，摩擦・ずれなどを回避し創を保護できる．

ポリウレタンフィルムの注意点

・剥離時に二次損傷をおこさないように注意が必要である．

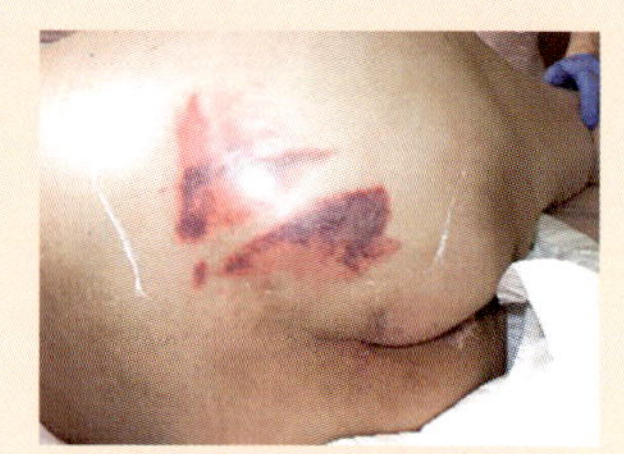

エアウォールふ・わ・り®を貼付しているところ

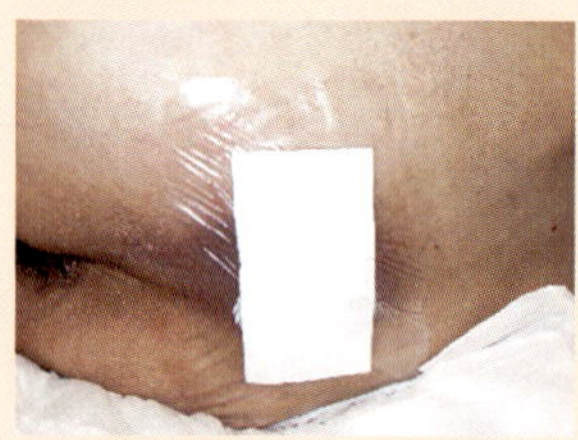

サージット®Pを貼付しているところ

症例 1：寝たきりとなったためにできた臀部の褥瘡

80歳代，女性．誤嚥性肺炎で入院．入院前に自宅で数日寝たきりとなり，右臀部に褥瘡発生（**図1a，b**）．

急性期褥瘡のうちDDTI深部損傷褥瘡［DTI］疑い）MEMO と臨床判断し，創の保護を行なった．入院により高機能エアマットレスの設置と保清や体位変換などのケアが可能な環境となり，尿道カテーテル留置，絶食中で排便によるトラブルが少ないことが予測された．基本的なスキンケア後，ポリウレタンフィルム（エアウォールふ・わ・り®）を貼付し連日観察をした．

1週間後（**図1c，d**）．水疱と一部は紫斑となり，その後は全身状態の改善もあり色素沈着のみで深い褥瘡とならずに治癒に至った．

> MEMO
> **DDTI**
> 組織欠損がない，もしくは真皮レベルの浅い褥瘡であり，かつ壊死組織はないが深い損傷が疑われる状態．

症例 1 のポイント

前述したとおり，急性期褥瘡は数日～1，2週間で色調変化がおこることを念頭に置き，

特定保険医療材料に認可されているポリウレタンフィルム

使用材料	販　売	会　社　名 （製造販売元 / 販売元）	一般的名称	保険償還価格	管理区分
ポリウレタンフィルム	オプサイト®ウンド	スミス･アンド･ネフュー(株)	粘着性透明創傷被覆・保護材	技術料に包括	管理医療機器
	3M™ テガダーム ™ トランスペアレントドレッシング	スリーエム ジャパン（株）			
	キュティフィルム®ＥＸ	新タック化成㈱／スミス・アンド・ネフュー（株）			

一般社団法人 日本医療機器テクノロジー協会 創傷被覆材部会作成 第 32 版 2024 年 6 月 1 日改訂を加工

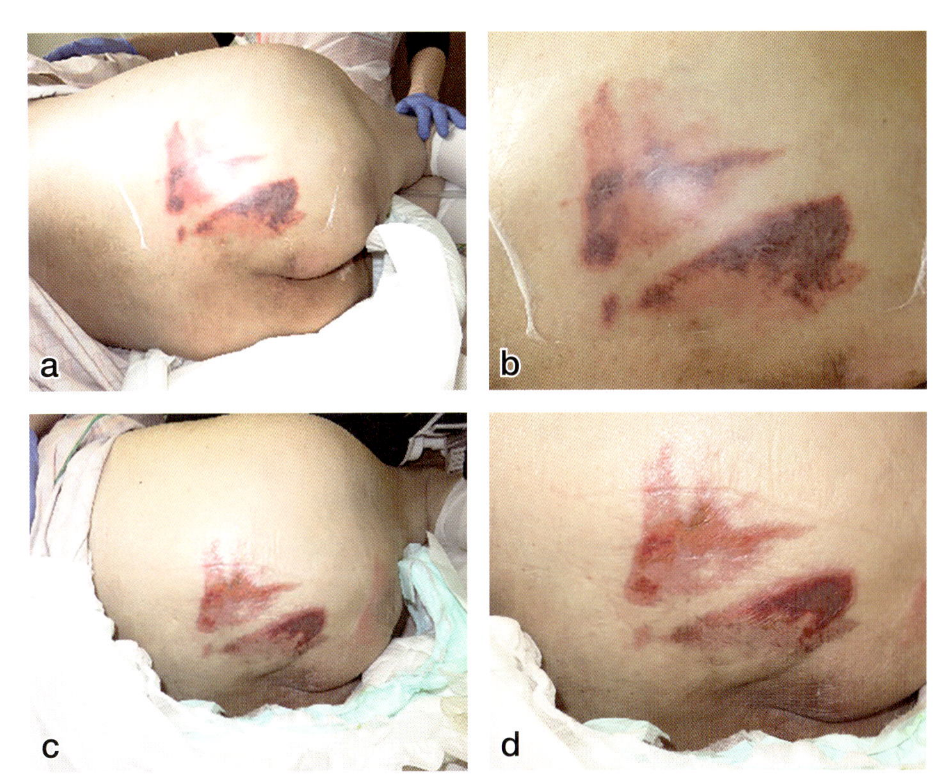

図1 症例 1：80 歳代，女性．寝たきりが原因でできた右臀部の褥瘡

変化がおこるまで褥瘡の発生の原因除去と併行し連日局所状況の変化を観察することが求められた．**褥瘡の発生要因は除去できており，排泄物によるトラブルが少ないことが予測されたため外用薬ではなく被覆材を使用できると判断し，連日，創が視認しやすいポリウレタンフィルムを選択した．1 週間剥がれることなく急な変化に対応できる環境を整えることができた**．ポイントとして褥瘡の状態とその場面でもっとも優先すること，選択した材料が効果的に働くかを考えていく．

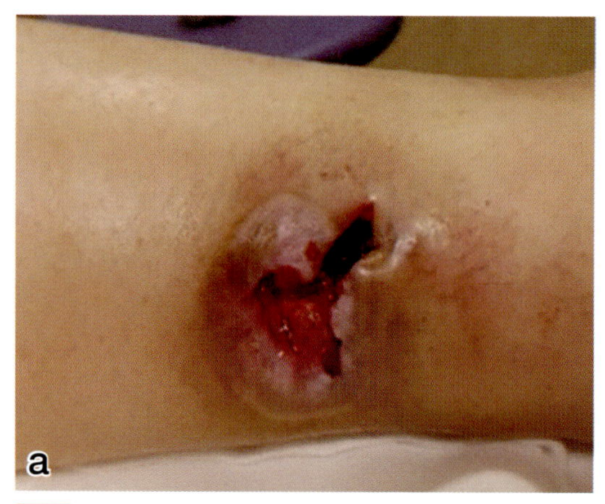

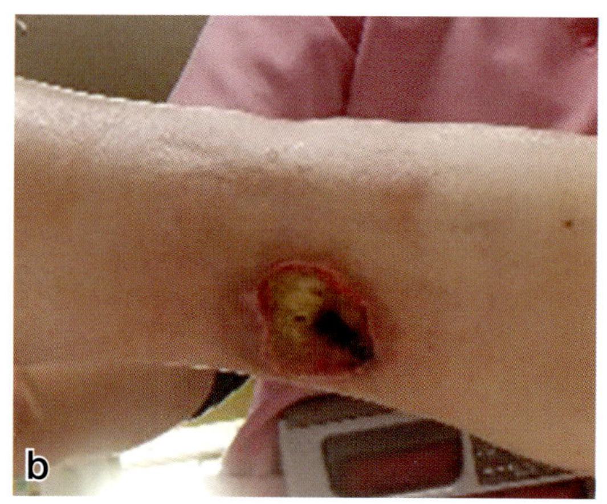

図2 症例 2：30 歳代，女性．左下腿の褥瘡
a，b：初診時，処置開始．

症例 2：左下腿の褥瘡

30 歳代，女性．蘇生後脳症で小児期から障害者施設に入所中．左下腿に褥瘡発生した（**図 2a，b**）．

人工呼吸器管理中で，頻回の通院は困難．血液凝固異常があり施設で積極的な外科的デブリードマンが困難な状態であった．

褥瘡は全身状態の悪化に伴い発生したと予測された．はじめはゲーベン® クリームを塗布しガーゼをあてていたが，ゲーベン® クリームが流れてしまい，期待する効果が得られなかった．

施設にある物品は限られているので，連日洗浄し，ゲーベン® クリームを塗布しポリウレタンフィルム（サージット® P）（**図 3**）で被覆（**処置方法は図 10 を参照**）した．被覆による感染徴候に注意しながら毎日観察・処置を行い，壊死組織の自己融解を促し，可能な範囲で外用薬を用いた化学的デブリードマンを進め医療機関に入院することなく管理ができた．

症例 2 のポイント

積極的な外科的デブリードマンができない局所・環境要因の中で，外用薬を使用した化学的デブリードマンの効果を最大限に発揮することが求められた．**ポリウレタンフィルムの特徴である耐水性と粘着性により，外用薬を創面に保持することができ壊死組織の自己融解が進み，安全なデブリードマンに繋がった**．壊死組織で覆われている創を密閉することは感染を助長するリスクがあったため，連日洗浄と観察を徹底することで，安全を担保した．

ポリウレタンフィルムとは（図 3 ～ 5）

透明あるいは半透明のポリウレタンフィルムに耐水性のある粘着剤を塗布したドレッシング材で気体は通すが水や細菌の侵入を防止する．二次ドレッシングや他のドレッシング

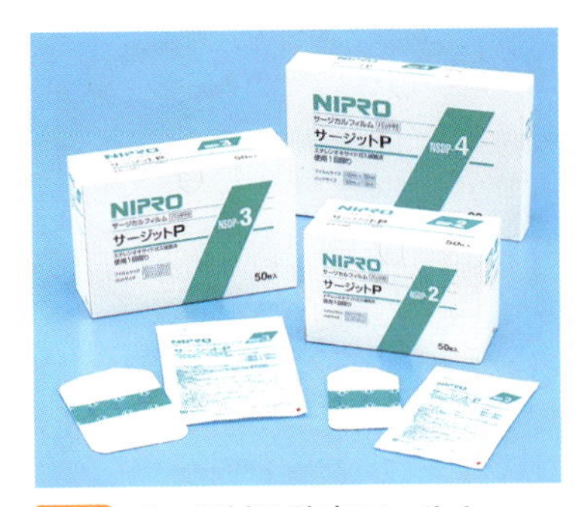

図3 パッド付の防水フィルム

サージット®P（ニプロ）．滅菌済みのパッドが付いており創面に直接貼付が可能．

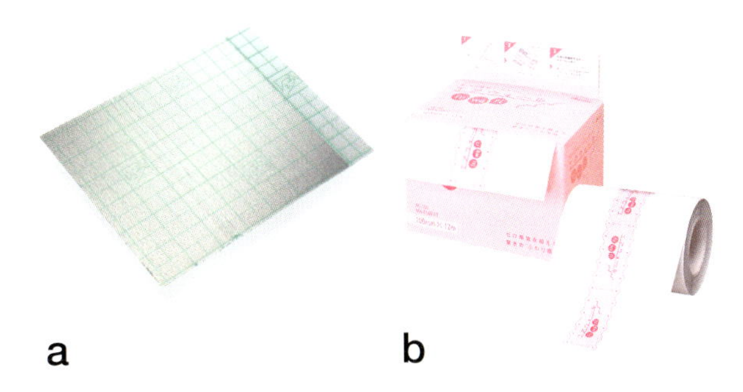

図4 滅菌と未滅菌のものがある

a：オプサイト®ウンド（スミス・アンド・ネフュー）【滅菌】．
b：エアウォールふ・わ・り®（スキニックス）【未滅菌】．

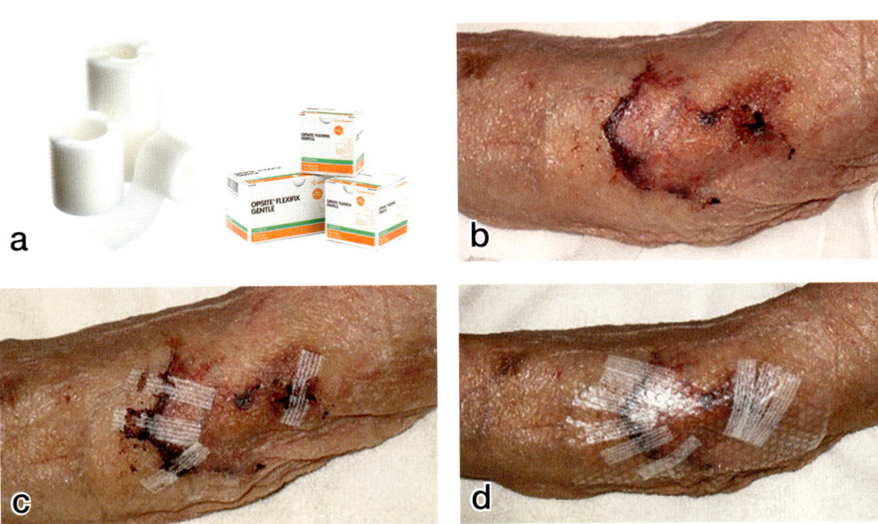

図5 80歳代，男性．介護者が腕を支えた際の外傷
シリコーン粘着剤を使用したフィルム（オプサイト®ジェントルロール）

a：オプサイト®ジェントルロール（スミス・アンド・ネフュー）．シリコーン粘着剤を使用しているため，剥離時の疼痛や二次損傷のリスクを最小限にすることができる．
b：上肢のスキン - テア（皮膚裂傷）．
c：皮弁を元の位置に戻す．
d：皮膚接合用テープで固定した後にオプサイト®ジェントルロールで保護する．

材の固定，創面保護を目的として選択することが可能である[1]．

ポリウレタンフィルムの選択

ポリウレタンフィルムは滅菌（オプサイト®ウンド，3M™テガダーム™トランスペアレントドレッシング，キュティフィルム®EX，サージット®Pなど）（**図4a**）と未滅菌（エアウォールふ・わ・り®，3M™テガダーム™スムーズフィルムロール，カテリープ®FSロールなど）（**図4b**）がある．**滅菌のものは手術創や留置針・カテーテル挿入部などに使用し創の保護や感染防止を目的に選択する．褥瘡処置に関しては無菌操作ではないため未滅菌のものが選択される場合が多い．**

ポリウレタンフィルムの利点

透明で貼付した後も観察しやすい．耐水性と粘着性がある．すべり機能があり，摩擦・ずれなどを回避し創を保護できる．点滴やドレーン刺入部に使用するため，看護師が使い慣れている．

ポリウレタンフィルムに適した創

紅斑，紫斑，水疱の褥瘡（深さ d1（持続する発赤），d2（真皮までの損傷）［DESIGN-R® 2020］や DDTI（p.86 MEMO を参照）が該当．

d2：水疱

水疱内の滲出液は創傷治癒に必要な成分であり，破れないよう管理することで良好に治癒することができる．そのため水疱の保護を目的としてポリウレタンフィルムを使用する（**図 6a，b**）．しかし，大きさや部位によっては摩擦やずれなどの機械的刺激の回避が難しいこともあるため，その場合は穿刺し，滲出液を吸収するドレッシング材を選択していく（**図 7**）．

DDTI

急性期褥瘡は局所状況が不安定で，1～3 週間で色調変化がおこる．変化がおこるま

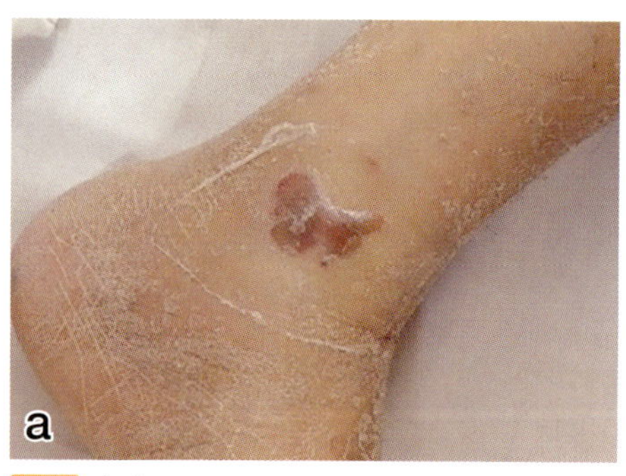

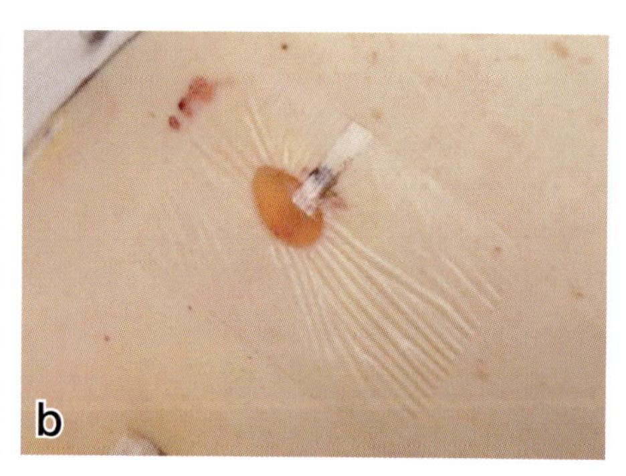

図6 水疱

a：内果部 d2 褥瘡.

b：腹腔鏡手術創に近接した水疱．保護を目的にポリウレタンフィルムを貼付した.

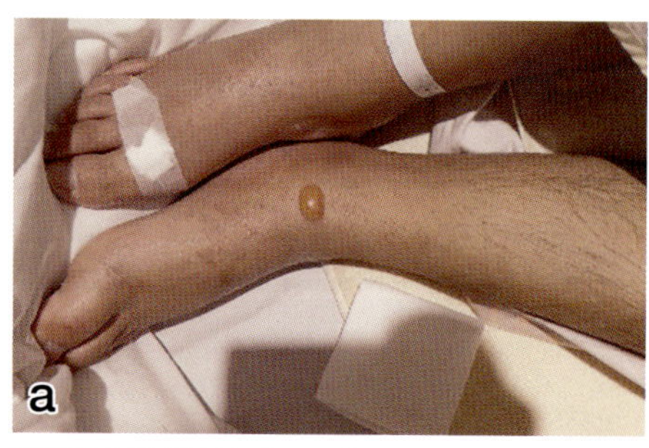

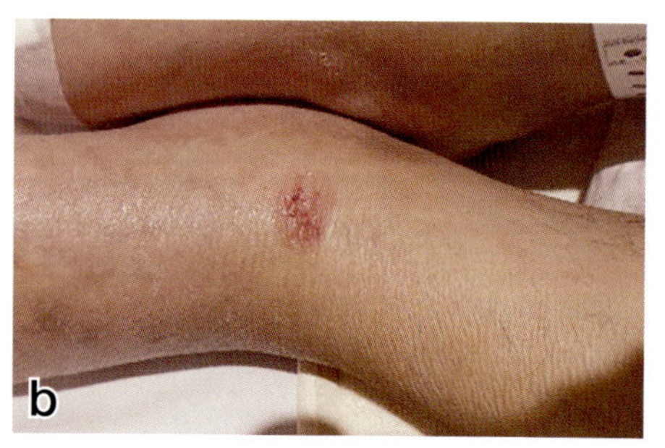

図7 MDRPU（medical device related pressure ulcer：医療関連機器褥瘡）

a：抑制帯の摩擦による MDRPU.

b：水疱蓋を残し穿刺.

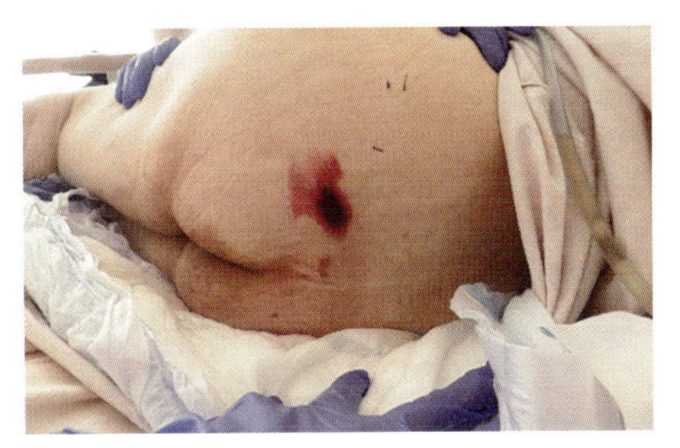

図8 急性期褥瘡 DDTI

では褥瘡の発生の原因除去と併行し連日局所状況の変化を観察する必要がある．ポリウレタンフィルムは透明で局所を視認しやすい．皮膚欠損がない，滲出液がない褥瘡は観察と創面保護の目的でポリウレタンフィルムを使用する（図 8）．

二次ドレッシングとしての使用

仙骨部や尾骨部，関節部分など，一次ドレッシングが剥がれやすい場合に，二次ドレッシングとして使用する．肛門に近い褥瘡に対しハイドロコロイドやガーゼを使用する場合，尿・便汚染によりドレッシング材が剥がれやすく，複数枚使用してコストがかかるなどの問題がある．その際，**薄く追従性のあるポリウレタンフィルムを使用することで排泄物の侵入を防ぎ，一次ドレッシングの効果が得られる局所環境とする**（図 9）．

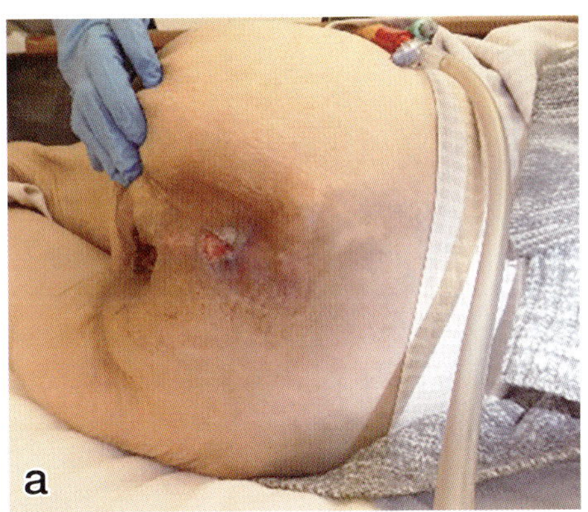

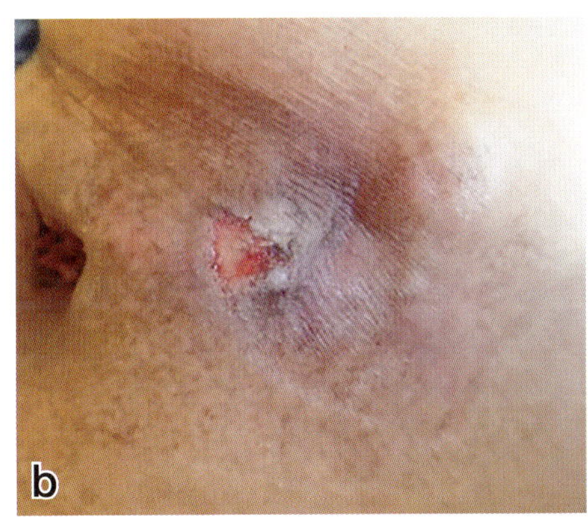

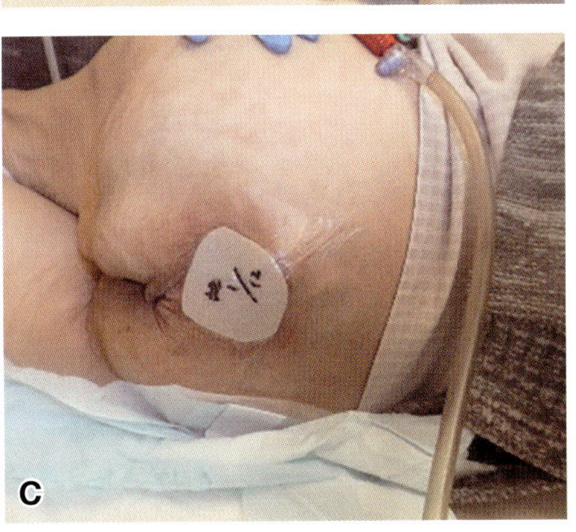

図9 二次ドレッシング

a，b：尾骨部褥瘡．

c：肛門との距離が近く排泄物の侵入を防ぐ目的でハイドロコロイドの上から二次ドレッシングとして使用．

外用薬の保持を目的とした使用

ガーゼやパッドでは創に充填した外用薬が流れてしまい十分な効果が得られない場合，外用薬を局所に保持させる目的で使用する．外用薬を塗布し，ポリウレタンフィルムで被覆する（**図10**）．その際，創縁が浸軟し新たな皮膚障害が発生する可能性があり，注意が必要である．創の状態に合わせた処置間隔の設定と，被膜剤使用などの周囲のスキンケアを徹底する．

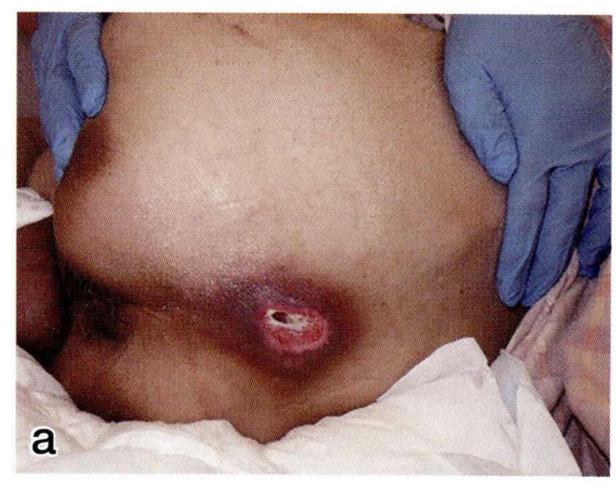

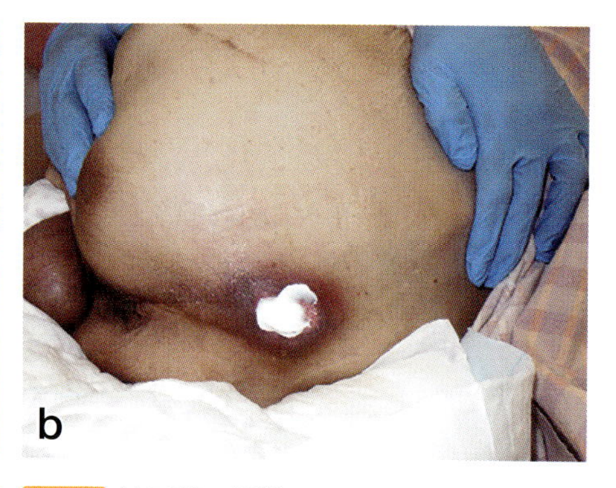

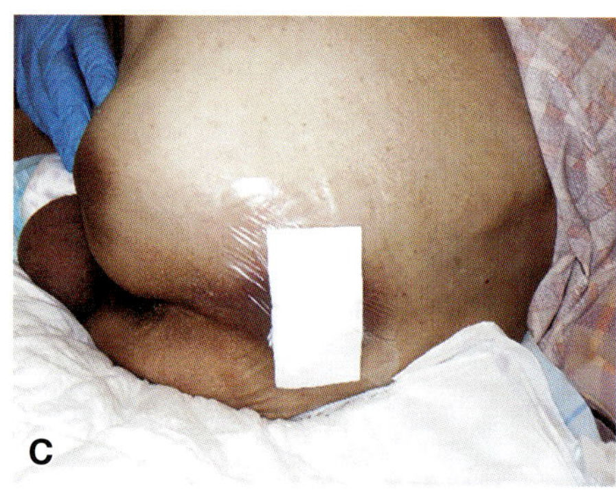

図10 外用薬の保持

a〜c：ゲーベン®クリームを塗布し，パッド付のポリウレタンフィルムで被覆した．

褥瘡予防，褥瘡治癒後の創面保護

ポリウレタンフィルムの褥瘡発生予防の有効性に関しての推奨度はC2（有効のエビデンスがない，あるいは無効であるエビデンスがある）であり，骨突出が著明な対象者における効果については言及されていない[2]．

しかし，褥瘡発生が予測される部位をすべらせて摩擦を軽減する目的や，褥瘡治癒後の表皮保護を目的として使用する場合がある．ポリウレタンフィルムはクッション性や滲出液を吸収する効果はないため，褥瘡予防目的に使用する場合，創面の保護，クッション性，視認等，何を優先するか，局所だけではなく周囲の環境（排泄物，全身状態，ケア実施者のスキルや療養環境）を評価したうえで選択していく．

ポリウレタンフィルムに適さない創：感染創や滲出液がある創

ポリウレタンフィルムで被覆することで，滲出液がドレナージできず創内に停滞し感染を助長する危険がある．また，創周囲が浸軟し新たな皮膚障害が発生することがある．

ポリウレタンフィルム使用による二次損傷のリスクが高い褥瘡

皮膚が脆弱で菲薄化している場合，ポリウレタンフィルム剥離時に二次損傷のリスクがある．乾燥し薄い皮膚（ティッシュペーパー様皮膚）や紫斑がある，浮腫により皮膚が引き伸ばされ菲薄化している皮膚はスキン-テアのリスクが高い（**図11**）．

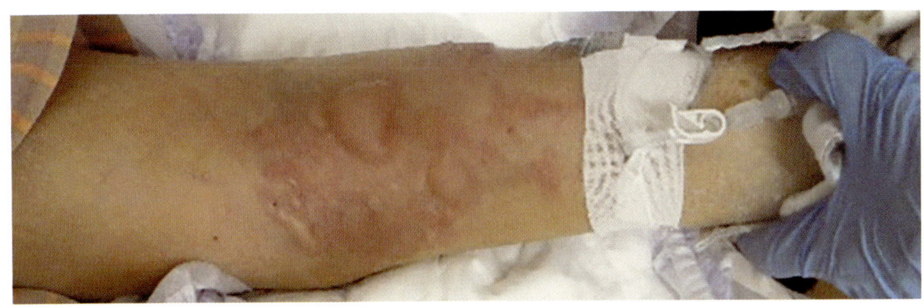

図11 抑制帯（抜管・抜針予防のシーネ）による多発MDRPU（水疱）
浮腫が強く剥離刺激のリスクがある．

ポリウレタンフィルムの注意点，使い方のポイントやコツ

貼り方

皮膚の表面には皮溝と皮丘があり小さな凹凸になっている（**図12**）．皮膚にテープを貼付すると，貼付した直後は粘着剤が皮膚の凹凸に入り込んでいないので剥がれやすい状態である．テープを手で押さえると凹凸に粘着剤が入り，剥がれにくくなる（**図13**）．

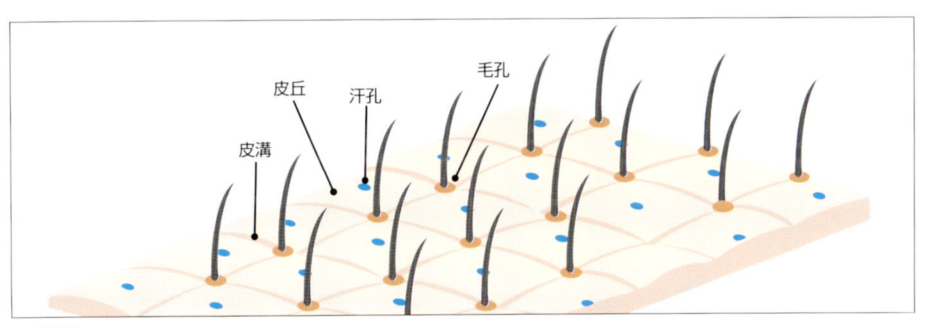

図12 皮溝と皮丘

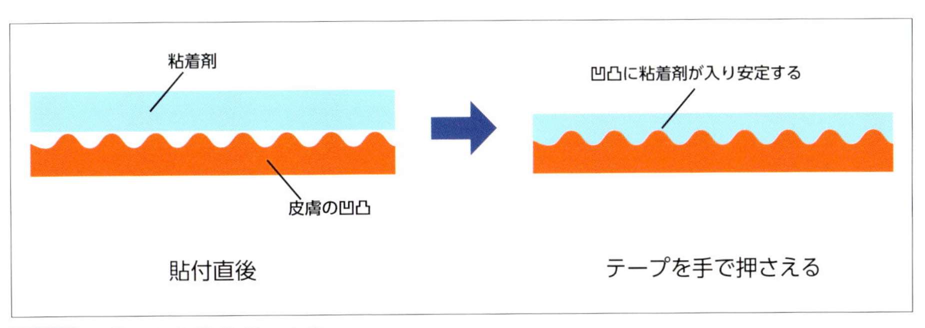

図13 圧着による粘着剤の安定

カットの工夫

適応部位に合わせてカットが可能である．以下にカットの工夫やコツを紹介する（**図14**）

肛門周囲のポイント

臀裂部位は浮きやすい．まずは臀裂部分を指で押さえて圧着させる．またはフィルムをカット[3]仕分けて貼付する（**図15**）．

スキン－ケア

ポリウレタンフィルムに限ったことではないが乾燥や浸軟している皮膚，皮脂や汗，滲出液等が皮膚に残っているとドレッシング材の粘着が不良となる．まずは基本的なスキンケアを行い，ドレッシング材を効果的に使用できる環境を整えることが必要である．

剥がし方

テープ剥離時の皮膚裂傷を「**テープテア**」と言い，とくにフィルムドレッシング材は剥がす際に二次損傷をおこさないよう，注意が必要である（**図16**）．

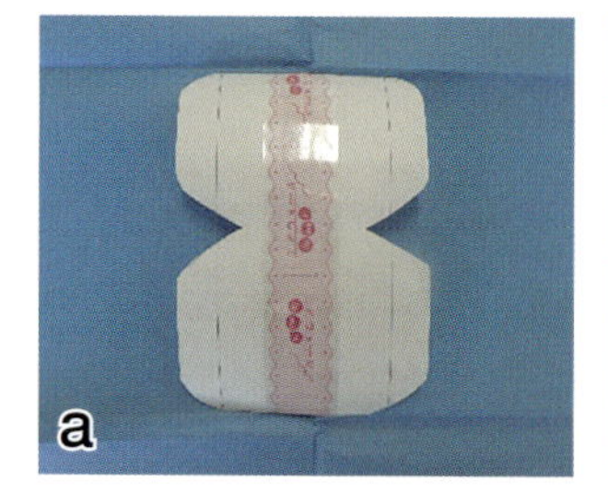
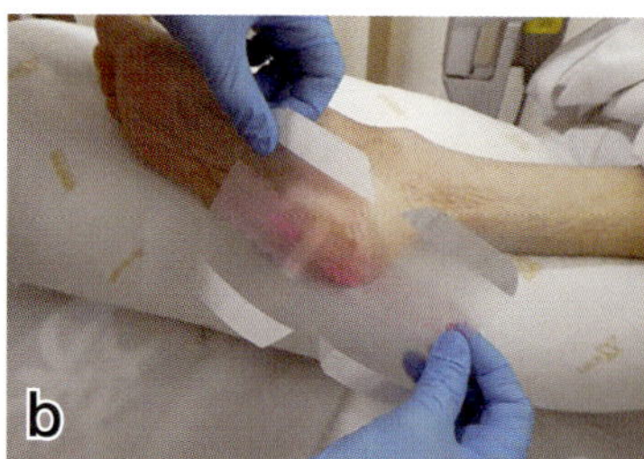
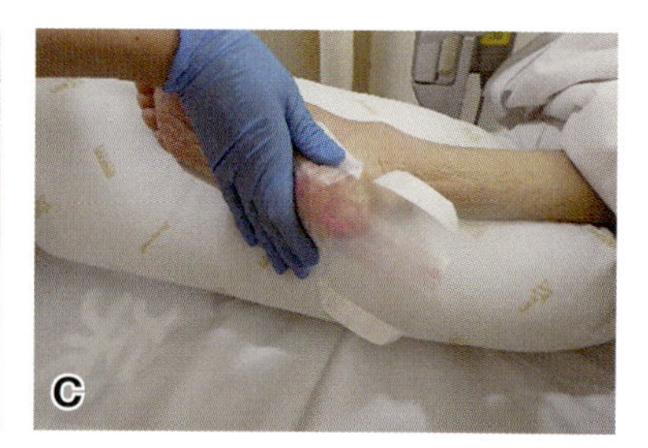
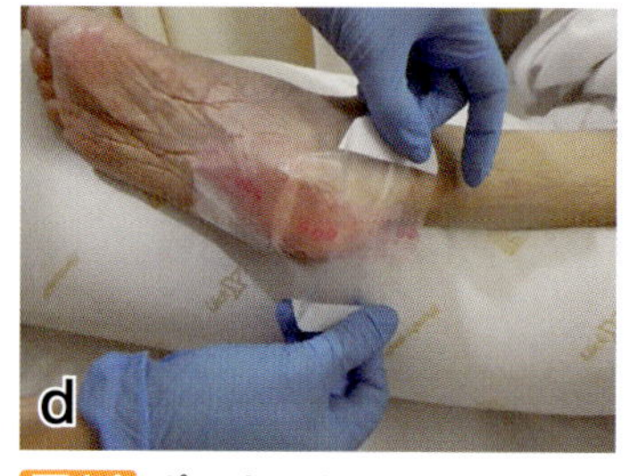
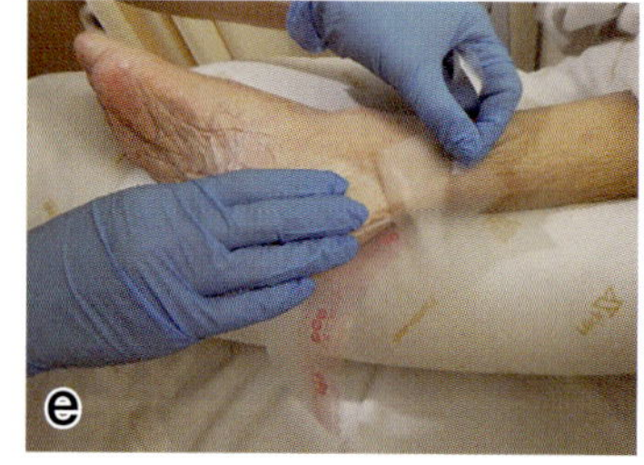
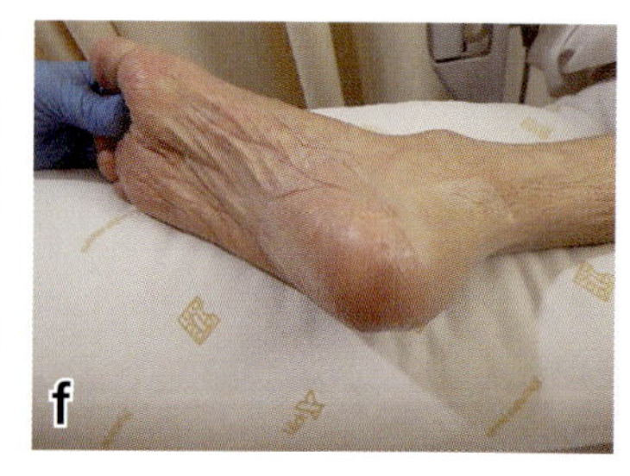

図14 ポリウレタンフィルムのカットを工夫

a，b：フィルムのしわが寄りそうな部位をカットし曲面にも沿うようにする．

c，d：先に踵部分から貼付する．ライナーを剥がす前にしっかりと手で圧着させることで皮溝に粘着剤が入り込み粘着が安定する．

e，f：フィルムドレッシング材は貼付後にライナーを剥がす作業がある．粘着が不良だとライナーを剥がす際に粘着面が剥がれてしまうため，手で押さえながらライナーを剥がす．

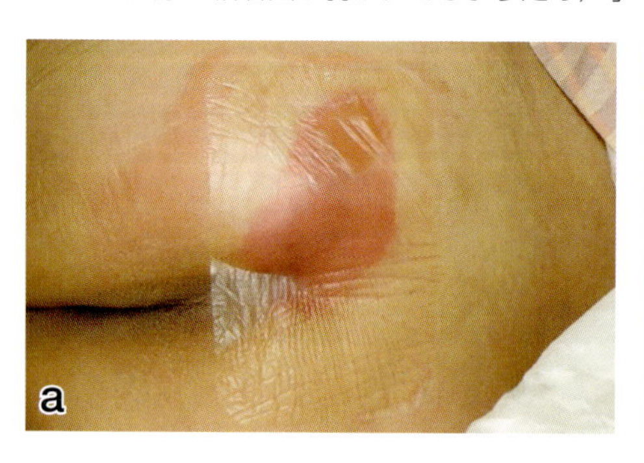
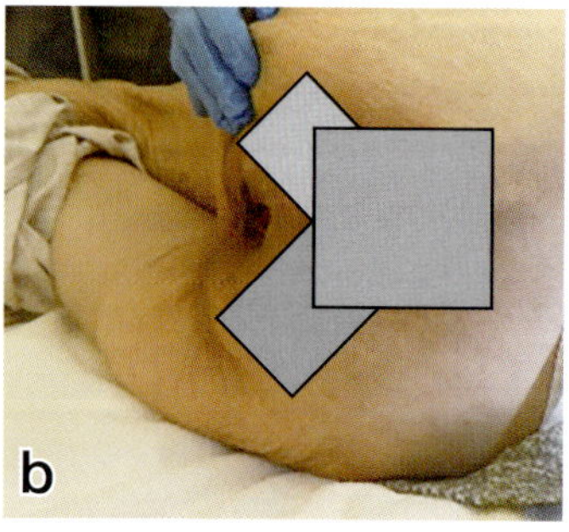

図15 肛門周囲にポリウレタンフィルムを貼付するときのポイント

a：臀裂部位が浮いている．

b：仕分けて図のように貼付する．

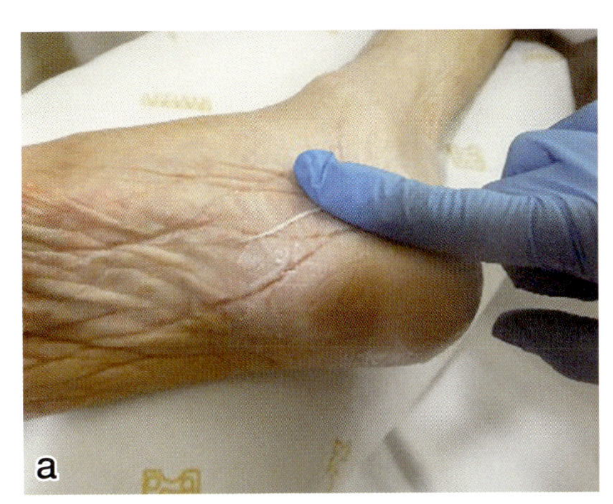

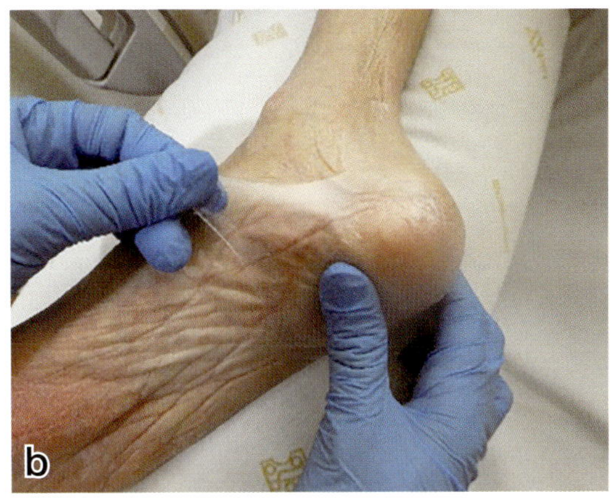

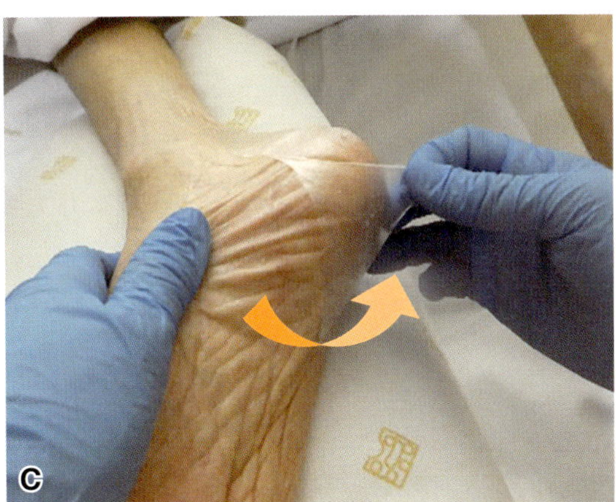

図16 テープ剥離時の注意点

a：爪でひっかけてしまうと痛みを伴うため，愛護的に指で撫でてロールしていくと，きっかけをつくることができる．

b，c：角質を損傷しないよう皮膚を押さえ皮膚と平行，または 150～180°に折り返してゆっくり剥がす．皮膚を押さえながら剥がすと痛みも軽減できる．また，剥離剤を使用しても良い．

文献

1）褥瘡ガイドブック第３版　褥瘡予防・管理ガイドライン（第５版），照林社，東京，p.81，2023
2）褥瘡ガイドブック第３版　褥瘡予防・管理ガイドライン（第５版），照林社，東京，p.45，2023
3）溝上祐子 編：褥瘡・創傷のドレッシング材外用薬の選び方と使い方 改定２版，p.130，照林社，東京，2021

2 ハイドロコロイド

藤原 浩

ハイドロコロイドとは

・水溶性多糖類（カルボキシメチルセルロースなど），水溶性タンパク質（ゼラチンなど）の基本成分にゴムなどを添加し，ゲル化，粘着性を持たせたものである．

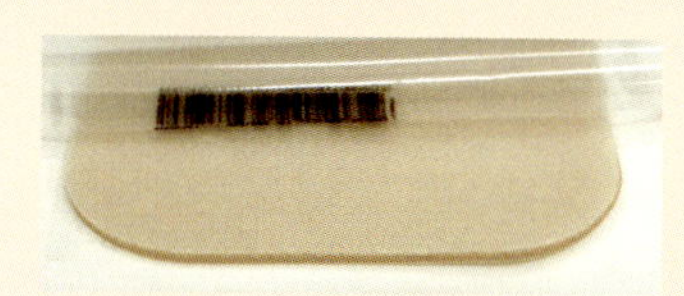

デュオアクティブ®CGF

ハイドロコロイドに適した傷

・細菌感染がない傷（colonization は△）
・滲出液がほぼない，浅い傷（せいぜい真皮上層まで）．
・上皮化終了し，保護だけで良い状態（保険適用外）．

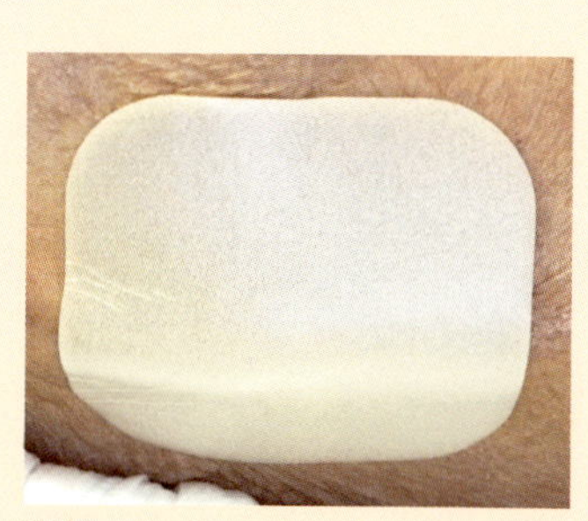

脊椎上にクッションも兼ね貼付

ハイドロコロイドに適さない創傷

・細菌感染している傷．
・滲出液が多い傷．

ハイドロコロイドの利点

・創面の水分を吸収することにより軟化，創面に粘着し湿潤環境を保つ．

ハイドロコロイドの注意点

・細菌感染が悪化したことに気付きにくい．

症例 1：成功例（図 1）

70 歳代，男性，脳梗塞，誤嚥性肺炎で入院．入院 2 週間後，骨突出のある脊椎上に 2 × 1cm の浅い褥瘡（真皮深層レベル）を形成．背部の皮膚は薄く，筋膜 / 骨膜上で容易に動く．体位変換により脊椎の皮膚が動く範囲を確認し，クッション性も考慮して厚めのハイドロコロイドを幅広く貼付．2 週間後には上皮化した．**図 1d の→**は正常皮膚からの汗がハイドロコロイド下に貯留したことによる汗疹である．

症例 1 のポイント

脊椎突出部の感染のない浅い褥瘡潰瘍に対し，除圧も兼ねてハイドロコロイドを貼付することにより上皮化に成功した．

症例 2：うまくいかなかった例①（図 2）

一方，滲出液の処理が必要な傷に，不用意にハイドロコロイドを使用すると，自己融

特定保険医療材料に認可されているハイドロコロイド

使用材料	販　売	会　社　名 （製造販売元 / 販売元）	一般的名称	保険償還価格	管理区分
ハイドロコロイド	デュオアクティブ® ET	コンバテック　ジャパン(株)	局所管理ハイドロゲル創傷被覆・保護材	在 008・Ⅱ 101・調 012 【皮膚欠損用創傷被覆材】真皮に至る創傷用 6 円 /cm²	管理医療機器
	レプリケア® ET	スミス・アンド・ネフュー(株)			
	バイオヘシップ®Ag ライト	アルケア（株）	抗菌性創傷被覆・保護材		
	コムフィール® プラス	コロプラスト（株）	二次治癒ハイドロゲル創傷被覆・保護材	在 008・Ⅱ 101・調 012 【皮膚欠損用創傷被覆材】皮下組織に至る創傷用 標準型：10 円 /cm² 異形型：35 円 /g	高度管理医療機器
	デュオアクティブ®CGF	コンバテック　ジャパン(株)			
	レプリケア® ウルトラ	スミス・アンド・ネフュー(株)			
	バイオヘッシブ®Ag	アルケア（株）	抗菌性創傷被覆・保護材		

一般社団法人 日本医療機器テクノロジー協会 創傷被覆材部会作成 第 32 版 2024 年 6 月 1 日改訂を加工

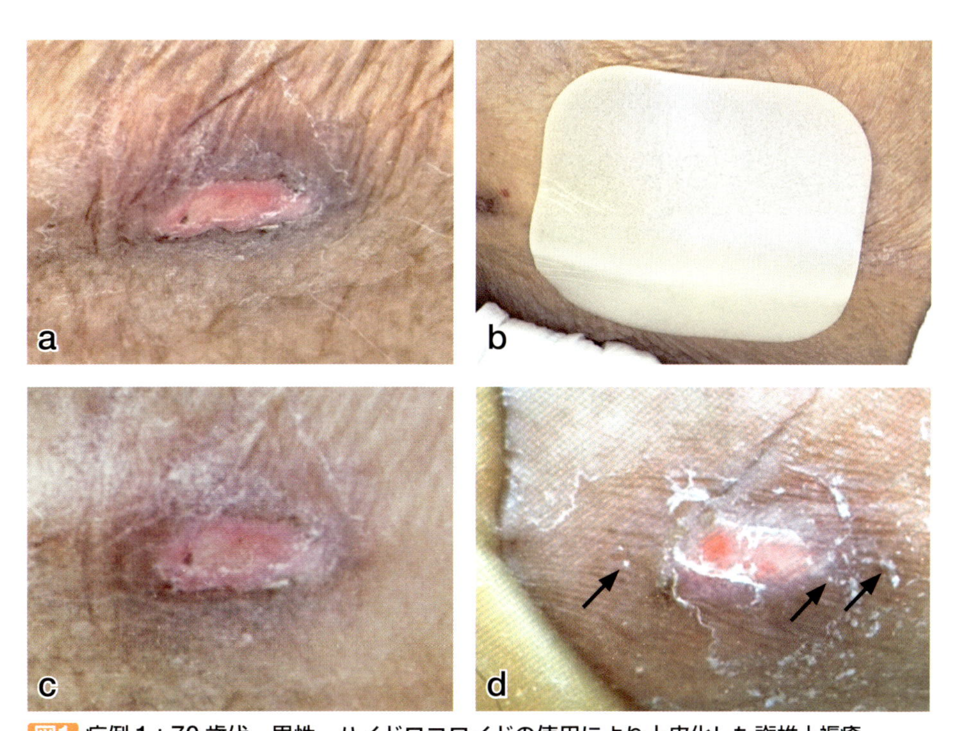

図1 症例 1：70 歳代，男性．ハイドロコロイドの使用により上皮化した脊椎上褥瘡
a：使用開始時，b：ハイドロコロイド貼付，c：1 週間後，d：2 週間後（→：汗疹）．

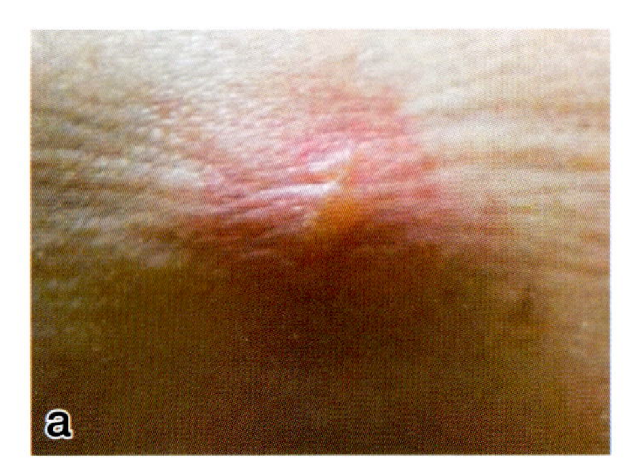

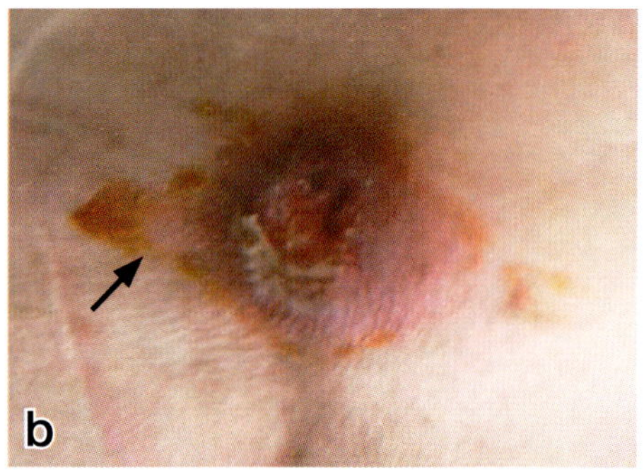

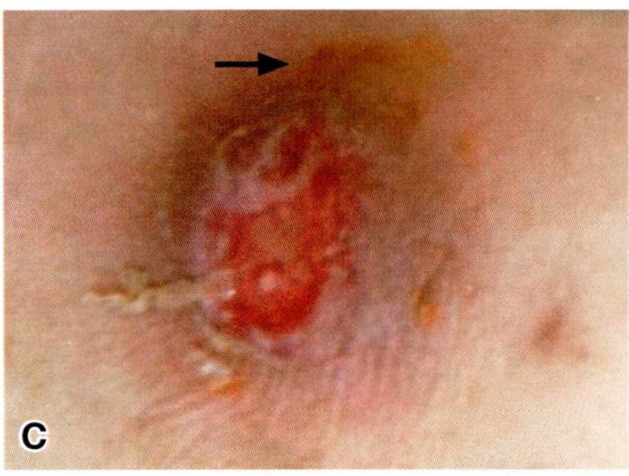

図2 症例 2：70 歳代，女性．
ハイドロコロイドの使用により潰瘍が顕在化した尾骨部褥瘡

a：使用開始時．

b：2 週間後．

c：3 週間後（b，c の→：ゲル化したハイドロコロイドの残り）．

解による潰瘍の深達化，細菌感染を招く．

70 歳代，女性．双極性障害で入院．入院 1 カ月後，骨突出のある尾骨部に紅斑，水疱発症（表皮が破綻していないのでステージ 1 の褥瘡と判断されたが，実際には少なくとも真皮深層には達している）．1 週間後には水疱が破れ，3 週間後には 2 × 2.5cm の潰瘍となった．**図 2b，c** の→はゲル化したハイドロコロイドの残りである．

症例 2 のポイント

滲出液のある褥瘡水疱（内部は潰瘍）にハイドロコロイドを使用した結果，深い潰瘍を形成した．**深さ，滲出液の量がはっきりしない傷（つまり早期の傷）を，密閉系のドレッシング材で被覆してはいけない．**

創治療に重要なのは「適切な湿潤環境」である[1]．**「適切」は「びしょびしょ」ではない．** 乾いた硬い壊死組織が創面を覆っているとき以外は滲出液過多となることが多く，水分処理能の高いドレッシング材（ガーゼを含む）が適応となる（**図 7 参照**）．ハイドロコロイドが適応となる傷は，実は少ないのだが，薬局で容易に購入可能で製造販売会社による宣伝を目にする機会が多く，一般の人が前述のような湿潤環境に対して誤った認識を持ったことにより，不適切に使用されている症例が散見される（砂粒のついた擦過傷に市販のハイドロコロイドを貼付し，感染した状態で皮膚科外来を受診した皮膚科病棟勤務看護師もいた）．

症例 3：うまくいかなかった例②（図 3）

60 歳代，男性．視床出血で入院，以前から肛門周辺に便失禁によるおむつ皮膚炎あ

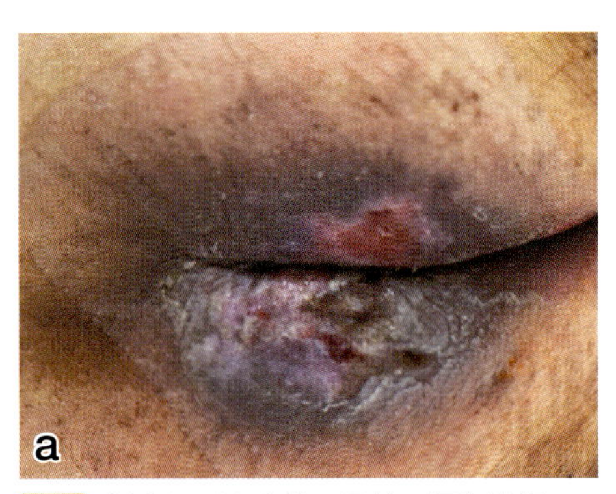

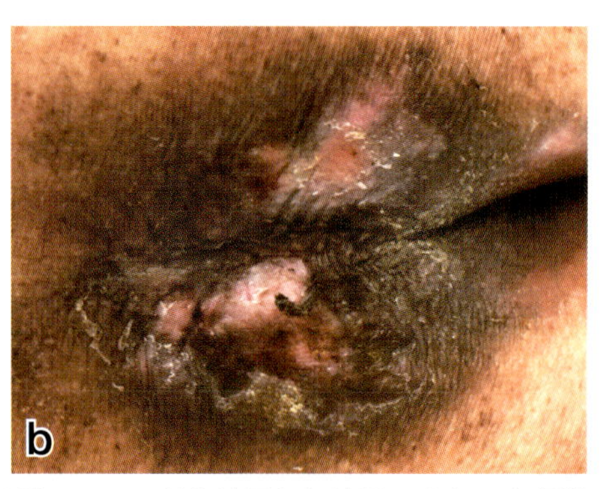

図3 症例3：60歳代，男性．便失禁部にハイドロコロイドを使用した結果，おむつ皮膚炎が悪化

a：ハイドロコロイド使用中止時，b：スルファジアジン銀に変更3日後．

り．薄型ハイドロコロイドを貼付されていた．皮膚科受診後スルファジアジン銀外用を開始し，3日後には上皮化した．

症例3のポイント

便汚染によるおむつ皮膚炎なので，細菌感染があることは容易に予想される．ハイドロコロイドの適応はない MEMO 1．

MEMO 1 銀イオンを溶出させることにより細菌抑制効果を狙ったドレッシング材が各種発売されている．colonization レベルであれば有効な可能性もあるが，明らかな細菌感染がある傷に対しては（銀含有であっても）ハイドロコロイドは使用しない方が安全である．

外用薬＋ドレッシング材

創治療を組み立てるうえで，外用薬とドレッシング材とは「どちらか一方」ではなく「組み合わせ」で考えるべきである．**組み合わせの選択としては，まず傷の状態から目的（デブリードマン，抗菌，血管増生，表皮の遊走）に合わせて外用薬を選択する**（この時点で外用薬の基剤も決定する）．**次に，目的を達成するために望ましい創面の水分量を考慮し，ドレッシング材を選択する**[2)]．つまり，ドレッシング材の選択は，「あとまわし」でよい（外用薬の薬効と基剤をうまくコントロールすれば，ガーゼによる被覆でもよい）．

ハイドロコロイドは水分処理能力が低いので，使用に適した傷，併用できる外用薬（基剤）は限られる．適応となる傷の状態は，冒頭に示した通りである．**併用できる外用薬の基剤は水を含まないもの**，すなわち油脂（ワセリンなど）ないしポリエチレングリコール（polyethylene glycol：PEG）ということになる．ただしPEGは創面から水を引き出してくるので，注意が必要である（PEG＋ハイドロコロイドは水分過多になりやすい）．

図4は，大転子部の褥瘡瘢痕をハイドロコロイドで保護していたところ，浸軟してびらん化したものである．**図5**は別の症例であるが，ほぼ上皮化している傷を保護するためにハイドロコロイド使用した．ハイドロコロイド単独では浸軟してしまうことが予想される場合は，ワセリン基剤の外用薬（ゲンタマイシン®軟膏など）を塗布した上に，ハイドロコロイドを貼付することが可能である．

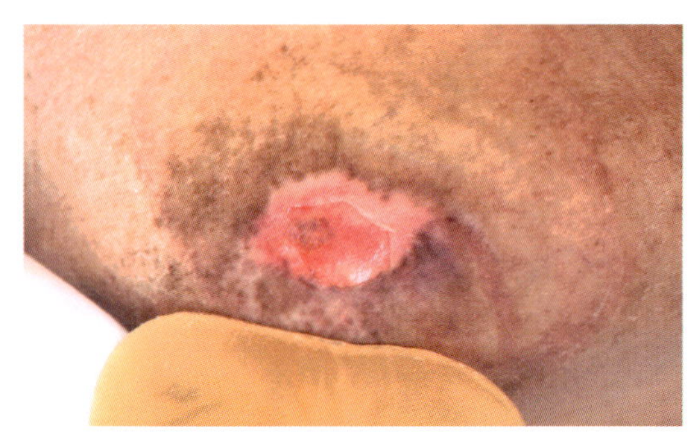

図4 参考症例1：大転子部の褥瘡瘢痕をハイドロコロイドで保護していたところ，浸軟してびらん化（ハイドロコロイド不適応例）

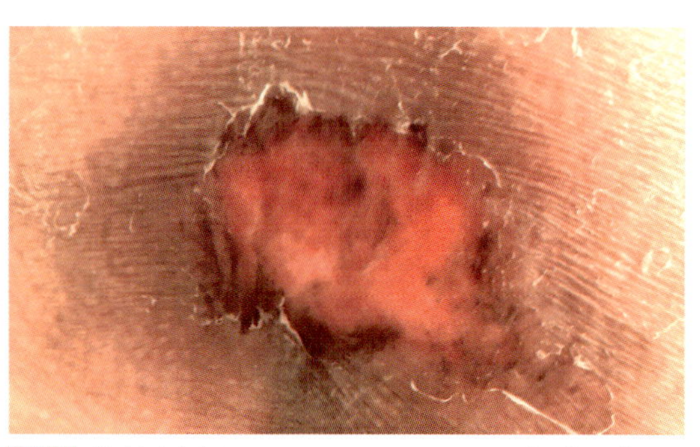

図5 参考症例2：ハイドロコロイドで保護予定の，ほぼ上皮化した傷（ハイドロコロイド適応例）

ハイドロコロイドによる皮膚潰瘍予防（保険適用外）

ハイドロコロイドの粘性（最初に記したとおり，添加物により付加された物性）と，厚形ハイドロコロイドのクッション性を用いて，**骨突出部に貼付することにより潰瘍発生を予防することができる．図6**は外足縁の骨突出部，左右2カ所ずつに厚形ハイドロコロイドを貼付し潰瘍予防を行った症例である．右足縁の遠位のみ潰瘍化してしまった．当然，表面の滑りをよくするだけのポリウレタンフィルムよりは有効である[3]．

また，長期間の紫外線曝露などにより真皮が薄く，末梢ラインの固定テープを直接皮膚に貼りづらい（剥がすと潰瘍形成しやすい）場合に，周囲に薄型ハイドロコロイドを貼っておき（貼りっぱなしにする），**テープ固定の台として使用できる**．薄型ハイドロコロイドの外側は疎水性の膜でコートされているものが多いので，テープ固定が可能である（保険適用外使用）．

MEMO 2
ラップ療法
酸素透過性と水蒸気透過性が低いポリ塩化ビニリデンによる食品用ラップを用いたドレッシング法．閉鎖性ドレッシングになりうる被覆材であるが，それ自体に接着力はない．

特殊な使用法

さらに特殊な使用法として，表面に壊死組織が固着した潰瘍にハイドロコロイドを貼付し，**わざと滲出液を閉じ込め，壊死組織の自己融解をねらうこともある**（いわゆるラップ療法 MEMO 2 に近い考え方）．**しかし，内部の観察が難しいため，数日後にハイドロコロイドを除去してみると細菌感染が悪化していることが多い**．責任を持って後始末（外科的デブリードマンと抗菌薬の全身投与による感染の治療）をするつもりがなければ，手を出さない方がよい．まとめに記載した適応に沿って使用するのが安全である．

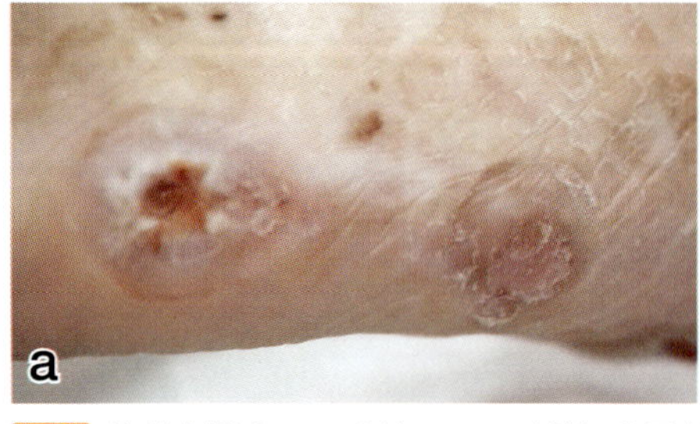

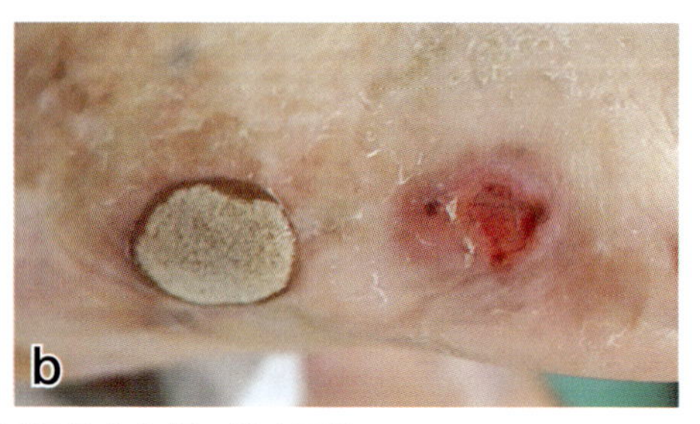

図6 参考症例3：ハイドロコロイドによる外足縁骨突出部の潰瘍予防
a：左足縁．ハイドロコロイドを剥がしたところ．b：右足縁．1カ所潰瘍化した．

ハイドロコロイドとは

ハイドロコロイド（物質名）は，「水分吸収可能な微粒子」という機能を中心に定義されている（ワセリンでもw/o型クリームでも，「保湿剤」と呼ぶのと似ている）．

ハイドロコロイド ドレッシング材は，水溶性多糖類（カルボキシメチルセルロースなど），水溶性タンパク質（ゼラチンなど）の基本成分にゴムなどを添加し，ゲル化，粘着性を持たせている[8]．創面の水分を吸収することにより軟化，創面に粘着し湿潤環境を保つことを目的として，1980年代初頭より使用されている．粘着して湿潤環境を保つだけなので，ハイドロコロイドには外用薬のような抗炎症，抗菌（銀含有製材ついてはp.99の MEMO 1 を参照），肉芽組織の増生促進，上皮化促進作用はない．水分過多になりやすく，創面が密閉されることにより細菌も増殖しやすいことは使用開始早期から報告されている[5]．

つまり，**ハイドロコロイド ドレッシング材**（以降，ハイドロコロイドと記載する）**の適応は，感染の心配がなく，滲出液が少量の傷ということになる**（図7）．

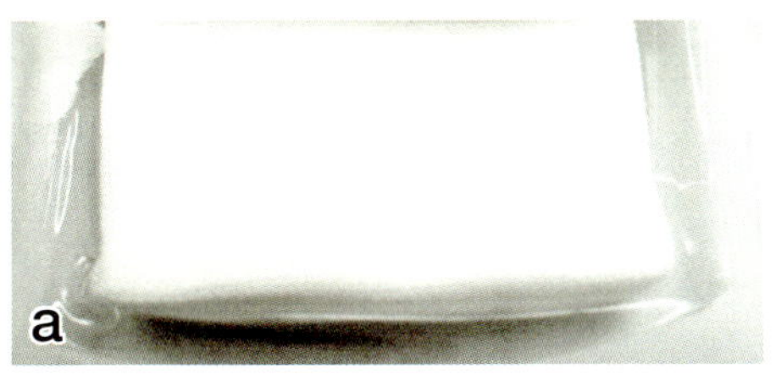

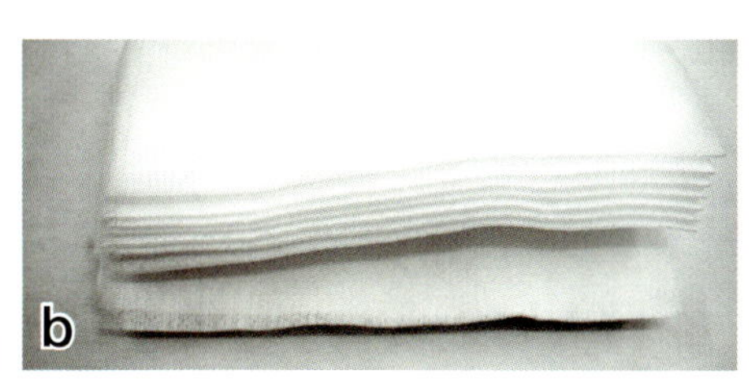

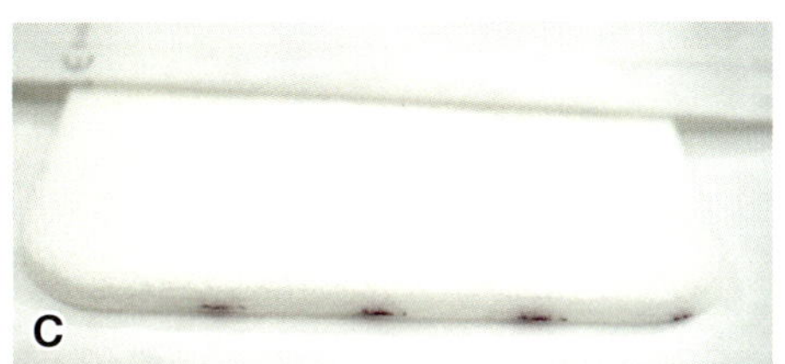

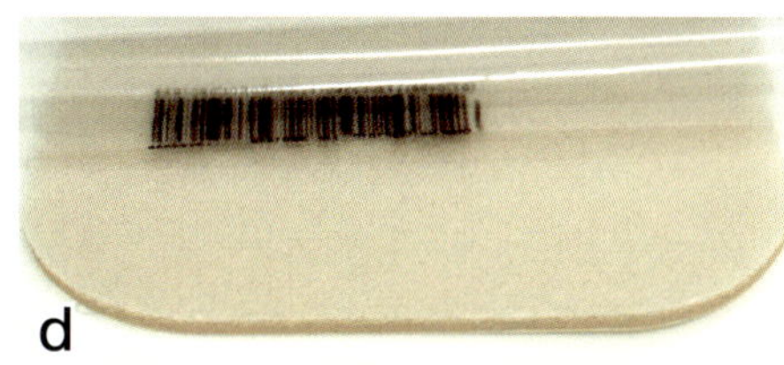

図7 ドレッシング材の水分処理能力

ガーゼ自体が保持できる水分量はポリウレタンフォームより少ないが，外側への水分蒸発により創面は乾き気味になる．

a：ガーゼ．水分処理（大），b：不織布ガーゼ．水分処理（やや大），c：ポリウレタンフォーム．水分処理（中），d：ハイドロコロイド．水分処理（小）．

文献

1）Leaper DJ, Schultz G, Carville K et al: Int Wound J 9（s2）：1, 2012
2）藤原浩：皮膚病診療 42: 946, 2020
3）光田益士，坂本かず美，川内康弘ほか：褥瘡会誌 19: 448, 2017
4）ELSEVIA ScienceDirect（Hydrocolloid）
https：//www.sciencedirect.com/topics/chemistry/hydrocolloid（2024年5月16日閲覧）
5）Friedman SJ, Su WP: Arch Dermatol 120: 1329, 1984

3 ポリウレタンフォーム

伏間江 貴之

ポリウレタンフォームとは

・ポリウレタンフォームは，創部接着面が非固着性ポリウレタン，中央が親水性ポリウレタンフォーム，外層が防水性のポリウレタンフィルムからなる3層構造のドレッシング材である

・自重の10～14倍程度までの多量の滲出液を吸収できる．親水性ファイバーと比較すると滲出液の吸収速度は遅いが，ゲル化しないため，創周囲の浸軟をおこしにくいのが特徴である．

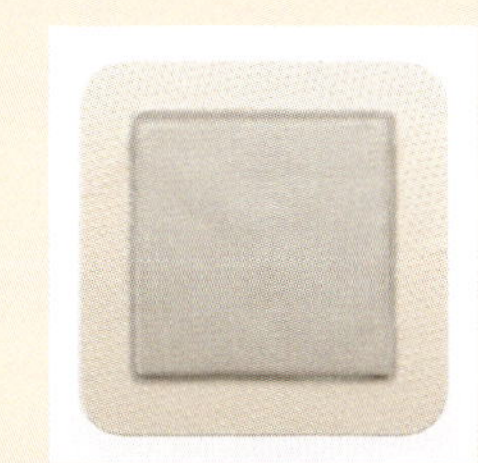

メピレックス® ボーダー Ag
（メンリッケヘルスケア）

ポリウレタンフォームに適した創

・滲出液の多い創．

・踵や仙骨部など外力のかかりやすい部位の創．

ポリウレタンフォームの利点

・滲出液の吸収量が最大である．

・クッション性に富む素材である．

ポリウレタンフォームの注意点

・ポケット形成があるなど創が深い場合は，創面と密に接着可能な親水性ファイバーや親水性メンブランの方が適する．

症例：静脈性潰瘍

50歳代，女性．初診約1年前に生じた右足関節内踝に靴ずれをおこした．同部位が潰瘍化し拡大傾向で近医皮膚科受診し，バラマイシン® 軟膏で加療されていたが，改善しないため当科紹介受診した．

鑑別疾患と臨床診断

右足関節部内側に手拳大の潰瘍を認め，潰瘍辺縁の皮膚は白色に浸軟していた．鑑別疾患として，静脈性潰瘍，有棘細胞癌，接触皮膚炎を考慮した．

下肢静脈超音波検査で，大伏在静脈−大腿静脈接合部の有意な逆流を認め，静脈性潰瘍を第一に考えた．

特定保険医療材料に認可されているポリウレタンフォーム

<table>
<tr><th>使用材料</th><th>販売</th><th>会社名
(製造販売元 / 販売元)</th><th>一般的名称</th><th>保険償還価格</th><th>管理区分</th></tr>
<tr><td rowspan="16">ポリウレタンフォーム</td><td>ハイドロサイト 薄型</td><td rowspan="2">スミス・アンド・ネフュー(株)</td><td rowspan="4">局所管理フォーム状創傷被覆・保護材</td><td rowspan="4">在 008・Ⅱ
101・調 012
【皮膚欠損用創傷被覆材】
真皮に至る創傷用 6 円 /cm^2</td><td rowspan="4">管理医療機器</td></tr>
<tr><td>ソフトフォーム® ドレッシング</td></tr>
<tr><td>メピレックス® ライト</td><td rowspan="2">メンリッケヘルスケア(株)</td></tr>
<tr><td>メピレックス® ボーダー フレックス ライト</td></tr>
<tr><td>バイアテン</td><td rowspan="2">コロプラスト(株)</td><td rowspan="9">二次治癒フォーム状創傷被覆・保護材</td><td rowspan="12">在 008・Ⅱ
101・調 012
【皮膚欠損用創傷被覆材】
皮下組織に至る創傷用標準型:10 円 /cm^2
異形型:35 円 /g</td><td rowspan="12">高度管理医療機器</td></tr>
<tr><td>バイアテン シリコーン+</td></tr>
<tr><td>ハイドロサイト® プラス</td><td rowspan="4">スミス・アンド・ネフュー(株)</td></tr>
<tr><td>ハイドロサイト® AD プラス</td></tr>
<tr><td>ハイドロサイト® AD ジェントル</td></tr>
<tr><td>ハイドロサイト® ライフ</td></tr>
<tr><td>メピレックス</td><td rowspan="2">メンリッケヘルスケア(株)</td></tr>
<tr><td>メピレックス ボーダー フレックス</td></tr>
<tr><td>Sorbact® フォーム ドレッシング</td><td>センチュリーメディカル(株)</td></tr>
<tr><td>ハイドロサイト® ジェントル 銀</td><td>スミス・アンド・ネフュー(株)</td><td rowspan="3">抗菌性創傷被覆・保護材</td></tr>
<tr><td>メピレックス® Ag</td><td rowspan="2">メンリッケヘルスケア(株)</td></tr>
<tr><td>メピレックス® ボーダー Ag</td></tr>
</table>

一般社団法人 日本医療機器テクノロジー協会 創傷被覆材部会作成 第 32 版 2024 年 6 月 1 日改訂を加工

治療と経過

バラマイシン® による接触皮膚炎の可能性を考え軟膏外用を中止し，毎日の局所洗浄と弾性包帯による圧迫療法を開始した．滲出液が多く，ガーゼの交換回数も頻回であったため，イソジンシュガーパスタ® 軟膏へ切り替えたが，軟膏の刺激感が強く継続使用が困難であった．

メピレックス® ボーダー Ag の貼付へ切り替えたところ，数日で潰瘍の浮腫は改善した．週 2 回の入浴時にドレッシング材を剥がして創部を洗浄するように指導し，フィブラスト® スプレー噴霧も追加し，2 カ月で潰瘍はほぼ上皮化した（**図 1**）．

メピレックス® ボーダー Ag は表面に滲出液が 7 ～ 8 割ほど広がるまでは同じものを継続使用した（期間は最長で 1 週間とした）．

この症例のポイント

静脈性潰瘍は，滲出液のコントロールが困難であったり，局所の疼痛のために圧迫療法が不十分となったりすることが多い．また培養で潰瘍に多種の菌を認め，critical colonization（臨界的定着）の段階に至っていることが多い．

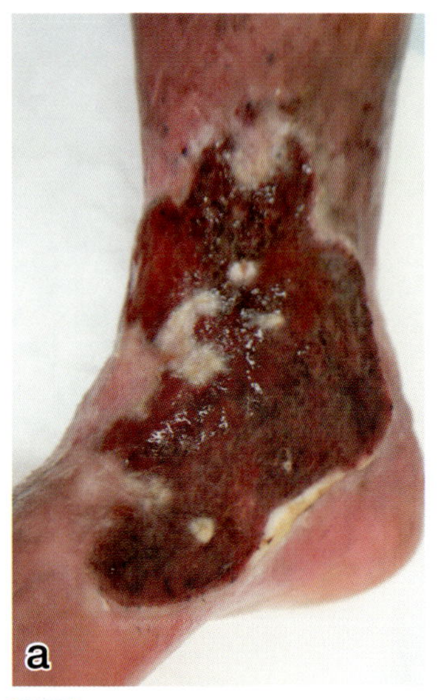

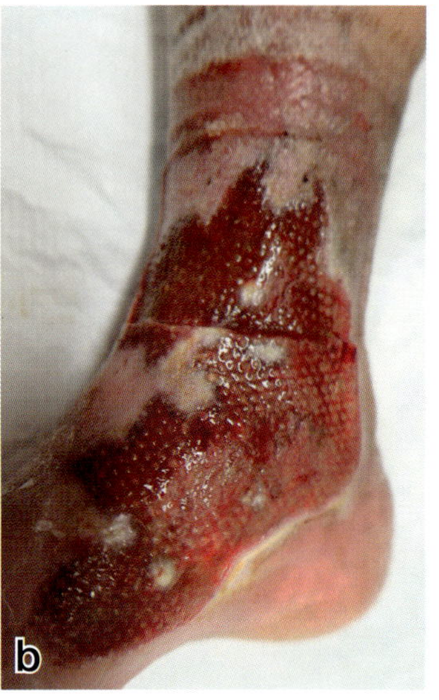

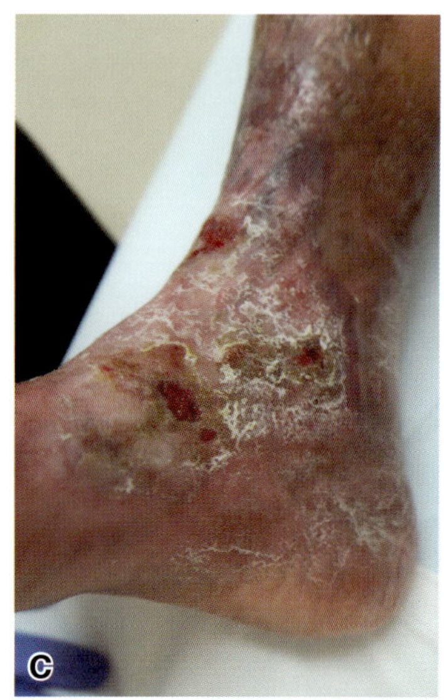

図1 症例：50歳代．女性．静脈性潰瘍

a：初診時臨床像．右足関節内側に不整形の潰瘍を認め，創辺縁の皮膚は白色に浸軟し，肉芽は浮腫状．

b：メピレックス®ボーダーAg貼付2日後．創部からは緑膿菌が検出．肉芽の浮腫は改善し，創辺縁の白色浸軟も軽快している．

c：メピレックス®ボーダーAg貼付2カ月後．潰瘍はほぼ上皮化している．

自験例では，①過剰な滲出液のコントロール，②critical colonizationの是正，③圧迫療法の継続，が治療に重要と考えられた．

そこで，**滲出液の吸収量が最大であるポリウレタンフォームの中から抗菌作用のあるメピレックス®ボーダーAgを選択した**．また，ポリウレタンフォームはクッション性に富む素材であることから，圧迫時の疼痛軽減にもつながり，十分な圧迫療法を継続することが可能であったため，順調な創傷治癒を得ることができた．

さらに，シリコーン粘着剤付きのタイプを使用することで，ドレッシング材交換時の患者の疼痛軽減にもつながり，**再貼付が可能であるため，定期的に創部を観察・洗浄することができた**．

どのポリウレタンフォームを選ぶか？

ポリウレタンフォームの種類は多く，また施設ごとに採用されている製品が異なるため，①滲出液の吸収量，②抗菌作用の有無，③シリコーン粘着剤の有無，④カットして使用できるか，に注目すると良い．

MEMO
ハイドロポリマー
吸水性に優れ滲出液を吸収することでポリマーが膨張し，創面にうまくフィットする．

①滲出液の吸収量

滲出液が少ない場合は，真皮までの創傷が保険適用となっているポリウレタンフォーム（ハイドロサイト®薄型やメピレックス®ライトなど）で十分なことが多い．
滲出液が多い場合は，皮下脂肪織に至る創傷が保険適用となっているポリウレタンフォームを選択する．バイアテン®シリーズはハイドロポリマー MEMO の要素を含むため，潰瘍底が深い場合にも死腔を作りにくい.

②抗菌作用の有無

抗菌作用のあるポリウレタンフォームであれば，明らかな感染徴候はないものの菌の定着が創傷治癒を遷延させているcritical colonizationの段階でも使用可能である．抗菌作用は銀によるものが主流であったが，近年銀含有ドレッシング材の他に界面活性剤含有ドレッシング材やジアルキルカルバモイルクロライド（dialkylcarbamoylchloride：DACC）ドレッシング材（Sorbact®）が登場してきている.

初回貼付時は，必ず2，3日で感染徴候がないか創部の確認を行う.

③シリコーン粘着剤の有無

シリコーン粘着剤は皮膚の凹凸に沿って広い面積で接着する（通常の粘着剤は皮丘のみに接着する）ため，ドレッシング材交換時の疼痛や皮膚損傷のリスクが軽減される．また貼り直しが可能であるため，創部の観察を行いやすいというメリットもある.

④カットして使う

カットして使える製品（ハイドロサイト® ジェントル銀，メピレックス®Agなど）は，創部の形状に合わせて，**辺縁に切れ込みを入れるなどして複雑な創面に適応可能**である.

一方，カット使用に不向きな粘着テープ一体型（メピレックス® ボーダーAgなど）は，貼るだけで防水の閉鎖環境を作ることができるため，処置が簡便であるというメリットがある．創部に合うサイズがない場合は重ねて貼ることで，カットして使用することもできる（**図2**）.

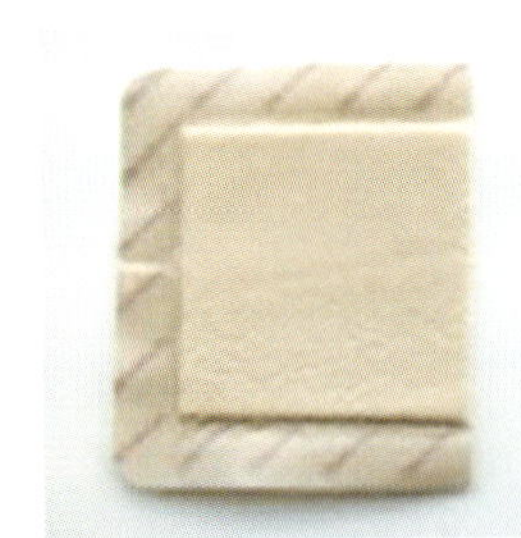
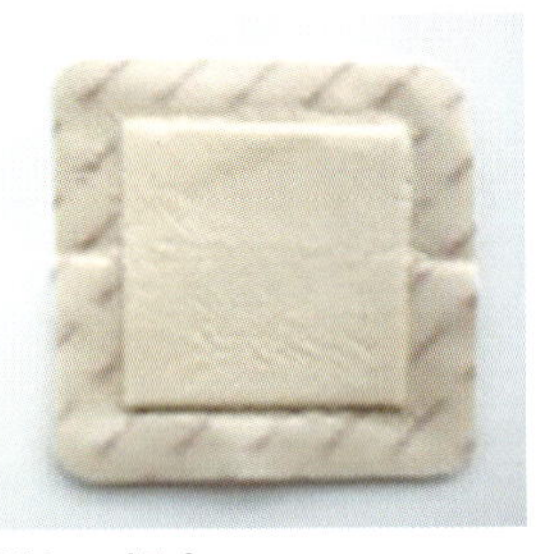

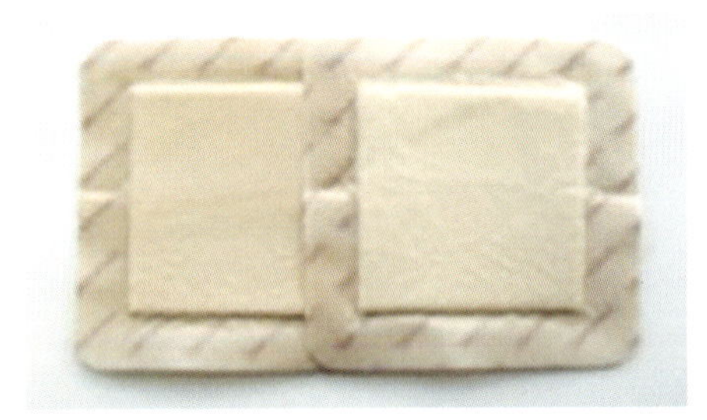

図2 創部に合うサイズがない場合
カットしてから重ね貼りして使用することもできる.

文献

1）伏間江貴之：J Visual Dermatol 17：634，2018
2）加納宏行：WOC Nursing 6：29, 2018

4 親水性ファイバー

金久 史尚，浅井 純

親水性ファイバーとは

・水分を吸収して崩壊しにくいゲルを形成する．滲出液の吸収性が非常に高い．

親水性ファイバーに適した創

・滲出液が多い創．凹凸の目立つ創．

親水性ファイバーに適しない創

・滲出液が少ない創．

親水性ファイバーの利点

・滲出液が多く，凹凸のある創でも使用しやすい．抗菌作用を有する銀含有の製品が多い．二次ドレッシング材と組み合わせることで応用がきく．

親水性ファイバーの注意点

・滲出液の少ない創は固着してしまう．原則，二次ドレッシング材と併用する必要がある．

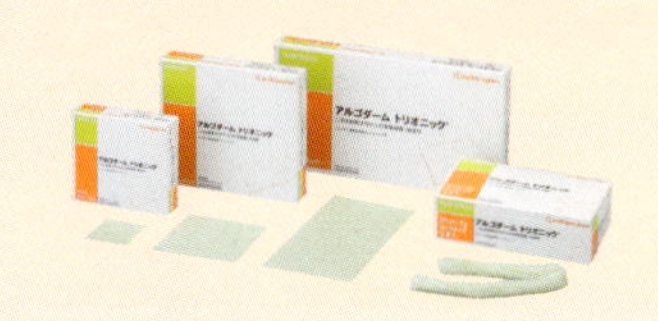

アルゴダーム トリオニック®
（スミス・アンド・ネフュー）

アクアセル®Ag BURN
（コンバテック ジャパン）

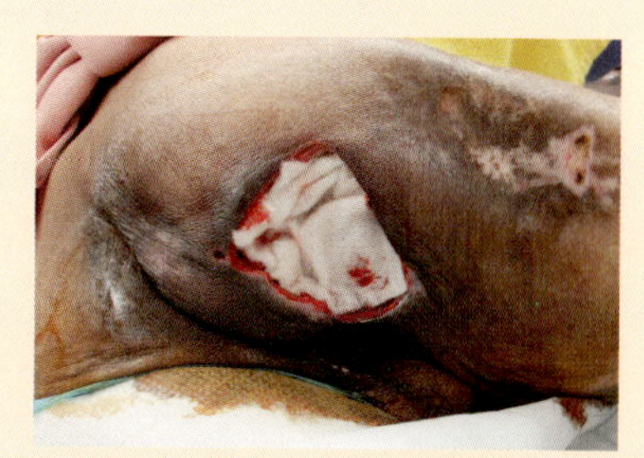

創面にカルスタット®を被覆，充填

症例：外傷後皮下血腫

80歳代，男性．既往歴に，重症大動脈弁狭窄・閉鎖不全症に対して生体弁置換術後，慢性心房細動，右中大脳動脈脳梗塞，右腎梗塞があり，抗凝固療法としてワルファリンカリウム3mg/日内服中であった．初診の2日前に，自宅でスチール製の用具箱を左足背に落とし打撲，同部位に皮下血腫を形成した．受傷の2日後に当院整形外科を受診し，骨折やコンパートメント症候群は否定されたが，皮下血腫形成部位の対応について当科紹介となった．

鑑別疾患と臨床診断

診断は外傷後皮下血腫．経皮的超音波検査では，皮下に境界やや不整な低エコー領域を認めた．内部血流は確認されなかった．臨床経過も合わせて外傷後皮下血腫に矛盾ないものと考えた．

鑑別疾患として，次の3つがあげられた．

・**皮下深部解離性血腫（deep dissecting hematoma：DDH）**：明らかな強い外傷

特定保険医療材料に認可されている親水性ファイバー

<table>
<tr><th>使用材料</th><th>販　売</th><th>会　社　名
（製造販売元 / 販売元）</th><th>一般的名称</th><th>保険償還価格</th><th>管理区分</th></tr>
<tr><td rowspan="7">親水性ファイバー</td><td>アクアセル® Ag BURN</td><td>コンバテック　ジャパン(株)</td><td>抗菌性創傷被覆・保護材</td><td>在 008・Ⅱ 101・調 012【皮膚欠損用創傷被覆材】真皮に至る創傷用 6 円 $/cm^2$</td><td rowspan="7">高度管理医療機器</td></tr>
<tr><td>アルゴダーム トリオニック®</td><td>スミス･アンド･ネフュー(株)</td><td rowspan="3">二次治癒親水性ゲル化創傷被覆・保護材</td><td rowspan="6">在 008・Ⅱ 101・調 012【皮膚欠損用創傷被覆材】皮下組織に至る創傷用
標準型：10 円 $/cm^2$
異形型：35 円 /g</td></tr>
<tr><td>カルトスタット®</td><td rowspan="2">コンバテック　ジャパン(株)</td></tr>
<tr><td>アクアセル® フォーム</td></tr>
<tr><td>アクアセル Ag® フォーム</td><td rowspan="3">コンバテック　ジャパン(株)</td><td rowspan="3">抗菌性創傷被覆・保護材</td></tr>
<tr><td>アクアセル Ag® アドバンテージ</td></tr>
<tr><td>アクアセル Ag® アドバンテージリボン</td></tr>
</table>

一般社団法人 日本医療機器テクノロジー協会 創傷被覆材部会作成 第 32 版 2024 年 6 月 1 日改訂を加工

のエピソードがあり，dermatoporosis を背景に軽微な外傷でも形成される DDH とは若干概念が異なると考えた．

- **急性下肢動脈閉塞**：背景に動脈硬化性疾患は存在したが，今回は明らかな外傷のエピソードがあり，画像上も皮下血腫の形成があり否定的と考えた．
- **壊死性筋膜炎**：明らかな外傷のエピソードがあり，局所および採血上も炎症所見は乏しく，感染症は否定的と考えた．

治療と経過

足背全面に皮下血腫を形成しており，入院安静，下肢挙上と軽い圧迫を行いつつ，出血の持続がないか，血腫の増大がないか，コンパートメント症候群に陥っていないか経過を観察した（**図 1a**）．ワルファリンカリウムについては，循環器内科に相談したところ大動脈弁置換術後で中止は困難なため，2mg/ 日への減量での対応となった．止血の確認と血腫の増大がないことを確認し，局所麻酔下にデブリードマンを施行した．トラフェルミンスプレーやスルファジアジン銀クリーム外用での処置を継続し，壊死組織の減量や，肉芽形成がみられるようになった時点でアクアセル® Ag の使用を開始した（**図 1b**）．まだ陥凹の目立つ潰瘍部にやや充填するように使用した．壊死組織がほぼ消失した時点で局所陰圧閉鎖療法に変更した．潰瘍底全体が紅色肉芽で覆われ，周囲皮膚との段差が目立たなくなった時点で，局所麻酔下に全層植皮術を施行した．植皮後 2 週間程度でほぼ上皮化した（**図 1c**）．

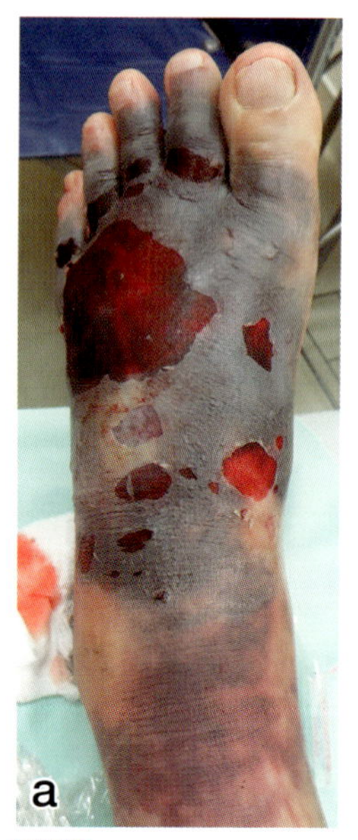

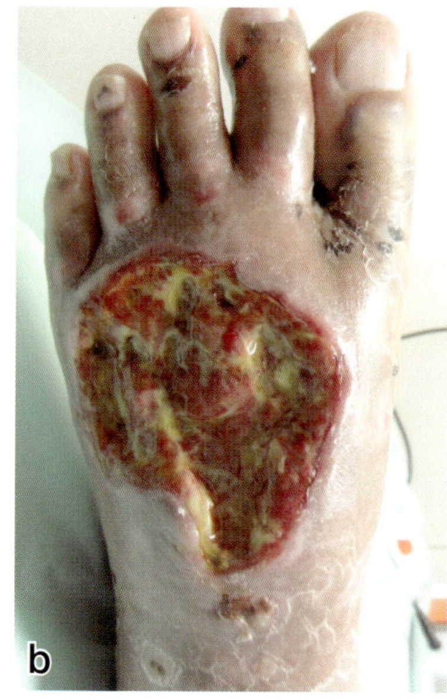

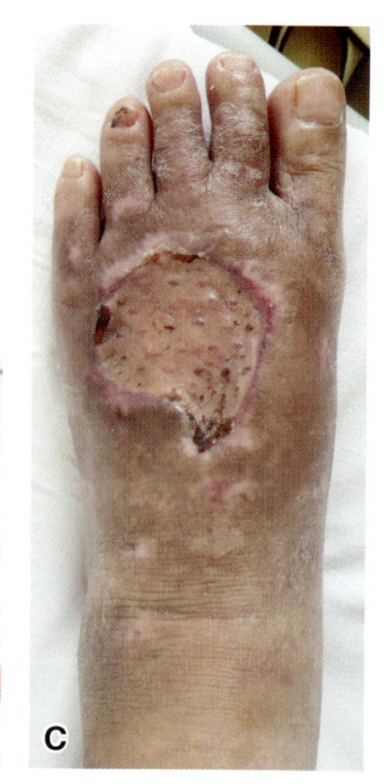

図1 症例：80歳代，男性．初診時の左足背皮下血腫

a：左足背〜趾背部にかけて暗紫色の紫斑がみられ，複数カ所大小のびらんが混在している．全体に腫脹しているが，足趾の蒼白化はない．

b：アクアセル®Ag使用時．若干壊死組織が残存しているがおおむね紅色肉芽組織に覆われている．全体に凹凸のある潰瘍局面となっている．

c：全層植皮後約2週間．上皮化が完了した．

この症例のポイント

本症例では血腫が皮下レベルで，比較的広範に存在したことから，最終目標を植皮などによる再建と設定して治療を進めた．**デブリードマン施行後，創面に良好な肉芽組織が覆われてくるまでのwound bed preparationとしてアクアセル®Agによる創処置を行った**．良好な紅色肉芽組織が形成されてきた時点で局所陰圧閉鎖療法へ移行し，最終的に全層植皮術によって創治癒した．

ハイドロファイバーとアルギン酸塩との比較

アクアセル®の構成成分である親水性ファイバーは、以前はハイドロファイバーと呼ばれ，カルボキシメチルセルロースナトリウムを繊維状の不織布にしたものである．創内に軽く充填し，その上をガーゼやポリウレタンフィルムなどの二次ドレッシング材で覆う．滲出液の吸収量が多く，自重の25〜30倍程度の吸収力がある．吸収後には崩壊しにくいゲルを形成するため，残渣なく除去することができる．

一方で，アルゴダーム®などの構成成分であるアルギン酸塩は，2014年から親水性ファイバーに分類されている。海藻類から抽出したアルギン酸ナトリウムカルシウム塩を繊維化したものである．ハイドロファイバーと同様，創内に軽く充填し，その上に二次ドレッシング材を被覆する．滲出液を吸収するとゲル状に変化する．血液凝固を促す働きのあるカルシウムを多く含み，止血を促進させる効果がある．しかし，急性脈管炎を伴う創傷，

Ⅲ度熱傷，筋・骨に至る創傷には使用禁忌となっているので注意が必要である．

どちらの親水性ファイバーも応用が利くが，前者のアクアセル®Agのように銀含有で抗菌作用のある製品は，本症例のように，**下肢など静脈圧の高い部位で滲出液の多い潰瘍や，広範な外傷や熱傷処置などの際にドレッシング交換の負担を減らすために使用することが多い**と思われる．後者は止血作用を有するため，**潰瘍部のデブリードマン施行後や褥瘡部のポケット切開後などの侵襲的処置後急性期のみ使用する場面が多い**かと思われる（**参考症例：図2a，b**）．

さまざまな親水性ファイバー（形状・銀含有）

シートタイプやリボン（ロープ）タイプであれば，潰瘍部の凹凸が目立つ場合や，ポケット形成している場合にもフィットしやすい．また，滲出液を吸収してゲル化することで，ドレッシング材の除去時の疼痛の緩和にも寄与する．銀を含有する場合には，抗菌作用も期待できる．アクアセル®Agアドバンテージなど，ナイロン糸でステッチ加工することでさらに型崩れしにくくなっている．

近年ではアクアセル®フォームなどの**フォームタイプも使用できるようになった**．アクアセル®フォームは，シリコーン層，アクアセル®層，フォーム層，外層（ポリウレタンフィルム）の4層構造となっている．創面側が平面のため凹凸の目立つ潰瘍局面には適していないが，シートタイプなどのように上方に二次ドレッシング材を別途置く必要がなく，処置の簡略化にもつながる．創面中央はアクアセル®となっているため，滲出液が少ない創では除去時に固着してしまうので注意が必要である MEMO．

MEMO 創面への固着が心配な際には，創面側にエスアイメッシュやトレックス®ガーゼなどの非固着性ドレッシングを挟むと軽減が期待される．前者は片面にシリコーンゲルドレッシングのため若干の粘着性がありずれにくいという利点もある．両面に粘着面のあるメピテル®があるが，エスアイメッシュと比べてサイズ展開が限られる．

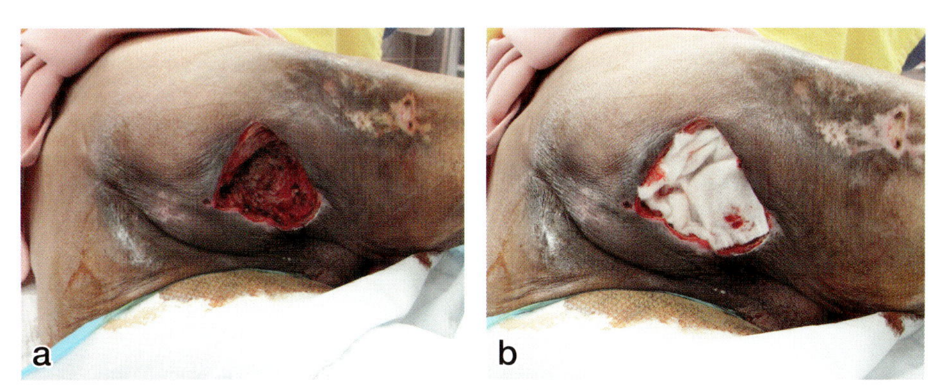

図2 参考症例：70歳代，男性．侵襲的処置後急性期に使用する例

a：右坐骨部褥瘡のポケット切開後．

b：創面にカルトスタット®を被覆，軽く充填した状態．

文献

1）Kaya G, Saurat JH: Dermatology 215: 284, 2007
2）足立晃正，前川武雄：J Visual Dermatol 13: 542, 2014
3）創傷・褥瘡・熱傷ガイドライン策定委員会（創傷一般グループ）：日皮会誌：133，2519，2023

5 親水性メンブラン・親水性フォーム

岩澤 億斗

親水性メンブラン・親水性フォーム（キチン）とは

・甲殻類の殻を精製して作られるムコ多糖類を加工した創傷被覆材である.

キチンに適した創

・分層植皮の際の採皮部，汚染のないびらんや浅い潰瘍.

キチンに適しない創

・滲出液の少ない乾いた創傷，明らかな感染創，壊死組織の多い創傷.

キチンの利点

・高い生体親和性，湿潤環境の維持，止血作用，抗菌作用，疼痛の軽減.

キチンの注意点

・使用中に製材が融解して黄色調で粘稠な物質が付着することがあり，キチンの使用に慣れていない場合はバイオフィルムや壊死組織との判別が難しい.

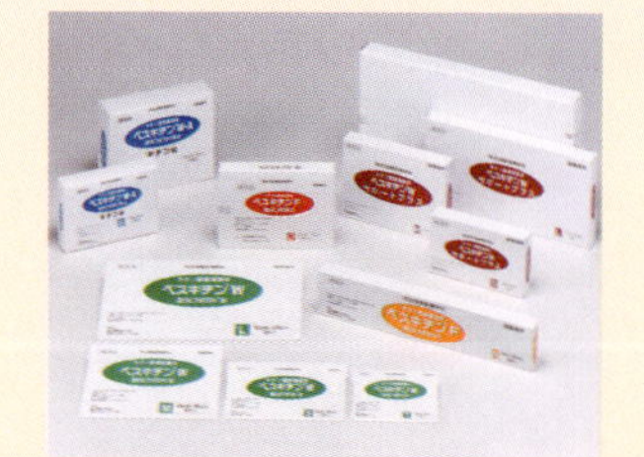

ベスキチン® シリーズ（ニプロ）

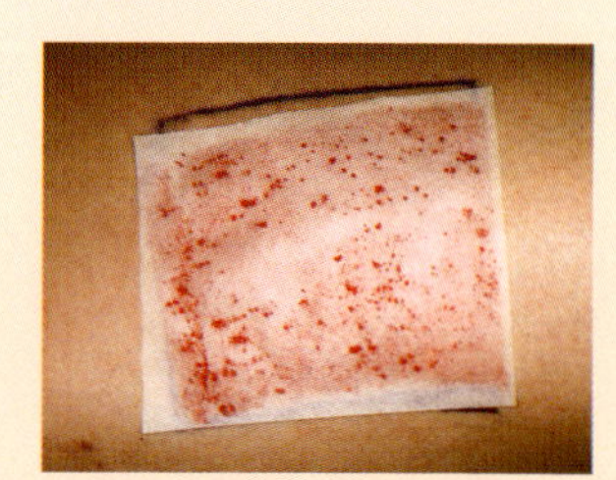

ベスキチン® W を貼付しているところ

症例：分層植皮時の採皮部の潰瘍

70歳代，男性．乳房外 Paget 病の手術の際に分層植皮術が必要となった.

左大腿部前面より電動ダーマトームを用いて 0.3mm 厚で採皮した.

臨床診断

分層植皮時の採皮部の浅い潰瘍.

治療と経過

まず採皮後の創部(**図 1a**)に 5,000 倍ボスミン液をつけたガーゼを留置し，止血を行った．止血を確認後にベスキチン®W を貼付し（**図 1b**），さらにその上に IV3000® を貼付した（**図 1c**）．その上にガーゼを置いてシルキーテックスで軽度の圧迫固定とした（**図 1d**）.

術後，適宜上のガーゼを外して IV3000® 上から創部を確認した．滲出液はベスキチン®の吸収量におさまっており，術後 1 週間は IV3000® は貼付したままとした．術後 1 週間の時点で一度 IV3000® を剥がして創部およびその周囲を生理食塩水で洗浄した．IV3000® を剥がす際にベスキチン® は残したままとした．残したベスキチン® の上に減

特定保険医療材料に認可されている親水性メンブラン

使用材料	販　売	会　社　名 (製造販売元 / 販売元)	一般的名称	保険償還価格	管理区分
親水性メンブラン	ベスキチン®W	ニプロ（株）	局所管理親水性ゲル化創傷被覆・保護材	在 008・Ⅱ 101・調 012 【皮膚欠損用創傷被覆材】 真皮に至る創傷用 6 円 /cm²	管理医療機器
	ベスキチン®W-A		二次治癒親水性ゲル化創傷被覆・保護材	在 008・Ⅱ 101・調 012 【皮膚欠損用創傷被覆材】 皮下組織に至る創傷用 標準型：10 円 /cm² 異形型：35 円 /g	高度管理医療機器
親水性フォーム	ベスキチン®F		深部体腔創傷被覆・保護材	在 008・Ⅱ 101・調 012 【皮膚欠損用創傷被覆材】 筋・骨に至る創傷用 25 円 /cm²	

一般社団法人 日本医療機器テクノロジー協会 創傷被覆材部会作成 第 32 版 2024 年 6 月 1 日改訂を加工

菌ガーゼを乗せ，シルキーポア®で固定した（**図 1e**）．術後 12 日後，上皮化した部位は自然にベスキチン®が剥がれてきている．その後退院とし，創部はシャワー洗浄後にベスキチン®上のガーゼを自身で交換するよう指導した．ベスキチン®がずれて創部が露出した部位にはワセリンを外用した（**図 1f 右上部**）．術後 20 日の外来受診時，ベスキチン®は自然に脱落したと患者本人の談である．ベスキチン®が脱落した部位はきれいに上皮化している．創部が乾燥していたため親水クリームの外用とした（**図 1g**）．術後 41 日の外来受診時には乾燥もなくなり経過良好であった（**図 1h**）．

この症例のポイント

採皮部に使用する際の条件

分層植皮術での採皮部にあてるドレッシング材としては，①止血効果があること，②滲出液の吸収が良いことが必要である．さらに，分層植皮術での採皮部は術後疼痛が強いため，③疼痛の軽減の効果があるとより良い．キチンはこれら①〜③の作用をすべて有しており，分層植皮術の採皮部のドレッシング材として適している．また，④抗菌効果もあり，本症例のような清潔創における感染予防において一定の効果が期待できる．ただ，抗菌効果は菌種にもよるが増殖を抑える程度であるため[1]，**感染創への使用は避けるのが無難であると思われる**．

本症例での工夫と注意点

本症例ではベスキチン®の上に IV3000® を貼付して密閉し，その上にガーゼを重ねて圧迫固定した．ベスキチン®の上に直接ガーゼを重ねて使用する方法もあるが，本症例のようにすることで経過中に®と IV3000® は残して上のガーゼのみを外すことで，容易に創部の観察が可能であった．また，IV3000® 内で滲出液を吸収したベスキチン®が適度な湿潤環境を保つことで moist wound healing を実現することができた．本症例では滲出液はベスキチン®の吸収量に収まっていたが，**ベスキチン®の吸収量を超えて**

滲出液がある場合は一度 IV3000® を剥がしてベスキチン® やガーゼを追加するなどの対応が必要である.

また,本症例では術後 1 週間の際に黄色調の粘稠の液体の付着がみられた(**図 1e**).一見バイオフィルムや壊死組織にみえるが,ベスキチン® が滲出液を吸収し融解したものであり問題ない.ただし,強い悪臭を伴う滲出液の増加,浮腫性の肉芽などを伴う場合には critical colonization(臨界的定着)や infection(感染)の可能性を考慮する必要がある.

なお,本症例では経過中にベスキチン® が創面から一部ずれてしまった(**図 1f 右上部**).そのため,山田らの報告[2)]のようにもう一回り大きなサイズのものをあててもよかったと考

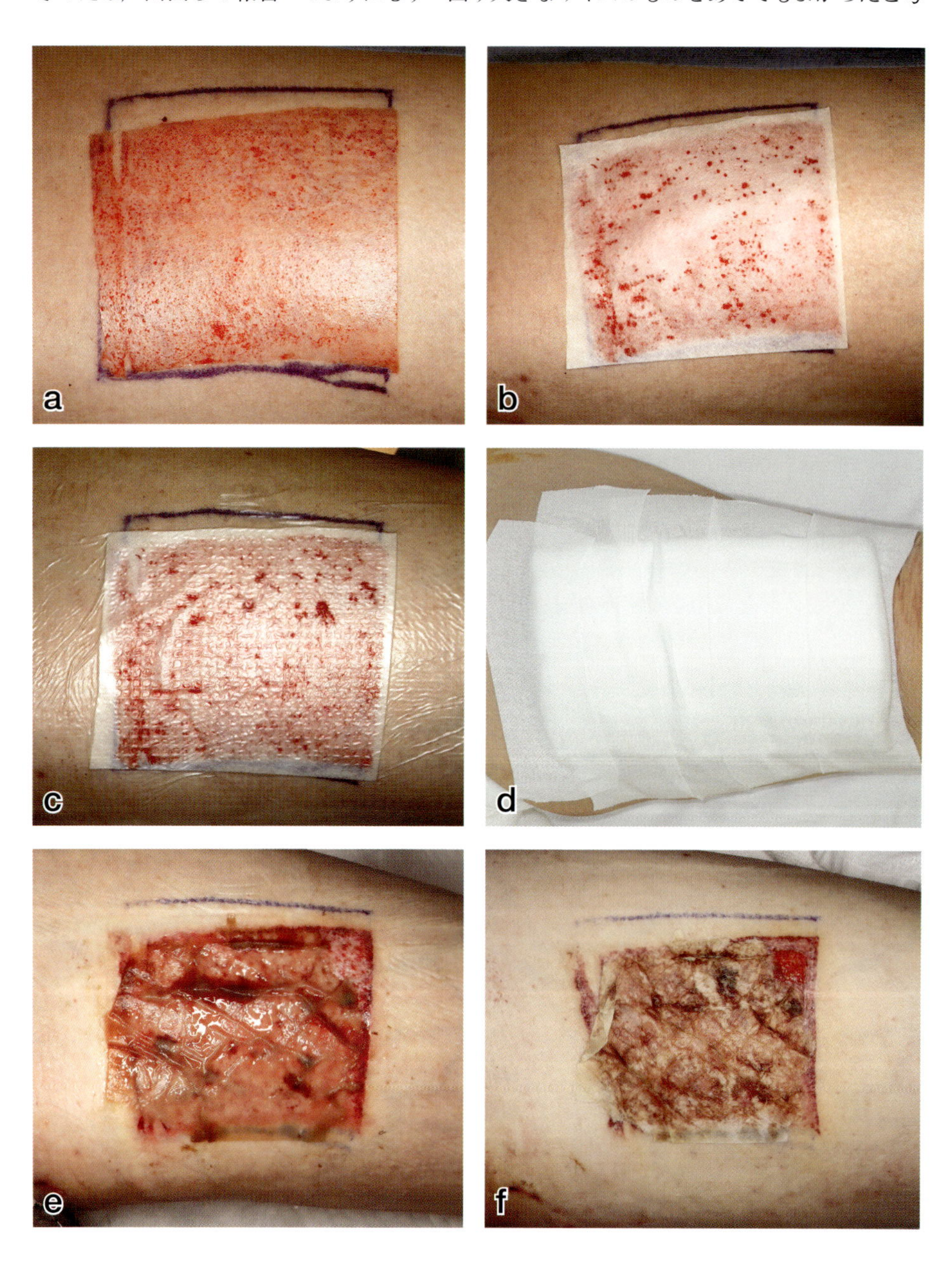

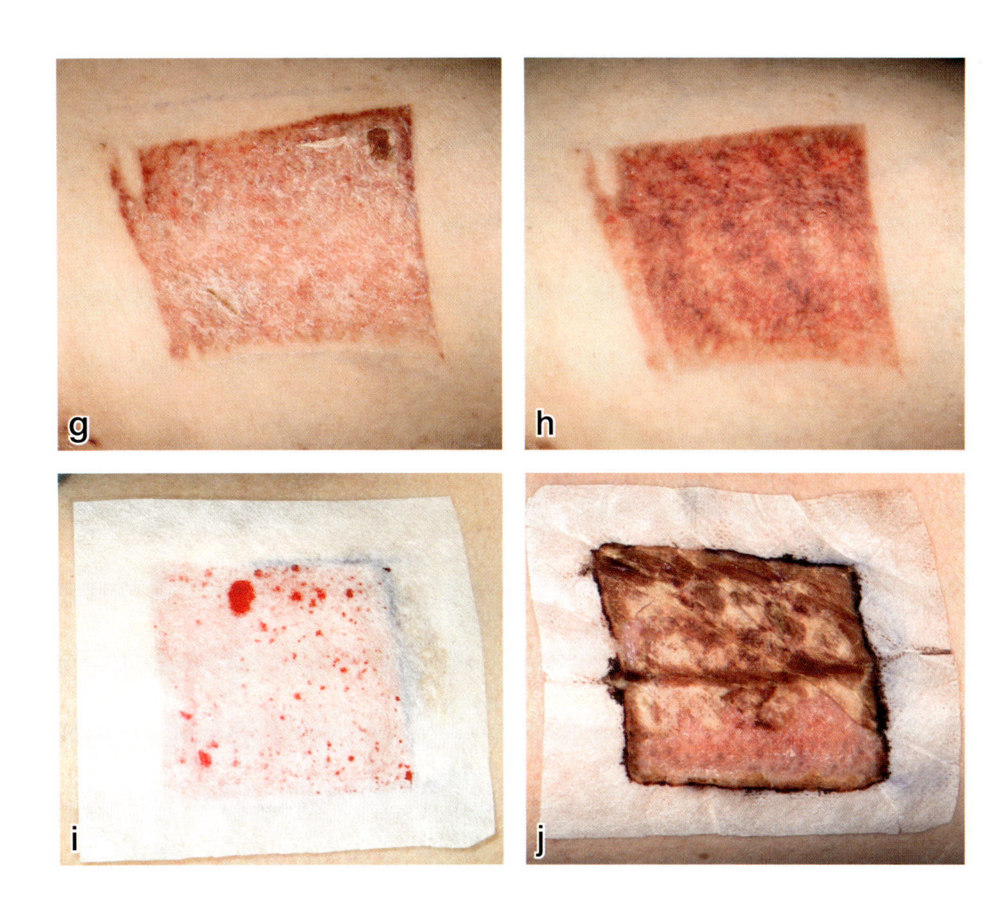

図1 症例：70 歳代，男性．左大腿部分層植皮術の採皮部へのベスキチン®W の使用

a：採皮部．

b：ベスキチン®W の貼付．

c：ベスキチン®W の上から IV3000® で保護．

d：ベスキチン®W，IV3000® の上にガーゼを当て，シルキーテックス® で軽度圧迫し固定した（別症例：文献 2 より転載）．この後，適宜ガーゼを外して IV3000® の上から創部を観察した．滲出液はベスキチン®W の吸収量におさまっていたため，IV3000® は剥がさずに上のガーゼによる固定のみ交換した．

e：術後 1 週間．一度ベスキチン®W は残し IV3000® までを剥がした．一部黄色調で粘稠の液体が付着しているが，ベスキチン®W が滲出液を吸収して融解したものであり，バイオフィルムや壊死組織の付着ではない．生理食塩水で洗浄し，ガーゼを当ててシルキーポア® で固定した．

f：術後 12 日（生食洗浄後）．上皮化した部分は自然にベスキチン®W が剥がれてきている．この後退院とし，自宅ではシャワーの際にベスキチン®W の上のガーゼを交換してもらった．写真右上部の創面からベスキチン®W がずれてしまった部位にはワセリンを外用した．

g：術後 20 日の外来受診時．創部はすべて上皮化している．ベスキチン®W は自宅で自然に脱落したとのことであった．経過中を通して採皮部の強い疼痛の訴えはなかった．

h：術後 41 日の外来受診時．乾燥もなくなり経過良好である．

i：別症例の写真．採皮部に少し大きめのサイズのベスキチン®W を使用している（別症例：文献 2 より転載）．このように大きめのものを貼付することで本症例のようにベスキチン®W がずれて辺縁部の創面が露出することを防ぐことができると思われる．

j：i の症例の 2 週間後．創部はすべてベスキチン®W で覆われている（別症例：文献 2 より転載）．

える（**図1i，j**）．経過中を通して採皮部の強い疼痛の訴えはなく，また簡便な処置で順調に創部の上皮化を達成することができた．

親水性メンブラン・親水性フォームとは

親水性メンブラン，親水性フォームは業界自主分類の使用材料の一種で，以前はキチンと分類されていたものがこのような呼称となった．親水性メンブランはベスキチン®Wとベスキチン®W-Aが，親水性フォームはベスキチン®Fが該当し，いずれもキチンを材料とする創傷被覆材である．ベスキチン®Wは「真皮に至る創傷」，ベスキチン®W-Aは「皮下組織に至る創傷」，ベスキチン®Fは「筋・骨に至る創傷」に対して保険適用となっている．作用はキチンによるものであり，以下はキチンについて記載する．

キチン（chitin）はポリ-*N*-アセチルグルコサミン（poly-*N*-acetylglucosamine）という多糖類のことで，甲殻類や昆虫，貝，キノコなど自然界の多くの生物に含まれている成分である．語源は古代ギリシャの衣服であったキトン（chiton）に由来するとされる．

ベスキチン®は甲殻類の外骨格から抽出したキチンを綿状に加工したものである．甲殻類由来の製品ではあるが，甲殻類アレルギーのアレルゲンを含むタンパク質は除去されている．添付文書上はベスキチン®Fのみカニアレルギー患者に対しては慎重に使用することと記載されている．

甲殻類由来というとさまざまな自然由来の成分が混在しているような印象を受けるが，実際の材質は前述のようにポリ-*N*-アセチルグルコサミンという多糖類である．セルロースと構造が類似しており，セルロースはサージセル（酸化セルロース）やSorbact®の創傷接触面（セルロースアセテート）などに使用されている．

キチンは生体親和性が高く，非毒性である[3]**．そして止血作用と疼痛軽減の効果，抗菌作用を有する**[1,3～5]**．滲出液の吸収性にも優れ**，滲出液の多い創傷におけるmoist wound healing（MWH：湿潤環境下療法）の実現に有効である．キチンやその誘導体であるキトサンの有効性に関する文献は現在も多数報告されており，比較的古くからある材料であるが，有用な創傷被覆材である．

文献

1）Benhabiles MS, Salah R, Lounici H, et al: Food Hydrocolloids 29: 48, 2012
2）山田大資，門野岳史：ドレッシング材のすべて（前川 武雄 編），学研メディカル秀潤社，東京，p.92，2015
3）Jayakumar R, Prabaharan M, Sudheesh Kumar PT et al: Biotechnol Adv 29: 322, 2011
4）M. NS, Mony U, Jayakumar R: Encyclopedia of polymer science and technology, Wily, New York, 2016;
5）Okamoto Y, Kawakami K, Miyatake K et al: Carbohydrate Polymers 49: 249, 2002

6 ハイドロジェル

梅本 尚可

ハイドロジェルとは

・親水性ポリマー分子が三次元網目構造をとり，その網目構造の内部に多くの水を含んだ膨潤体がハイドロジェルである．大部分が水で構成されており，創面に湿潤環境をもたらす．

ハイドロジェルに適した創

・ハイドロジェルは水の塊であり，**創面に水を与えることが最大の特徴である**．乾燥傾向で壊死組織が多少残存する創に使用すると，湿潤環境を保ち，自己融解デブリードマンを促すことができる．プロントザン®創傷用ゲル（以下プロントザン®ゲル），Sorbact®ジェルドレッシング（以下Sorbact®ジェル）は感染リスクの高い創傷に用いる．

ハイドロジェルに適しない創

・吸水性も多少は有するが滲出液の多い創への使用は向かない．

ハイドロジェルの利点

・ジェルで形状が固定されていないので，どのような形状の創にも隙間なくフィットし，さらに創面に固着することなく落としやすい．さらに疼痛の軽減効果がある．

ハイドロジェルの注意点

・ハイドロジェルの特性を生かすグラニュゲル®，イントラサイト®ジェルシステムと抗菌作用をもつプロントザン®ゲル，Sorbact®ジェルでは使用目的，適応創が異なる（表2）．

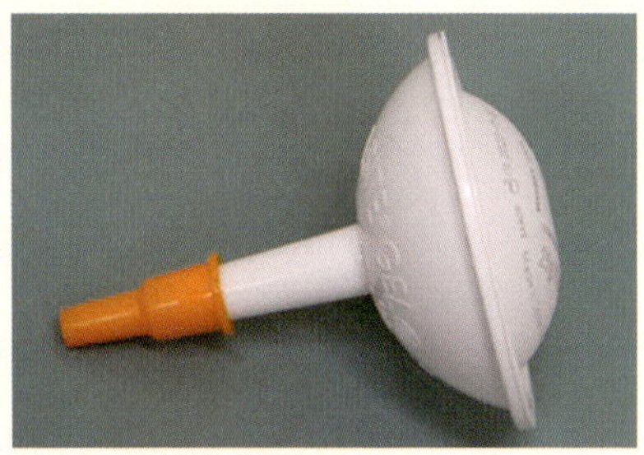

イントラサイト® ジェル システムス

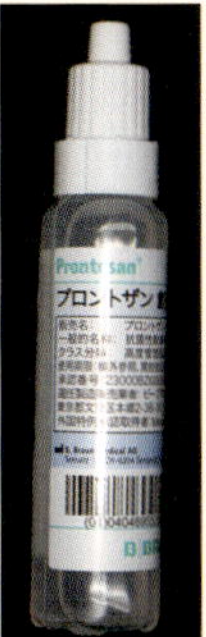

プロントザン® 創傷用ゲル

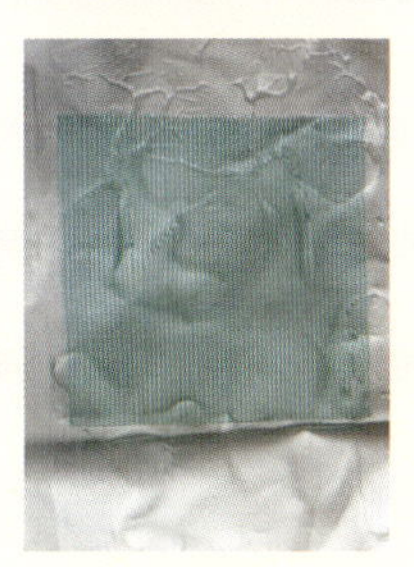

Sorbact® ジェルドレッシング

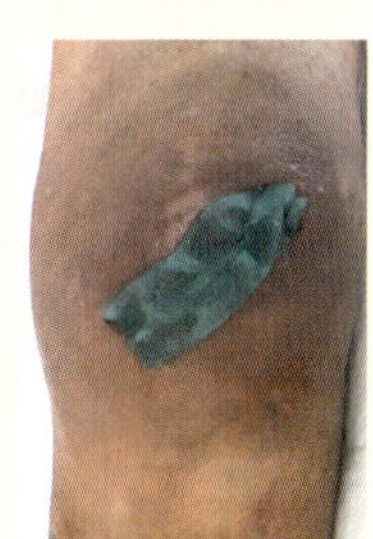

Sorbact® ジェルドレッシングを潰瘍面に貼付したところ

特定保険医療材料に認可されているハイドロジェル

使用材料	販売	会社名（製造販売元／販売元）	一般的名称	保険償還価格	管理区分
ハイドロジェル	イントラサイト ジェル システム	スミス･アンド･ネフュー(株)	二次治癒ハイドロゲル創傷被覆・保護材	在008・Ⅱ101・調012【皮膚欠損用創傷被覆材】皮下組織に至る創傷用 標準型：10円/cm^2 異形型：35円/g	高度管理医療機器
	グラニュゲル®	コンバテック　ジャパン(株)			
	Sorbact® ジェルドレッシング	センチュリーメディカル(株)			
	ATK パッド	オカモト（株）			
	プロントザン® 創傷用ゲル	ビー・ブラウンエースクラップ（株）	抗菌性創傷被覆・保護材		

一般社団法人 日本医療機器テクノロジー協会 創傷被覆材部会作成 第32版 2024年6月1日改訂を加工・追加

症例：うっ滞性皮膚潰瘍，血腫除去後に生じた皮膚潰瘍

80歳代，女性．心房細動でリバーロキサバン内服中，慢性心不全，糖尿病，肥満も合併する．うっ滞性皮膚潰瘍で2回の入院歴があるが，下肢エコーでは血栓はなく，ABI（ankle-brachial index：足関節上腕血圧比）は正常である．転倒により左膝に巨大な血腫を生じ，その治療目的で入院した．

臨床診断

下腿はうっ滞性皮膚潰瘍．左膝蓋に深部解離性血腫除去後に生じた皮膚潰瘍．

治療と経過

左下腿のうっ滞性潰瘍の表面は黄白色の付着物が固着し（**図1a**）洗浄してもぬめりが取れなかったためプロントザン®ゲルの外用を開始した．細菌培養検査では *Staphylococcus aureus* と *Morganella morganii* が検出された．創部を洗浄後，潰瘍面にプロントザン®ゲルを外用，ガーゼを薄めに当てて，乾かないようパーミロール®で固定の連日処置を行った．1週間で表面には鮮紅色の肉芽が見られぬめりはとれたため（**図1b**），フィブラスト®スプレーとアクトシン®軟膏の併用に変更した（**図1c**）．

左膝の皮膚潰瘍（**図2a**）は当初は湿潤傾向が強かったためイソジン®シュガーを外用し，肉芽形成は良好であった．創面は徐々に乾燥し黄白色の壊死組織が残ったためSorbact®ジェルに変更した（**図2b，c**）．5日後には壊死組織はおおむね除かれ，フィブラスト®スプレーとアクトシン®軟膏の併用に変更した（**図2d，e**）．

この症例のポイント

自験例において下腿潰瘍は数年間におよび遷延する慢性創傷で，浮腫もあり創部の乾燥所見はなかった．肉芽形成はあるもののcritical colonization（臨界的定着）（**表1**）の状態にあると考えられた．したがって，創の清浄化を目的にプロントザン®ゲルの使用を開始した．

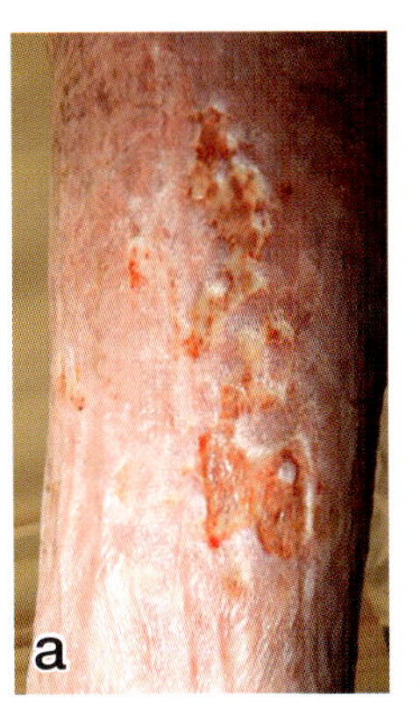

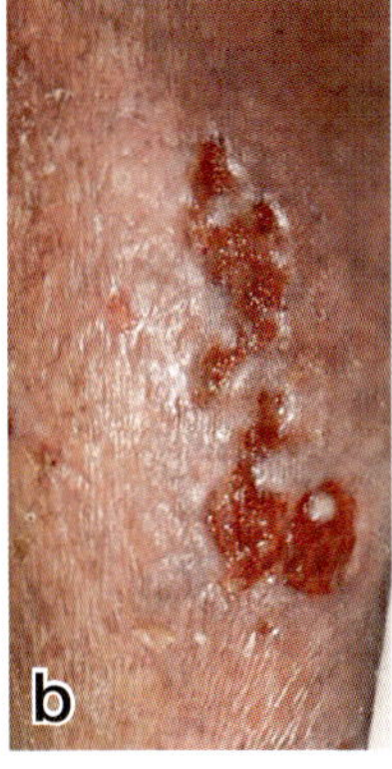

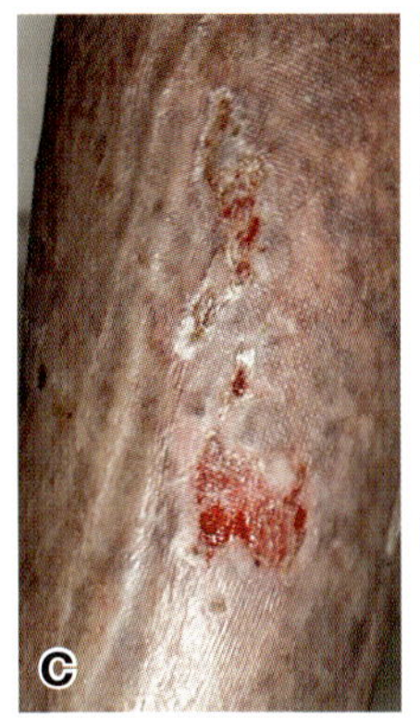

図1 症例：80 歳代，女性．下腿のうっ滞性潰瘍

a：創面を黄白色の粘性付着物が薄く覆う．プロントザン®ゲルを塗布した後，ガーゼを薄めに当て，乾かないようフィルム材で固定 MEMO 1 の連日処置とした．

b：プロントザン®ゲル使用 6 日目．鮮紅色の肉芽が現れ，潰瘍は縮小した．フィブラスト®スプレーとアクトシン®軟膏外用に変更した．

c：フィブラスト®スプレーとアクトシン®軟膏変更 8 日目．上皮化が進み，潰瘍はさらに縮小した．

MEMO 1

ハイドロジェル製剤には二次ドレッシングが必要である．ガーゼを厚く当てすぎると，ガーゼに水分が吸収され適切な湿潤環境を提供できない．ポリウレタンフィルムを貼付するのみでは滲出液が多く，創縁の皮膚を浸軟させてしまう．適切な二次ドレッシングを行う必要がある．

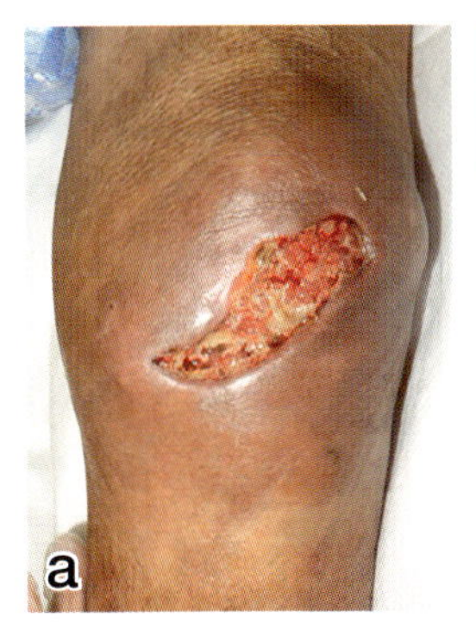

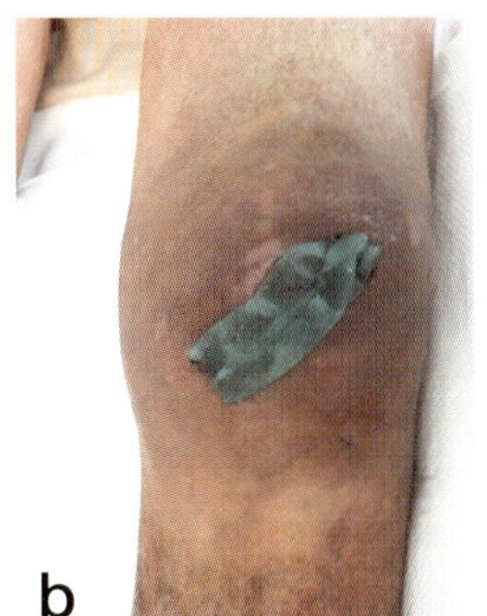

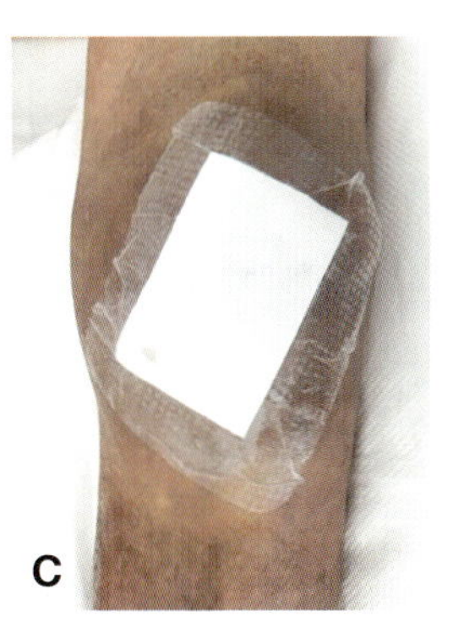

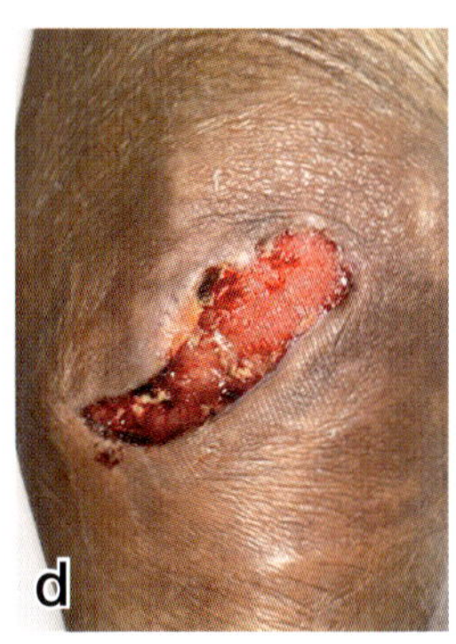

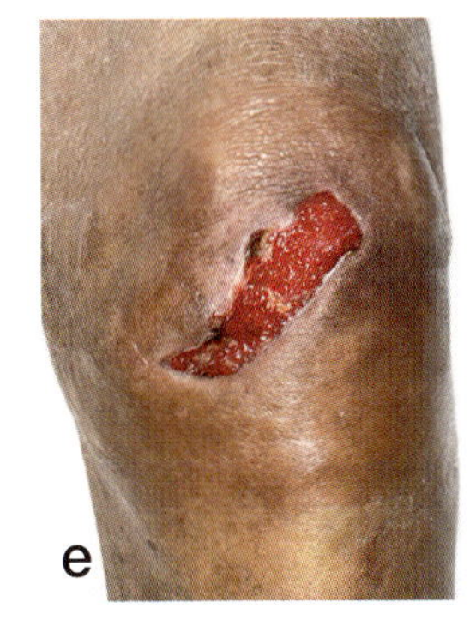

図2 図 1 と同一症例の深部解離性血腫切開後の潰瘍

a：部分的に黄白色スラフが固着する．

b：潰瘍洗浄後，Sorbact®ジェルドレッシングを潰瘍面に充填した．

c：二次ドレッシングとしてオプサイト® POST-OP を貼付 MEMO 1，2～3 日おきの交換とした．

d：Sorbact®ジェル貼付 5 日目．壊死組織は除かれ良好な肉芽形成がありフィブラスト®スプレーとアクトシン®軟膏外用に変更した．

e：フィブラスト®スプレーとアクトシン®軟膏外用 4 日後．さらに潰瘍は浅くなり上皮化も進んでいる．

表1 創傷と菌の考え方

名称	状態
汚染（contamination）	菌が付着しているが増殖なし
定着（colonization）	菌がある程度増殖しているが無害
臨界的定着（critical colonization）	菌が増殖し感染の直前
感染（infection）	菌が増殖し，組織に侵入

（文献 1）より転載）

表2 ハイドロジェル製品の特徴，使い分け

	グラニュゲル® イントラサイトジェルシステム	プロントザン® 創傷用ゲル	Sorbact® ジェル ドレッシング
含有成分	なし	ポリヘキサニド ベタイン	セルロースアセテート
主な使用目的	・湿潤環境の維持 ・自己融解ブリードマン	バイオフィルムの除去	バイオバーデンの低減
使用適応となる創の乾燥状態	（+）～（++）	（−）～（++）	（−）～（++）
使用適応となる主な感染状況	汚染～定着	臨界的定着～感染	臨界的定着～感染

MEMO 2
スラフ
水分を含んだ柔らかな黄色調の壊死組織．

左膝の皮膚潰瘍は過剰な滲出液が減ったのち，スラフ MEMO 2 が固着していたため critical colonization 状態と考え Sorbact®ジェルを選択した．

ハイドロジェルの補足解説（表 2）

ハイドロジェルは創面に水を与えるため，他の多くの創傷被覆材と比べて湿潤環境を維持する効果が高い．グラニュゲル®，イントラサイト®ジュエルシステムといった製品は，このハイドロジェルの特性を生かし，滲出液が少なく乾燥した創に湿潤環境をもたらし，固着する壊死組織に水分を与え浸軟・軟化させ，自己融解を促し壊死組織の除去を容易にする．

一方，プロントザン®ゲルはハイドロジェルではあるものの，湿潤作用には重きは置かれていない．プロントザン®ゲルは抗菌成分ポリヘキサニド，界面活性剤ベタインを含有した製品で，wound hygiene concept（創傷衛生）に基づいたバイオフィルム除去に主眼が置かれている．したがって，ぬめりやスラフが付着する創の清浄化を目的に使用される．

また，Sorbact®ジェルは Sorbact®コンプレスにハイドロジェルがまぶされたドレッシング材である．Sorbact®コンプレスは本体のセルロースアセテートが微生物と結合することで菌の除去，創を清浄化する作用を持つが湿潤作用はない．Sorbact® ジェルは Sorbact® コンプレスにハイドロジェルを併せたことで，乾燥した創にも適応できるようにしたものである．

滲出液が少なく壊死組織付着した汚い創に対する治療は，以前はゲーベン®クリームが選択されることがほとんどであったが，プロントザン®ゲル，Sorbact®ジェルといった新たな選択肢が増えた MEMO 3．

MEMO 3 創傷治癒において感染コントロールの重要性が見直されており，critical colonization の状態では積極的にプロントザン®ゲル，Sorbact®あるいは Ag 含有製材の使用を検討する．

文献

1）鹿児山浩：MB Derma. 344: 11, 2024

コラム

新しいハイドロジェル～ ATK パッド～

前川 武雄

透明なフィルム製材の中に水飴の成分を内包し，浸透圧作用により高い吸水性能を持つ新しい製材である．長方形の 9 × 13cm（保険償還は 85cm^2）の 1 種類のみが発売されている．吸収した水分を被覆材の内部に貯留させるだけでなく，外部に蒸散させる作用もあることから，水分処理能力が非常に高い．1 枚あたり 24 時間で 74.2g，48 時間で 147.1g もの滲出液を処理することができるため，滲出液の多い創傷に適する．また，透明な製材であり，創面を観察できる点も使いやすい．従来のハイドロジェルは吸水ではなく，むしろ補水作用により自己融解を促す製品が多かった中，まったく逆の作用が期待できるハイドロジェルである．

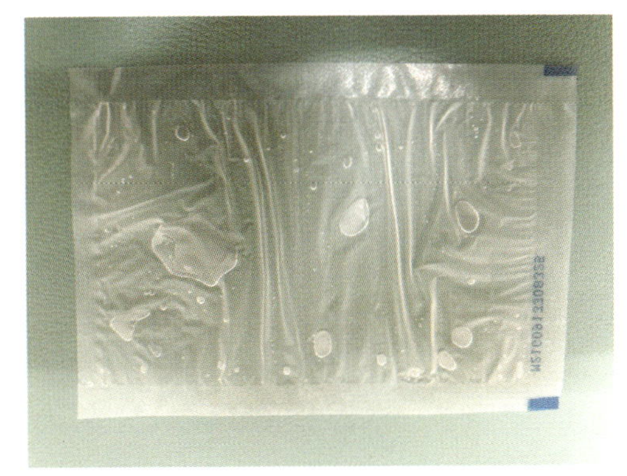

a：使用前

非常に薄い袋状のフィルム内に少量の吸収体が包埋されている．

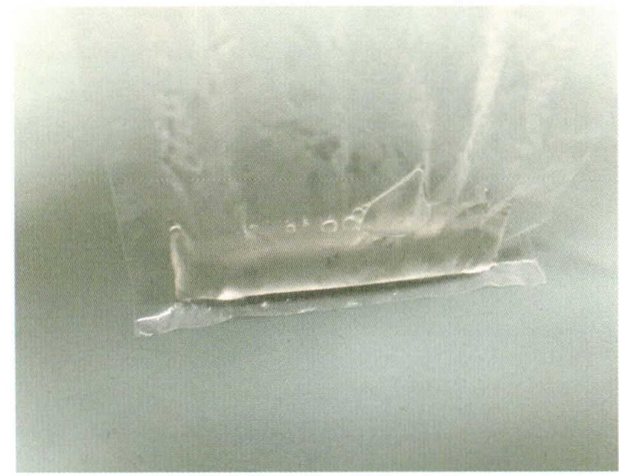

b：使用後

滲出液を吸収すると，吸収体が滲出液を吸収し，液体貯留がフィルム内に観察できる．

7 セルロースアセテート

勝又 文徳

セルロースアセテートとは

・セルロースアセテートは，疎水性相互作用を利用して微生物を結合し，創傷から除去することで治癒を促進する創傷ドレッシング素材である．とくに細菌との結合に効果的で，創傷治癒過程を促進する．

セルロースアセテートに適した創

・滲出液を伴う創傷，手術部位の感染創，慢性潰瘍など，多様な創傷に対して効果を発揮する．バイオフィルムの形成を抑制し，治癒を促進することが主な利点になる．

セルロースアセテートに適さない創

・深部組織感染や壊死組織を含む創傷には適しておらず，これらの状態では他の治療手段を検討する必要がある．デブリードマン後のバイオフィルム抑制には使用できる場合もある．

セルロースアセテートの利点・注意点

・セルロースアセテートは，抗生剤耐性のリスクを低減しつつ創傷の細菌数を減少させる効果があるが，適応外の使用には注意が必要である．創傷治癒を促進するために，適切な使用が推奨される．

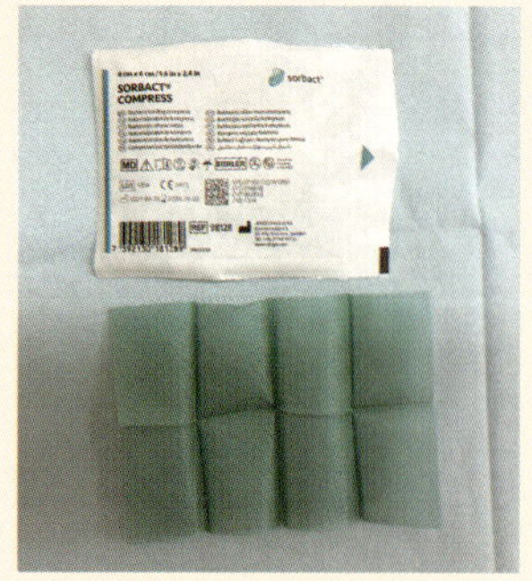

Sorbact® コンプレス

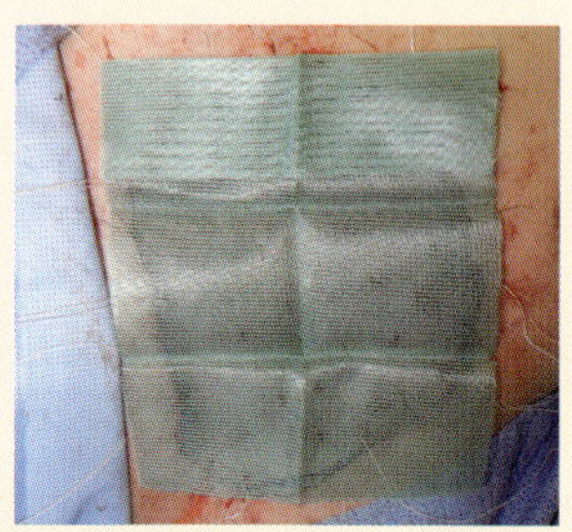

Sorbact® コンプレスを貼付しているところ

症例：外傷性下腿潰瘍

80 歳代，男性．大動脈弁置換術後，軽度腎障害があり，両下腿浮腫がみられた．外傷を契機に左下腿に 3cm 大の潰瘍があった．

臨床診断

外傷性下腿潰瘍．

治療と経過

メンテナンスデブリードマンを行いつつ，精製白糖+ポビドンヨード配合軟膏，ブクラデシンナトリウム軟膏による外用治療を行っていた．数カ月にわたり，上皮化しなかった．疼痛のため自己処置時のデブリードマンはほとんど見込めない状況であった．そのため，潰瘍表面にはスラフが付着しており，潰瘍は慢性化し，critical colonization が臨床的に疑われる状態であった（**図 1a**）．外用処置から，Sorbact® コンプレスへ処置を変更

特定保険医療材料に認可されているセルロースアセテート（Sorbact® コンプレス）

<table>
<tr><th>使用材料</th><th>販　売</th><th>会　社　名
（製造販売元／販売元）</th><th>一般的名称</th><th>保険償還価格</th><th>管理区分</th></tr>
<tr><td>セルロースアセテート</td><td>Sorbact®
コンプレス</td><td>センチュリーメディカル(株)</td><td>深部体腔創傷被覆・保護材</td><td rowspan="4">在 008・Ⅱ 101・調 012
【皮膚欠損用創傷被覆材】
皮下組織に至る創傷用
標準型：10 円 /cm²
異形型：35 円 /g</td><td rowspan="6">高度管理医療機器</td></tr>
<tr><td colspan="4">以下は Sorbact® のラインナップ</td></tr>
<tr><td>ハイドロジェル</td><td>Sorbact® ジェルドレッシング</td><td rowspan="3">センチュリーメディカル(株)</td><td>二次治癒ハイドロゲル創傷被覆・保護材</td></tr>
<tr><td>ポリウレタンフォーム</td><td>Sorbact® フォームドレッシング</td><td>二次治癒フォーム状創傷被覆・保護材</td></tr>
<tr><td>ビスコース／ポリプロピレン／ポリエステル不織布</td><td>Sorbact®
サージカルドレッシング</td><td>局所管理フォーム状創傷被覆・保護材</td><td>在 008・Ⅱ 101・調 012
【皮膚欠損用創傷被覆材】
真皮に至る創傷用 6 円 /cm²</td></tr>
</table>

一般社団法人 日本医療機器テクノロジー協会 創傷被覆材部会作成 第 32 版 2024 年 6 月 1 日改訂を加工・追加
（使用材料がセルロースアセテート以外の Sorbact® のラインナップも参考のため記載した）

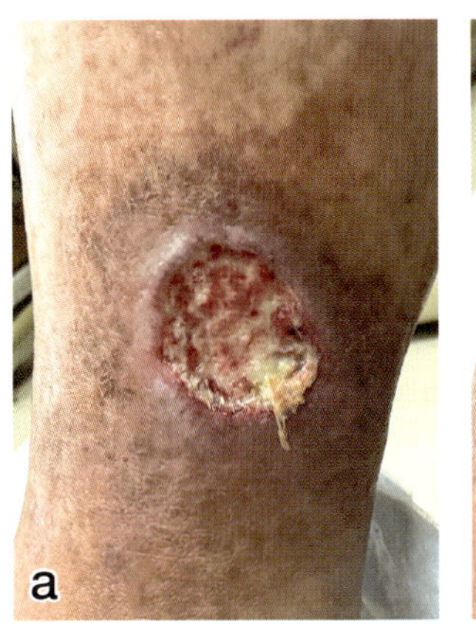

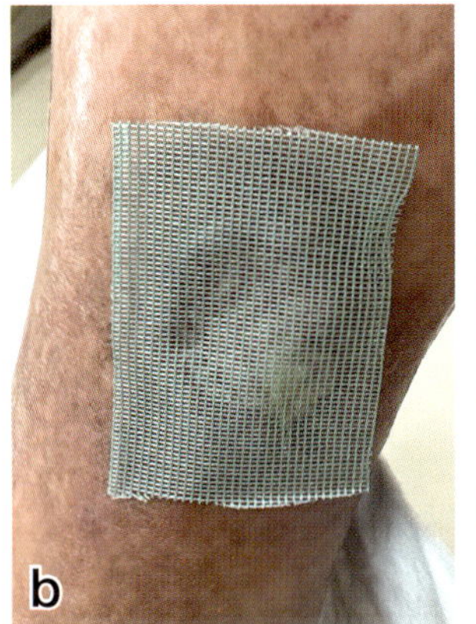

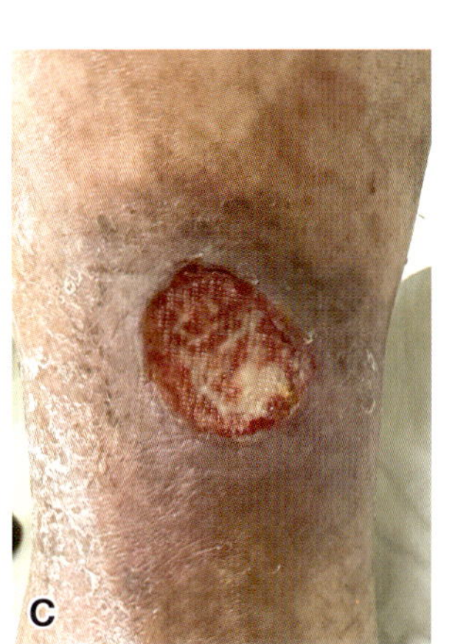

図1 症例：80 歳代，男性．外傷性下腿潰瘍

a：潰瘍表面にはスラフが付着しており，潰瘍は慢性化し，critical colonization が臨床的に疑われる状態であった．

b：外用処置から，Sorbact® コンプレスへ処置を変更した．

c：使用開始 1 週間でスラフは明らかに減少し，潰瘍辺縁の皮膚の発赤，浮腫も改善した．

した（**図 1b**）．浅い潰瘍であったため Sorbact® コンプレスは 1/8 にカットし，広げた状態で使用した．

使用開始 1 週間後に受診を指示し，経過観察を行った．1 週間でスラフは明らかに減少し，潰瘍辺縁の皮膚の発赤，浮腫も改善していることを確認できる（**図 1c**）．

この症例のポイント

日々のガーゼによるメンテナンスデブリードマンの重要性を外来で説明していたが，高齢かつ独居の患者であったため，十分なデブリードマンが行えていない状態であった．

創面は治癒遷延，滲出液の増加，創傷の縁が不明瞭かつ浮腫状，創傷表面に粘着性かつ半透明の生物膜などのバイオフィルム形成を示唆する所見があった．そのため痛みを伴わず，バイオバーデン MEMO 1 を減らす狙いでSorbact® コンプレスの使用を開始した．固着しにくいSorbact® コンプレスによる処置へ変更したことで，自宅での処置時にも疼痛がなくなったことで患者の満足を得ることができた．またSorbact® コンプレスにより，創傷治癒遅延の原因となるバイオフィルム形成を阻害することができた．

MEMO 1
バイオバーデン
創傷内の微生物の数を指し，その病原性は微生物の種類，増殖数に影響される．

本製材は非固着性であるため，潰瘍部位に適切に接着させる．潰瘍径よりも広めにSorbact® コンプレスを広げることで，創面にドレッシング材が適切に接着するように工夫した．自験例では創面が浅かったが，より深い創傷では，十分量のSorbact® コンプレスを使用し，過不足なく創面にドレッシング材を接着させるよう注意する．疼痛が強く自己処置が不十分な患者，外用治療のみで創傷治癒が遷延している患者にSorbact® はよい適応になる．

セルロースアセテートとは

Sorbact® コンプレスは，微生物の結合によりバイオバーデンの低減が期待できる創傷ドレッシングである．創面に接する緑色のSorbact® コンプレスはセルロースアセテートでできており，滲出液が二次ドレッシングに吸収される際に微生物と結合する．Sorbact® コンプレスは滲出液中のMRSA (methicillin-resistant Staphylococcus aureus：メチシリン耐性黄色ブドウ球菌) を含む黄色ブドウ球菌，レンサ球菌，大腸菌，緑膿菌およびカンジダアルビカンスなどの微生物と結合する．微生物とSorbact® コンプレスが結合するのは，疎水性相互作用を利用している．疎水性相互作用とは，水に溶けにくい物質が互いに引き合う現象のことである．Sorbact® コンプレスは疎水性をもつ塩化ジアルキルカルバモイル (dialkylcarbamoyl chloride：DACC) が添付されており，同じく細胞膜が疎水性をもつ微生物が吸着される．ドレッシング材の交換の際に，吸着された微生物も除去されるため，創傷のバイオバーデンの低減につながる[1)]．

原理を同じくして，Sorbact® ジェルドレッシング，フォームドレッシング，サージカルドレッシングなどのラインナップがある．真皮までの創傷から皮下脂肪組織までの深い創傷に至るまで，滲出液の量に合わせて材系を選択できる[1)]．

セルロースアセテートに適した創

清浄創，感染に移行しそうな創，汚染された創または感染創を含む，滲出液を伴うすべての種類の創傷が適応とされている[1)]．**具体的には，手術部位感染創，静脈うっ滞性潰瘍，糖尿病性足潰瘍，褥瘡などに使用される．この素材はバイオフィルムの形成を抑え**，創傷治癒過程で見られるcritical colonization (臨界的定着) の管理に有効である．バイオフィルムによる感染リスクの低減と，critical colonization状態の創傷における治癒過程の促進は，セルロースアセテートを使用する重要な利点の一つだ．また，固着しにくいため，植皮術や陰圧閉鎖療法の際のコンタクトレイヤーとしても有用である (**図2a，b**)．ただし，適用外使用となる点に注意が必要である．

セルロースアセテートに適さない創

Sorbact® シリーズ（以下Sorbact®）は多くの製品が皮下組織に至る創までの適応と

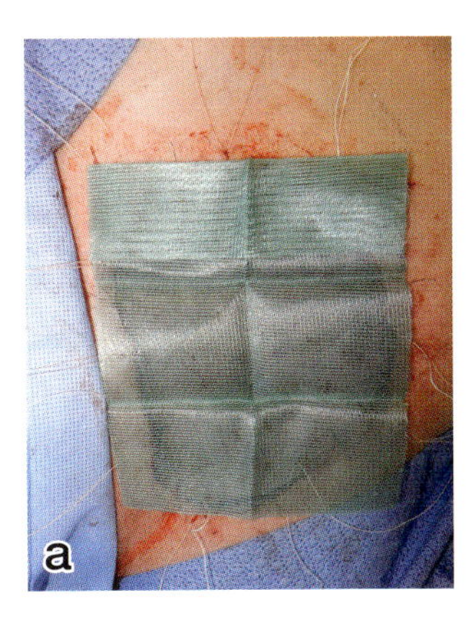

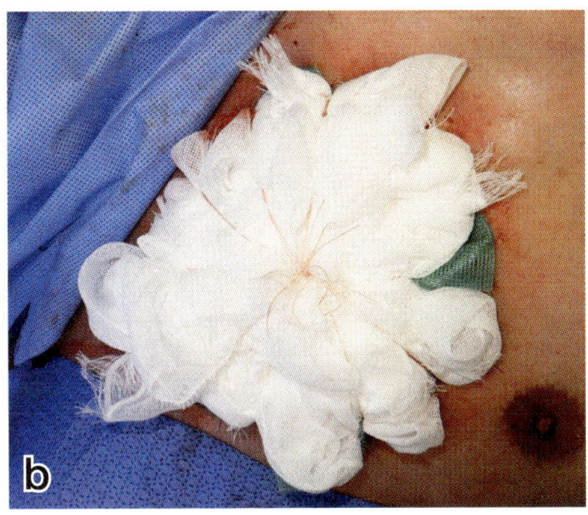

図2 40歳代，男性．セルロースアセテートの使用例

a：植皮を縫合糸で固定し，Sorbact® コンプレスを乗せている．

b：植皮をタイオーバー固定し，植皮コンタクトレイヤーとして Sorbact® コンプレスが接している．

なっている．そのため適さない創としては，骨髄炎を合併するような深部組織の感染に関しては十分な治療効果は期待できない．また，壊死組織を含む創は Sorbact® のみでの壊死組織の除去は困難である．そのためメンテナンスデブリードマン MEMO 2 を優先させるべきである．ただし，デブリードマンの翌日にスラフ MEMO 3 が付着するような慢性創傷の場合は，デブリードマン後に Sorbact® を使用することでバイオフィルム抑制が期待できる．

MEMO 2
メンテナンスデブリードマン
ベッドサイドでの保存的処置として壊死組織の一部を切除すること．

MEMO 3
スラフ
水分を含んだ柔らかな黄色調の壊死組織．

セルロースアセテートの利点

抗菌薬適正使用支援（antimicrobial stewardship）では，耐性菌の増加を遅らせるために抗菌薬の過剰使用は行うべきでない，とされている．そのため抗菌薬や抗生剤ではなく，銀，ヨウ素などの抗菌作用のある特定の要素を使用したドレッシング材，物理的に細菌を捕捉して創傷から除去するドレッシング材の使用が増加している[2]．**Sorbact® は物理的に細菌を吸着するため，細菌が抗生剤耐性を獲得するリスクが少ない．**

また，Sorbact® を使用した創傷の細菌数減少に関する研究では，銀を含む銀含有親水用ファイバーとのドレッシングの効果を比較している．この研究では，重度にコロニー化されたまたは局所的に感染した慢性静脈性下腿潰瘍の患者を対象に，植皮術前のバイオバーデンの管理におけるこれら 2 つのドレッシングの効果を比較した．研究の結果，術直後の創部のスワブから検出される細菌数は両者とも減少していたが，有意差はなかった．術後 4 日では，銀含有親水性ファイバーを使用したグループでは細菌負荷が平均 41.6％減少したのに対し，Sorbact® を使用したグループでは平均 73.1％の減少がみられ，Sorbact® が有意に細菌数を減少した[3]．Sorbact® の使用で創部の細菌数が減少し，バイオフィルム形成が抑制され，創傷治癒を促進すると考えられている．

文献

1）センチュリーメディカル株式会社「創傷治療 / 形成・乳腺外科分野 Wound Care」
https：//www.cmi.co.jp/products/category/wound-care/（2024 年 5 月 16 日閲覧）
2）Rippon MG, Rogers AA, Ousey K et al: J Wound Care 30: 284, 2021
3）Mosti G, Magliaro A, Mattaliano V et al: J Wound Care 24: 121, 2015

8 銀含有ドレッシング材

福井 伶奈

銀含有ドレッシング材とは

・銀イオンとして抗菌性を発揮するスルファジアジン銀や硫酸銀等を含有するドレッシング材.

銀含有ドレッシング材に適した創

・感染，炎症を伴う創，臨界的定着で創傷治癒遅延が疑われる創.

銀含有ドレッシング材の利点

・創傷面積の縮小，壊死組織の減少，滲出液制御，臭い，交換時の疼痛の軽減に効果がある.

銀含有ドレッシング材の注意点

・銀やサルファ剤に対するアレルギーを有する患者には使用できない.

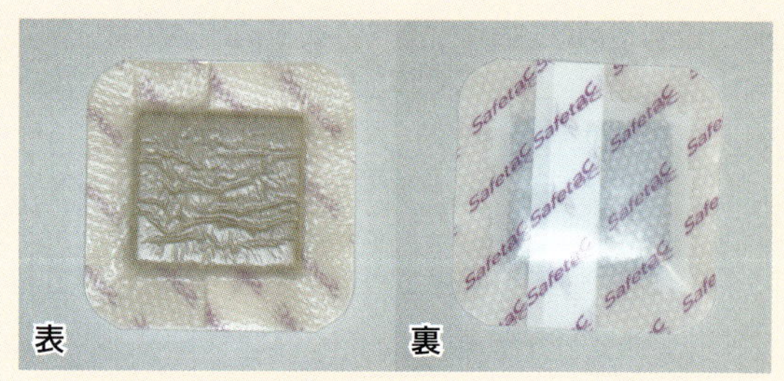

メピレックス®ボーダーAg

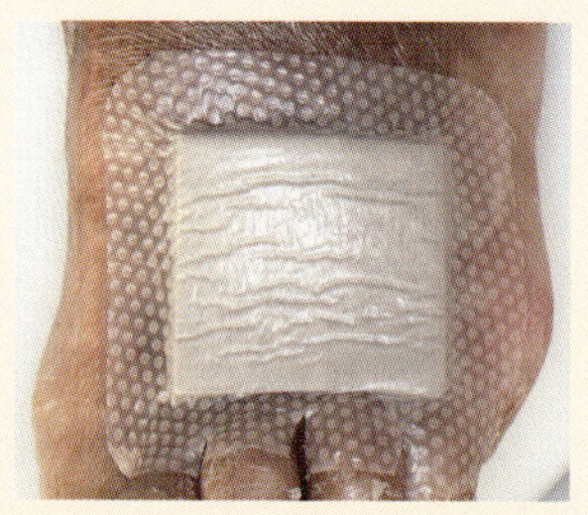

メピレックス®ボーダーAg
を貼付しているところ

症例1：膿瘍切開後の潰瘍

80歳代，男性．基礎疾患に2型糖尿病あり．当科初診2カ月前より左足に疼痛が出現，蜂窩織炎の診断で近医にて抗菌薬加療.

1カ月半前，左足背に膿瘍形成がみられ，前医にて切開排膿，デブリードマン施行．潰瘍の加療継続目的に当科紹介された.

臨床診断

左足背に25×20mm大の膿瘍切開後に生じた潰瘍を認めた．わずかに白色調の壊死組織が付着していた（**図1a**）.

治療と経過

前医での抗菌薬加療により感染はコントロールできていたが，滲出液が多くcritical colonization（臨界的定着）を疑い，局所治療として石けん洗浄，トラフェルミンスプレー噴霧，メピレックス®ボーダーAgを貼付した（**図1b**）．4日ごとに交換とし，交換時に石けん洗浄，フィブラスト®スプレー噴霧とした．同処置を継続し，おおむね上皮化した（**図1c**）.

特定保険医療材料に認可されている銀含有ドレッシング材

使用材料	販　売	会　社　名 （製造販売元 / 販売元）	一般的名称	保険償還価格	管理区分
ハイドロコロイド	バイオヘッシブ®Ag ライト	アルケア（株）	抗菌性創傷被覆・保護材	在 008・Ⅱ 101・調 012【皮膚欠損用創傷被覆材】真皮に至る創傷用 6 円 /cm²	高度管理医療機器
親水性ファイバー	アクアセル®Ag BURN	コンバテック　ジャパン（株）			
	アクアセル®Ag フォーム	コンバテック　ジャパン（株）		在 008・Ⅱ 101・調 012【皮膚欠損用創傷被覆材】皮下組織に至る創傷用 標準型：10 円 /cm² 異形型：35 円 /g	
	アクアセル®Ag アドバンテージ				
	アクアセル®Ag アドバンテージリボン				
ポリウレタンフォーム	ハイドロサイト®ジェントル 銀	スミス・アンド・ネフュー（株）			
	メピレックス®Ag	メンリッケヘルスケア（株）			
	メピレックス®ボーダー Ag				
ハイドロコロイド	バイオヘッシブ®Ag	アルケア（株）			

一般社団法人 日本医療機器テクノロジー協会 創傷被覆材部会作成 第 32 版 2024 年 6 月 1 日改訂を加工

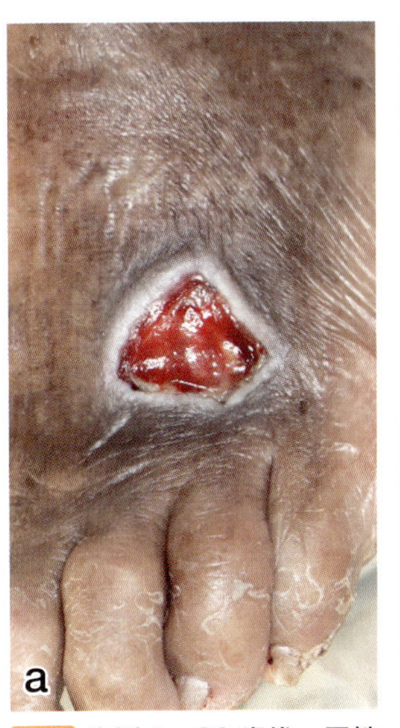

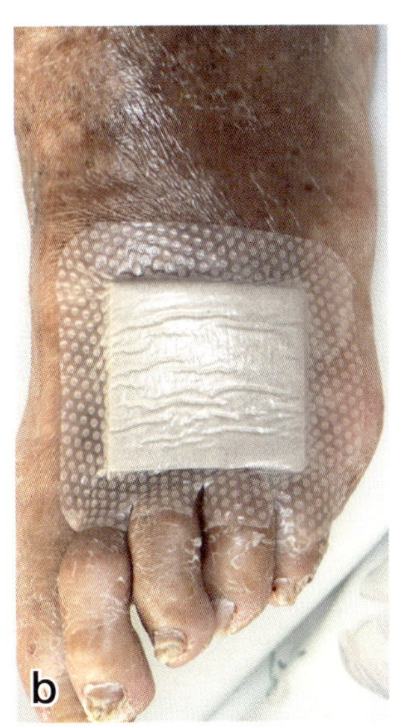

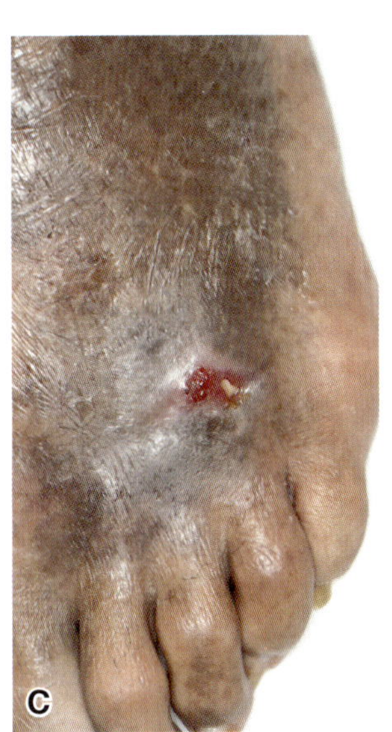

図1 症例 1：80 歳代，男性．膿瘍切開後の潰瘍

a：初診時臨床像.

b：メピレックス®ボーダー Ag にて治療中.

c：治療後の臨床像.

症例 1 のポイント

自験例では感染後の創であり，抗菌性を有するメピレックスボーダー®Ag を選択した．自験例は 4 日ごとに交換を行うことができたため，洗浄交換時の疼痛，自己処置の負担を減らすことができた．また，足背であり可動により被覆材がずれやすい箇所であるが，足趾にかかるドレッシング部分に切り込みを入れることでより密着性を高めた．

銀含有ドレッシング材とは

銀含有親水性ファイバー，銀含有ハイドロコロイド，銀含有ポリウレタンフォームがある．**銀の抗菌性はスルファジアジン銀や銀イオンとして発揮され，広い抗菌スペクトルと耐性菌ができにくいことが特徴**である．

各種銀含有製材の特徴と違い

使用材料は親水性ファイバー，ポリウレタンフォーム，ハイドロコロイドに分けられる．親水性ファイバーの構成成分であるハイドロファイバーは自重の約 30 倍もの吸収力があり，アルギン酸塩の約 2 倍の水分保持力を持つことから，治癒に最適な浸潤環境を長期間維持，肉芽形成を促進する．また，細菌などを含む滲出液を内部に閉じ込め，創部

表 銀含有ドレシング材の製品の各特徴

使用材料	販売名	特徴
親水性ファイバー	アクアセル®Ag	柔軟性があり深い創にも密着
	アクアセル®Ag 強化型	アクアセル®Ag をリヨセル糸で強化 使いやすいリボン状 形態からポケットなどに使用しやすい
	アクアセル®Ag Extra	吸収力と強度をプラス．交換頻度を軽減
	アクアセル®Ag フォーム	4 層からなり，細菌をゲル内に封じ込め，創面に密着する層が効果的な抗菌効果を発揮．周囲皮膚が脆弱でも使用可．
	アクアセル®Ag アドバンテージ	塩化ベンゼトニウムと金属キレート剤の添加で銀イオンと抗菌性能のスピードを向上 アクアセル®Ag と比較し吸収量 1.5 倍，強度 9 倍
	アクアセル®Ag　アドバンテージリボン	アクアセル®Ag アドバンテージのリボンタイプで充填しやすい
ポリウレタンフォーム	ハイドロサイト®ジェントル 銀	シリコーン粘着のハイドロサイトに銀の抗菌効果を追加
	メピレックス®Ag	セーフタックと硫酸銀による即効・持続的抗菌効果(30 分以内に抗菌効果発揮，7 日間持続)
	メピレックス®ボーダー Ag	メピレックス®Ag にテープを追加
ハイドロコロイド	バイオヘッシブ®Ag	スルファジアジン銀による創傷面の衛生環境の向上

へ逆戻りすることを防ぐ.

ポリウレタンフォームは自重の約10倍の滲出液を吸収し，ドレッシング材の溶解や剥落による創部の残渣がない．親水性のポリウレタンフォームに含まれる銀が抗菌効果を発揮することで，滲出液を伴う感染を引きおこす可能性が高い創に適している.

ハイドロコロイドは親水性のコロイド粒子が滲出液を吸収してゲル状に変化し，創面の浸潤環境を維持する．吸収量は多くないため，びらんや浅い褥瘡，滲出液の少ない褥瘡への使用が適している（**表**）.

症例2：静脈性下腿潰瘍

60歳代，女性．近医でイソジンシュガー外用加療するも難治で紹介された.

臨床診断

静脈性下腿潰瘍．右下腿に浮腫と潰瘍を認めた．表面に一部黄色壊死組織が付着していた（**図2a**）.

治療と経過

圧迫療法に加えてメピレックスボーダー®Ag貼付を開始した．開始2週間後，潰瘍辺縁より上皮化傾向がみられ（**図2b**），開始1カ月で上皮化した（**図2c**）.

症例2のポイント

抗菌性を有するメピレックス®ボーダーAgを選択することで，数日ごとの交換でも2次感染をきたすことなく治癒した．また，吸水性に優れるポリウレタンフォームであることから，滲出液のコントロールも可能となり，上皮化の促進に寄与したと考える.

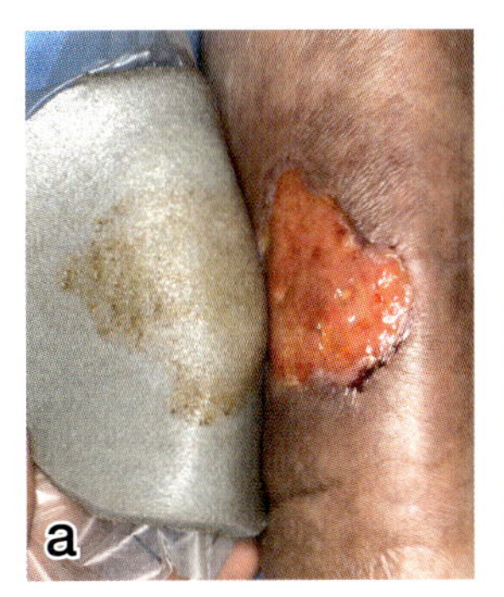

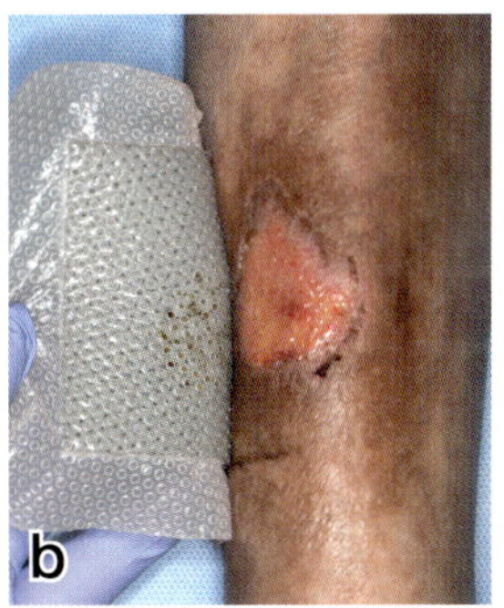

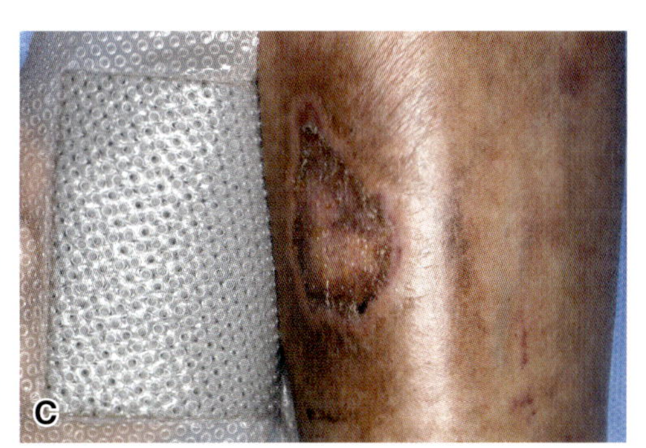

図2 症例2：60歳代，女性．静脈性下腿潰瘍

a：治療開始前.

b：治療開始2週間後.

c：治療後の臨床像.

文献

1) 創傷・褥瘡・熱傷ガイドライン策定委員会（創傷一般グループ）：日皮会誌 133: 2519, 2023
2) 黒川正人：褥瘡会誌 21: 8, 2019

9 界面活性剤含有製材

松本 崇直

界面活性剤含有製材とは

・浸透，阻害，洗浄，除去作用を有する低刺激性の性質を有する界面活性剤を含有するドレッシング製材．

界面活性剤含有製材に適した創

・表面の感染が疑われる創．

界面活性剤含有製材に適しない創

・感染徴候がなく，すでに紅色肉芽が保たれている創．

界面活性剤含有製材の利点

・バイオフィルムの除去.

・低刺激性の性質による患部の疼痛緩和に適する．

界面活性剤含有製材の注意点

・反復して使用する際にはアレルギー性接触皮膚炎に注意する．

アクアセル®Ag アドバンテージ（コンバテック ジャパン）

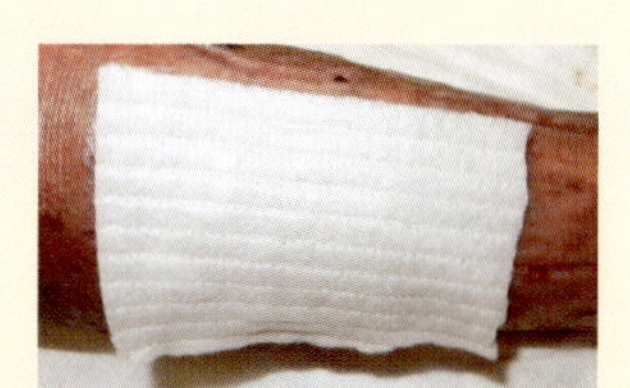

アクアセル®Ag アドバンテージを貼付したところ

症例：右下腿うっ滞性皮膚潰瘍

80 歳代，女性．左膝部外傷後皮下血腫で入院． 以前より，当科でうっ滞性皮膚炎・皮膚潰瘍で通院中．

臨床診断

入院時，右下腿前面に 8 × 6cm 大の不整形潰瘍． 滲出液は中等量，黄白色壊死固着あり（**図 1a**）．

治療と経過

左膝部外傷後皮下血腫に対しては局所麻酔下に切開・血腫除去を施行，安静・下肢挙上とした．右下腿うっ滞性皮膚潰瘍に対しては石けん洗浄に加えアクアセル ®Ag アドバンテージを週 2 回交換で使用した（**図 1b**）．滲出液は減少し，壊死も早期に除去できた． 紅色肉芽は保たれ 2 週間程で潰瘍径は著明に縮小傾向となった（**図 1c**）．最終的にはトラフェルミンスプレー，アクトシン ® 軟膏に変更し上皮化に向かっている．

特定保険医療材料に認可されている界面活性剤含有製材

使用材料	販売	会社名（製造販売元 / 販売元）	一般的名称	保険償還価格	管理区分
親水性ファイバー	アクアセル®Ag アドバンテージ	コンバテック ジャパン(株)	抗菌性創傷被覆・保護材	在 008・Ⅱ 101・調 012【皮膚欠損用創傷被覆材】皮下組織に至る創傷用 標準型：10 円 / cm^2 異形型：35 円 / g	高度管理医療機器
ハイドロジェル	プロントザン®	ビー・ブラウンエースクラップ（株）			

一般社団法人 日本医療機器テクノロジー協会 創傷被覆材部会作成 第 32 版 2024 年 6 月 1 日改訂を加工

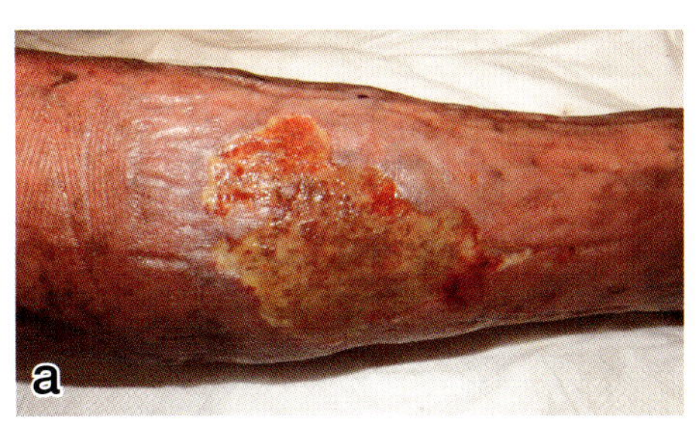

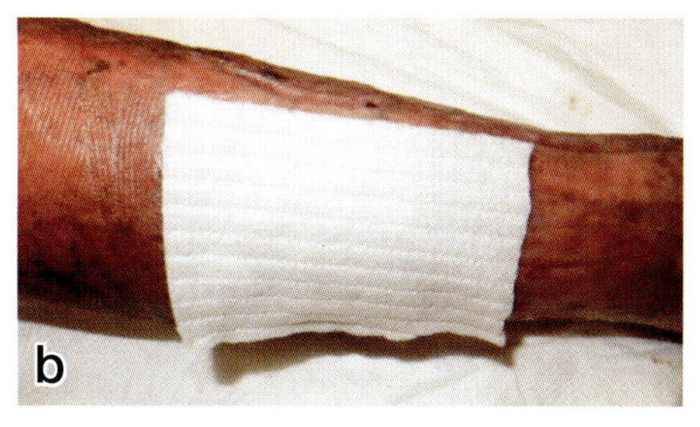

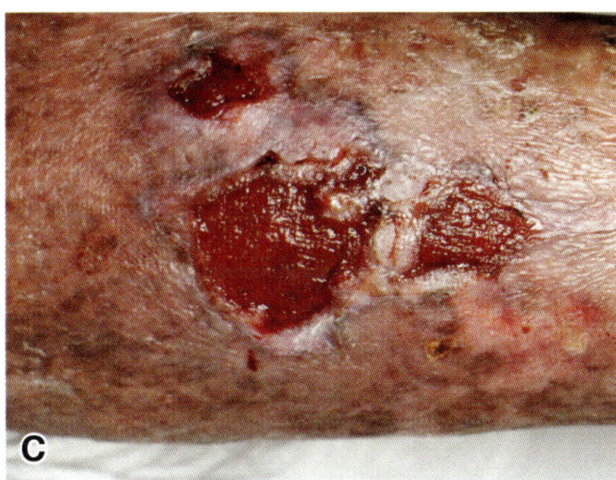

図1 症例：80 歳代，女性．右下腿うっ滞性皮膚潰瘍

a：入院時現症．
b：アクアセル®Ag アドバンテージ貼付時．
c：治療開始 3 週間後．

この症例のポイント

界面活性剤含有製材とは

冒頭で記した通り，浸透，阻害，洗浄，除去作用を有する低刺激性の界面活性剤を含有するドレッシング製材であり，**バイオフィルムの除去，低刺激性の性質による患部の疼痛緩和に適する**．

バイオフィルムおよび創傷残屑（ざんせつ）に対して，表面張力を低下させ分離を促進，溶液中では残屑，バイオフィルムに接着・保持し，再付着を防ぐ．

具体的には親水性ファイバーに分類されるアクアセル®Ag アドバンテージ，ハイドロジェルに分類されるプロントザン® MEMO 1 などがあげられる．

MEMO 1 プロントザン®創傷用ゲルやプロントザン®創傷洗浄用ソリューションでは基材の性質から創傷周囲に漏れやすいため，外用後にラップやパーミロール®で保護すると良い．

本症例では入院前の段階でうっ滞性皮膚潰瘍の創傷治癒遷延，感染徴候，滲出液も中等量であり，良好な肉芽増生の前段階のコントロールが必要であった．
そのため，本症例ではバイオフィルムのコントロールに加え吸水性に優れたアクアセル® Ag アドバンテージを選択した．

週 2 ～ 3 回，創部の石けん洗浄，アクアセル®Ag アドバンテージの交換で十分な創面コントロールが可能であり，連日処置が不要であることが利点であった．

界面活性剤含有製材の種類と特徴

各種製品ごとの特徴を**表**にまとめた.

▶親水性ファイバー（例：アクアセル®Ag アドバンテージ）

カルボキシメチルセルロースナトリウムを繊維状の不織布にしたものである．創内に軽く充填し，その上にドレッシング材で覆う．滲出液の吸収作用が強く，吸収後に崩壊しないゲルを形成する．

アクアセル®Ag アドバンテージは 2 つの添加剤，塩化ベンゼトニウムと金属キレート剤の作用により，銀イオンによる抗菌性能向上を特徴とし，滲出液，細菌などをドレッシング内にトラップし，ドレッシング交換のたびに創面の清浄化を促進する MEMO 2 ．

また，アクアセル®Ag アドバンテージは創傷に密着，湿潤環境を形成し自然治癒力を促進する．従来のアクアセル®Ag と比較すると，ハイドロファイバー®が 2 枚重ね構造であることから吸収力が増している．また，強度が増したことでゲルが破断しにくく剥がしやすいという利点がある.

MEMO 2 アクアセル®Ag アドバンテージは比較的扱いやすい形状をしている．シートタイプは平坦な創に，リボンタイプは死腔や段差のある創に対し使い分けるとよい．

▶ハイドロジェル（例：プロントザン®）

親水性ポリマー分子がマトリックス構造をとり，その中に水分を含む．乾燥した壊死組織に水分を与え，自己融解を促進する.

プロントザン®は，主にバイオフィルムによる創面への負担を軽減，創面の菌の増殖を抑制，疼痛の緩和を目的として用いられる.

表 各製品ごとの特徴

使用材料	販売名	特徴
親水性ファイバー	アクアセル®Ag アドバンテージ	塩化ベンゼトニウムと金属キレート剤の添加で銀イオンと抗菌性能のスピードを向上 アクアセル®Ag と比較し吸収量 1.5 倍，強度 9 倍
ハイドロジェル	プロントザン®	抗菌性創傷洗浄液および抗菌性創傷用ゲルからなる製品

文献

1）創傷・褥瘡・熱傷ガイドライン策定委員会（創傷一般グループ）：日皮会誌 133: 2159, 2023

10 シリコーン粘着剤付創傷被覆材

足立 晃正

シリコーン粘着剤付創傷被覆材（シリコーン製材）とは

・皮膚との接着面に使用され，皮膚の凹凸に沿って広い面積で接着し，**剥離時の疼痛や皮膚損傷が少なく，何度も貼り直しができる創傷被覆材**である．

シリコーン製材に適した創

・創傷被覆材を交換する際の疼痛や周囲の組織，皮膚への損傷を抑えたい創に使いやすいことが最大の特徴である．湿潤した創傷には固着せず，滲出液が創周囲の皮膚に広がるため創縁の浸軟のリスクが少ない．すなわち，**疼痛が強い創や，小児の創傷，スキン - テア，関節部などの伸展部**が適している．

シリコーン製材に適しない創

・滲出液を吸収する作用はなく，滲出液が多い創には滲出液を吸収する作用のあるシリコーン製材のポリウレタンフォームの被覆材を使用する．また，感染を合併する創には抗菌・殺菌作用を有する Ag^{+}が付加されているシリコーン製材にするなど，工夫が必要である．

シリコーン製材の利点

・創傷周囲の皮膚にやさしく密着し，剥がす際に周囲の皮膚への外傷を最小限に抑えることが最大の利点である．非接着性であるため，創傷被覆材交換時の患者の痛みや不快感を軽減することができる．

シリコーン製材の注意点

・上記適さない創の場合には他の創傷被覆材や外用薬の選択も考慮する．

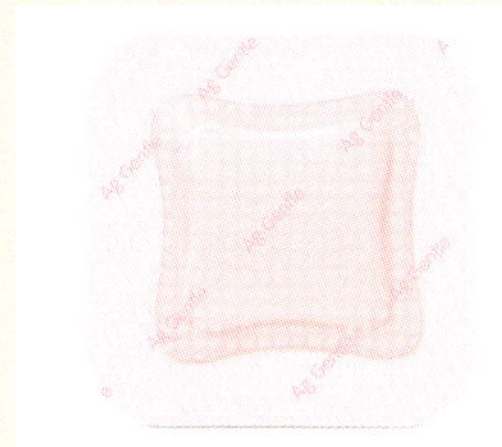

ハイドロサイト®ジェントル銀（スミス・アンド・ネフュー）

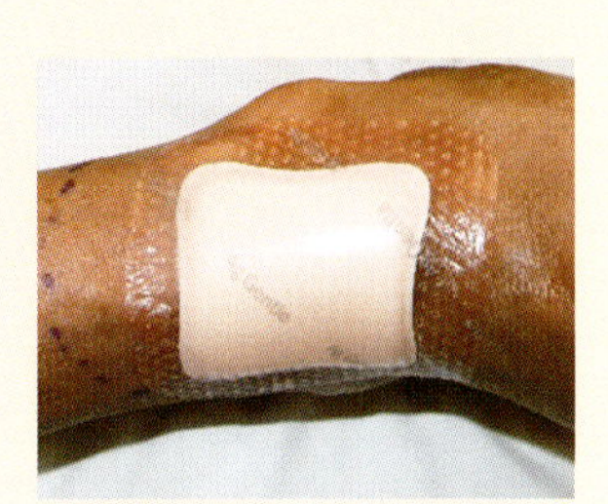

ハイドロサイト®ジェントル銀を貼付しているところ

主なシリコーン粘着剤付創傷被覆材

使用材料	販　売	会　社　名（製造販売元 / 販売元）	一般的名称	保険償還価格	管理区分
非固着成分コートガーゼ	エスアイ・メッシュ®	アルケア（株）	非固着性創傷被覆・保護材	在 009・Ⅱ 103・調 013【非固着性シリコンガーゼ】広範囲熱傷用：1080 円 / 枚平坦部位用：142 円 / 枚凹凸部位用：309 円 / 枚	管理医療機器
	メピテル®	メンリッケヘルスケア（株）			
ポリウレタンフォーム	メピレックス® ライト		局所管理フォーム状創傷被覆・保護材	在 008・Ⅱ 101・調 012【皮膚欠損用創傷被覆材】真皮に至る創傷用 6 円 /cm^2	
	メピレックス® ボーダー ライト				
	メピレックス® ボーダーフレックス ライト				
	ハイドロサイト®AD ジェントル	スミス・アンド・ネフュー（株）	二次治癒フォーム状創傷被覆・保護材	在 008・Ⅱ 101・調 012【皮膚欠損用創傷被覆材】皮下組織に至る創傷用標準型：10 円 /cm^2 異形型：35 円 /g	高度管理医療機器
	バイアテン® シリコーン+	コロプラスト（株）			
	メピレックス® ボーダーAg	メンリッケヘルスケア（株）	抗菌性創傷被覆・保護材		
	ハイドロサイト® ジェントル銀	スミス・アンド・ネフュー（株）			
親水性ファイバー	アクアセル®Ag フォーム	コンバテック ジャパン（株）			
／	メピレックス® トランスファー	メンリッケヘルスケア（株）	熱傷被覆・保護材（手術用被覆・保護材）	／	一般医療機器
	エスアイエイド®	アルケア（株）	綿状綿状創傷被覆・保護材（熱傷被覆・保護材）		

一般社団法人 日本医療機器テクノロジー協会 創傷被覆材部会作成 第 32 版 2024 年 6 月 1 日改訂を加工・追加

症例：医療関連機器褥瘡

70 歳代，男性．既往歴は慢性腎臓病，高血圧症，高尿酸血症，爪カンジダ症．1 カ月前に右下腿蜂窩織炎の加療後，浮腫があったため弾性包帯着用を開始した．その後，足関節部の弾性包帯着用部位に医療関連機器褥瘡（medical device related pressure ulcer：MDRPU）が発生した．その後，MDRPU を侵入門戸とした蜂窩織炎で再度入院した．

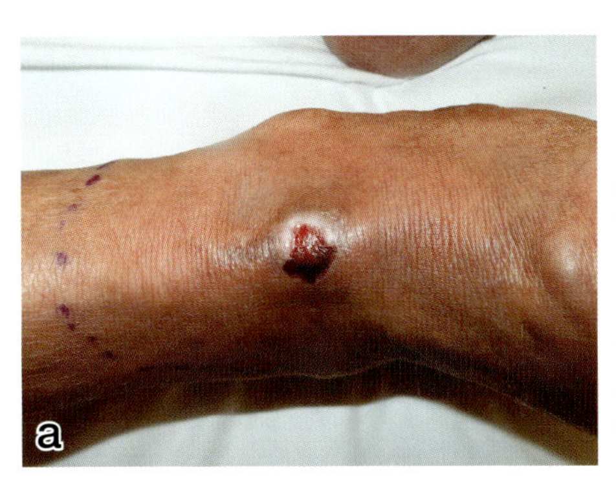

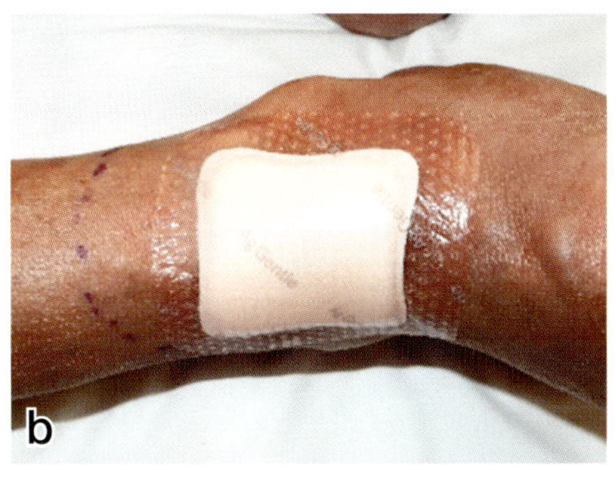

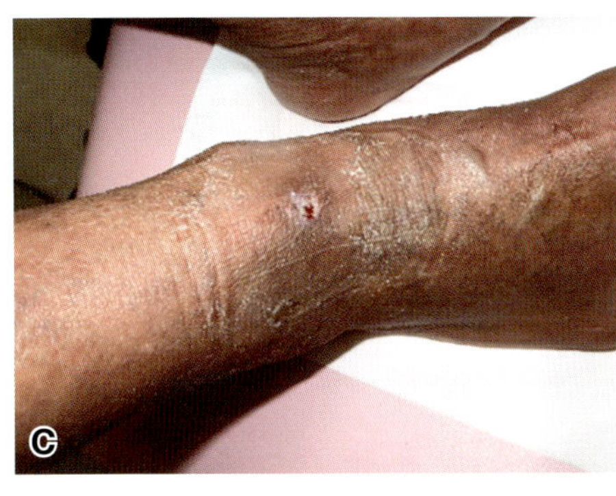

図1 症例：70歳代，男性．足関節部の医療関連機器褥瘡

a：治療前

b：抗菌作用をもつハイドロサイト®ジェントル銀で加療した

c：約3週間後．3，4日に1回の交換で略治した．

（自治医科大学皮膚科角総一郎先生のご厚意による）

鑑別疾患と臨床診断

鑑別診断は，MDRPU，うっ滞性皮膚潰瘍，血管炎，膿皮症．臨床診断はMDRPU．

治療と経過

感染の侵入門戸となった潰瘍部であるため，抗菌作用をもつハイドロサイト®ジェントル銀による加療を開始し（**図1a**），3，4日に1回の交換で約3週間後に略治した（**図1b**）．

この症例のポイント

関節部で屈曲や伸展が頻繁におこる部位であり，疼痛が強かったため優しく創を覆うシリコーン粘着剤付きの創傷被覆材を選択した．当初は滲出液が中等量あり感染が否定できなかったため，Ag^+を含有したシリコーン粘着剤付きで滲出液吸収作用のあるポリウレタンフォームを含む創傷被覆材にした．

シリコーン粘着剤付創傷被覆材は，皮膚に優しく密着することで組織損傷のリスクや交換時の疼痛が少ないことが最大のメリットである．そのため，本症例以外には，熱傷や重症薬疹など疼痛コントロールが重要になる症例や褥瘡など脆弱な皮膚が創傷周囲にある症例には使用が考慮される．

参考症例：浅達性Ⅱ度熱傷

40歳代，女性．オーブンで熱したグラタンを誤って足に落として受傷した．受傷直後，近医の救急外来を受診し，バラマイシン軟膏を塗布後にガーゼで被覆され，翌日に当科を受診（**図2a**）．

治療と経過

右足背における superficial dermal burn（浅達性Ⅱ度熱傷）の診断のもと，被覆されていたガーゼを除去．微温湯，石けんで洗浄し，メピレックス® ライトを貼付した（**図 2b**）．自宅で同様の処置を毎日行うように指導し，約 2 週間で上皮化した．初診 1 カ月半後には，色素沈着と脱色素斑を残して軽快した（**図 2c**）．自験例では，ガーゼ交換時に創部の強い疼痛があったのでメピレックスライトを使用したところ，自己処置を苦痛なく行うことができた．

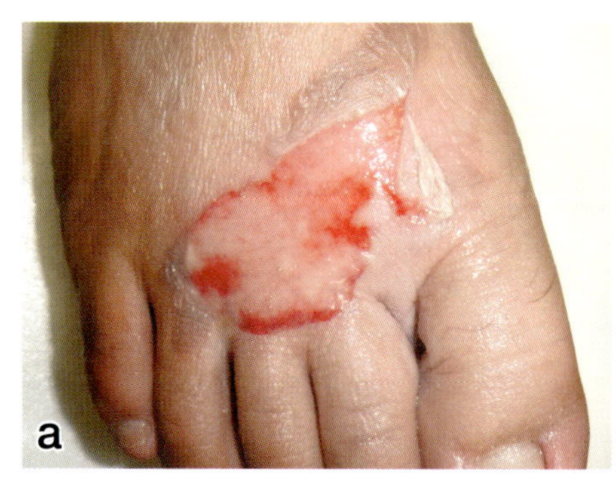

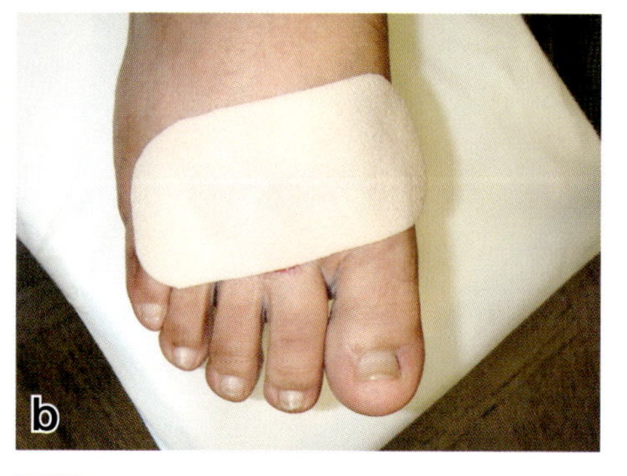

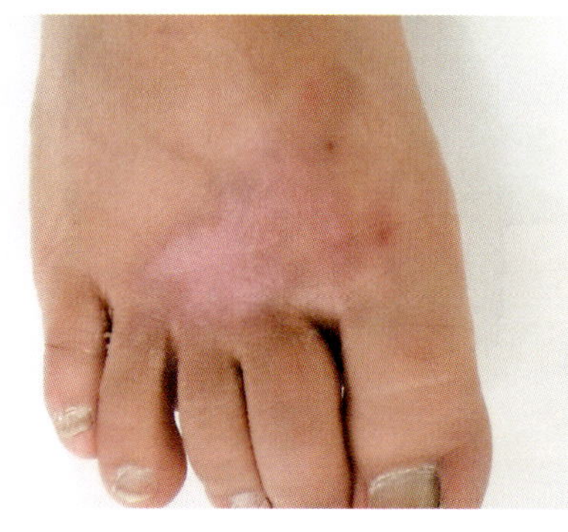

図2　40 歳代，女性．右足背における superficial dermal burn（浅達性Ⅱ度熱傷）の診断

a：右足背に，周囲に淡い紅斑を伴う鶏卵大の潰瘍が認められる．

b：メピレックス® ライトにて治療中．

c：色素沈着と脱色素斑を残して軽快した．

11 保険償還できないドレッシング材

田代 美貴

保険償還ができないドレッシング材

- 医師の指示なくても使用できる.
- 一般医療機器（一般材料）であり自費購入できる.
- 材料（製品）によってサイズのラインナップはさまざま.

保険償還できないドレッシング材を使うタイミング

- 保険で使用できる期間を超えてしまったとき.
- 保険で使用する材料より安価なものを使用するとき.
- 機能性が高く，高価でも患者苦痛の軽減の選択肢のひとつとなる.

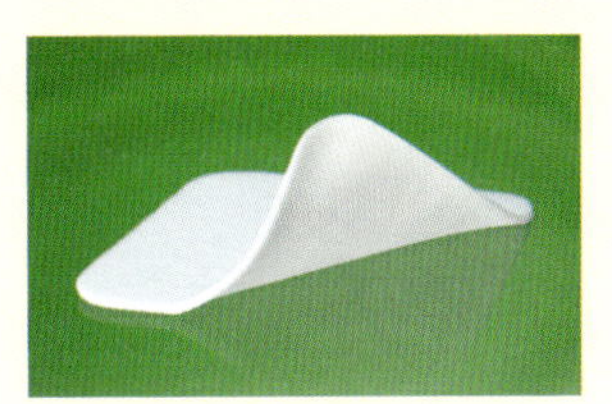

エスアイエイド®（アルケア）

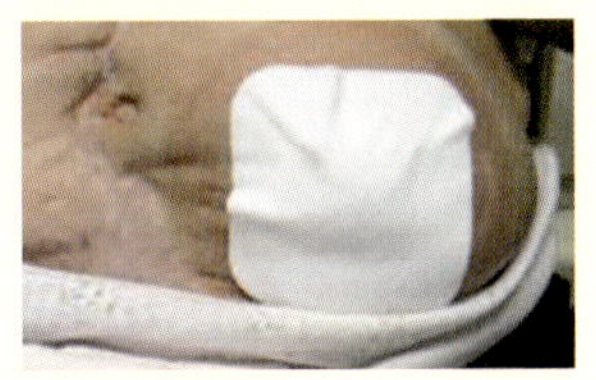

灌注排便法のストーマにエスアイエイド®を貼付しているところ

症例 1：褥瘡感染へのエスアイエイド®の使用

70 歳代，男性．褥瘡感染のため入院し，創が清浄化され肉芽形成を促進する治療としてNPWT（negative pressure wound therapy：局所陰圧閉鎖療法）を開始した．フォーム材を被覆する付属のポリウレタンフィルムを貼付した辺縁の臀部外側に水疱を形成，数日空けてフィルム材を貼付していない大腿前面にも要因不明の水疱を形成した（水疱の原因は，数カ月後に皮膚疾患が判明した）．

治療と経過

フォーム材の交換は週 2 回であったため，交換日までフィルムは剥がせず，エスアイエイド®にて水疱を保護した．新たに発生した水疱も同様にエスアイエイド®で覆ったところ，水疱が破れ滲出液を吸収，1 週間程度で治癒した．

症例 1 のポイント

医療用粘着テープやポリウレタンフィルムの貼り方によって，緊張性水疱を形成し，さらに外力（圧迫，摩擦，ずれ）がかかると表皮が損傷し，創傷範囲が拡大することがある．外力によって発生する褥瘡やMDRPU（medical device related pressure ulcer：医

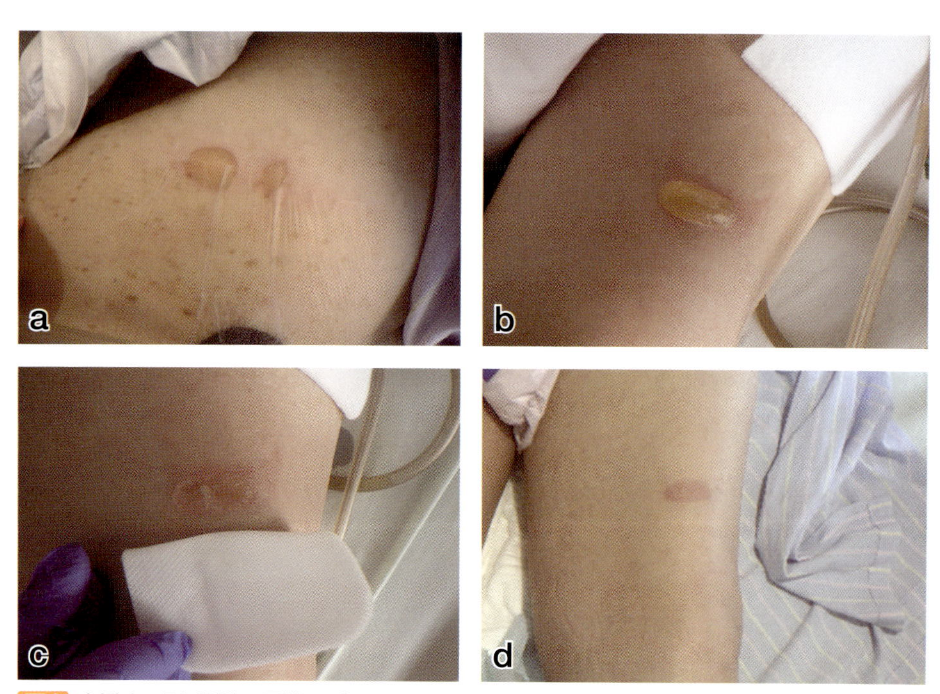

図1 症例1：70歳代，男性．ポリウレタンフィルムを貼付した辺縁の水疱にエスアイエイド®を使用

a：ポリウレタンフィルムの貼り方が不十分なために水疱が発生した．

b：大腿前面に2カ所目の水疱を形成した．

c：水疱が破れ一部が表皮剥離した．

d：外用薬を用いずに上皮化した．

療関連機器褥瘡）でも水疱となった場合には，創傷範囲を拡大しないよう「水疱は破らずそのままにし，創面保護を目的としてポリウレタンフィルムを用いてもよい」[2]とされている．

創傷に対してポリウレタンフィルムを用いることは，創傷処置の「技術料」に包括される．本症例では，はじめNPWT治療に用いる材料としてのポリウレタンフィルムの貼り方が不十分なために水疱が発生した（**図1a**）と考えた．つまり皮膚をしっかりと伸展させずフィルム材を貼付してしまい，皮膚接着面が引っ張られ表皮と真皮にずれを生じさせた．**水疱を保護する手段として，シリコーンゲル粘着剤であるエスアイエイド®であれば，剥離時の刺激を最小限にすることができるため選択した．**水疱が自然吸収されることを待つが，破綻し滲出液があった場合にも吸収でき，創面に滲出液が停滞しにくい構造であるため，きれいに上皮化されることを期待した．実際に2カ所目の水疱を形成した大腿前面（**図1b**）は，水疱が破れ一部が表皮剥離したが（**図1c**），外用薬を用いずに上皮化した（**図1d**）．

症例2：胃瘻周囲皮膚炎へのメピレックス®トランスファーの使用

30歳代，男性．急性気管支炎の呼吸不全にて入院した．気管切開（気管カニューレ留置），胃瘻（チューブ型）があり，訪問看護の支援を受けながら在宅療養している．

保険償還できない主なドレッシング材

販　売	会 社 名（製造販売元 / 販売元）	筆者が考える利点	使用上の留意点
エスアイエイド®	アルケア（株）	メッシュの孔が比較的大きいため，すばやく吸収する	比較的厚みがあるため，凹凸の強い部位や狭い範囲には密着しにくい
メピレックス®トランスファー	メンリッケヘルスケア（株）	薄いため，凹凸のある部位にも密着す	ガーゼや吸収パッドを重ねて吸収させせる
メロリン®	スミス・アンド・ネフュー(株)	同種の材料の中では安価	粘稠度の高い浸出液や血液はフィルム面に固まってしまうことがある
モイスキンパッド®	白十字（株）	サイズが豊富．吸収パッドの周囲が薄いためテープ固定すると滲出液が漏れ出しにくい	

治療と経過

胃瘻周囲皮膚に発赤が出現し，ストーマケアに用いられる板状皮膚保護剤を瘻孔から5mm程度離して貼付した．しかし，急性気管支炎で高熱による発汗量や不感蒸泄の増加や胃瘻カテーテルの脇から胃液が断続的に漏れ出したため，保護剤が溶解し粘着力も低下した．保護剤の交換頻度が2回 / 日以上となったため，皮膚皮膜剤またはワセリンを塗布したうえでガーゼ交換する管理に切り替えたが，びらんを伴う皮膚炎となった．メピレックス®トランスファー5 × 5cm程度の大きさに切り込みを入れて用いたところ，上皮化が促進され，発赤も改善した．

症例2のポイント

瘻孔周囲皮膚炎は，呼吸状態悪化に伴い呼吸回数が増え，胃液や腸液の流れも悪くなったため腹部膨満となり，胃瘻カテーテルの脇から胃液が漏れ出して皮膚に接触し発生した．胃液を吸収させるガーゼやティッシュの交換は2，3時間おきであったが，**図2a**からわかるように皮膚の浸軟が先行し，びらんとなった．ガーゼやティッシュは吸収は速いが，過剰に湿ったままの状態で皮膚に接触するため，皮膚障害となりやすい．

粘稠度が高い滲出液や滲出液では，ドレッシング材の目が細かすぎる場合，目詰まりして吸収を妨げることがある．**メピレックス®トランスファーは水分を速やかに通過させ，二次的に吸収させる材料（本症例ではガーゼや在宅では市販のキッチンペーパー）を重ねて（図2bc）適宜交換することで，週に2回ですむため，選択した．**メピレックス®トランスファーの使用により創傷の状態を観察することも，1日1回洗浄しスキンケアすることも容易であった．

皮膚障害が改善し，胃液の漏れがなくなったことを確認し，撥水クリームや皮膚皮膜剤，ワセリン等の保湿剤を塗布する管理方法へ変更した（**図2d**）．

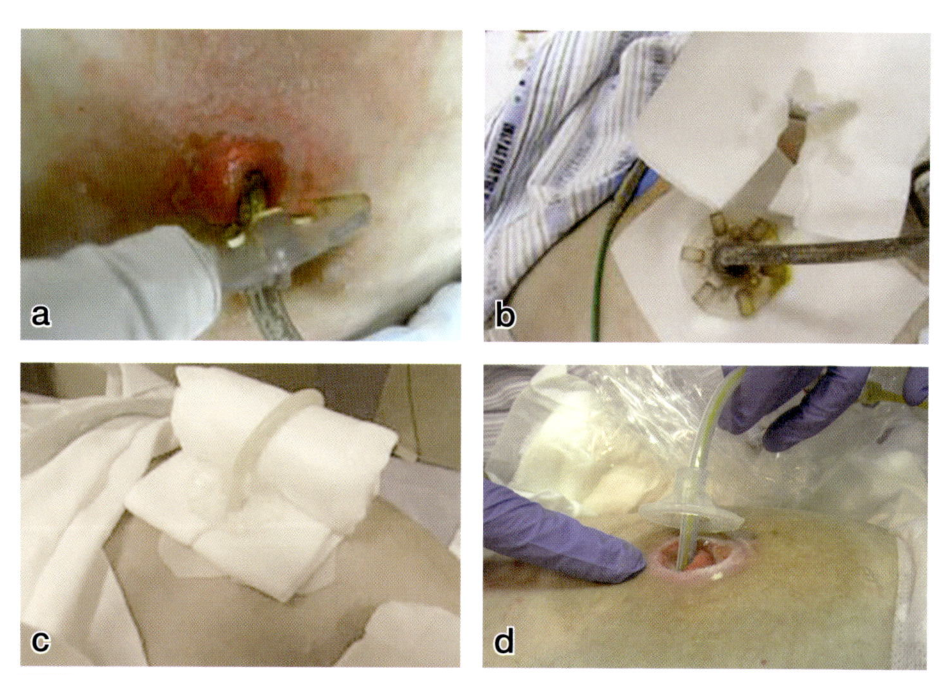

図2 症例2：30歳代，男性．胃瘻周囲皮膚炎にメピレックス®トランスファーを使用

a：浸軟とびらんが混在する.

b，c：ガーゼや在宅では市販のキッチンペーパーを重ねて適宜交換する.

d：上皮化後，良好な皮膚状態を維持している．

メピレックス®トランスファー，エスアイエイド®の適応と工夫

メピレックス®トランスファーやエスアイエイド®はスキントラブル予防のため，幅広く使える材料である・以下に適応とその工夫の例を記す.

MDRPU（医療関連機器褥瘡）の予防

ネーザルハイフロー（nasal high flow：NHF）のプロングからの摩擦，圧迫予防のためメピレックス®トランスファーを長方形にカットして頬，鼻下へあてていたが，痩せて

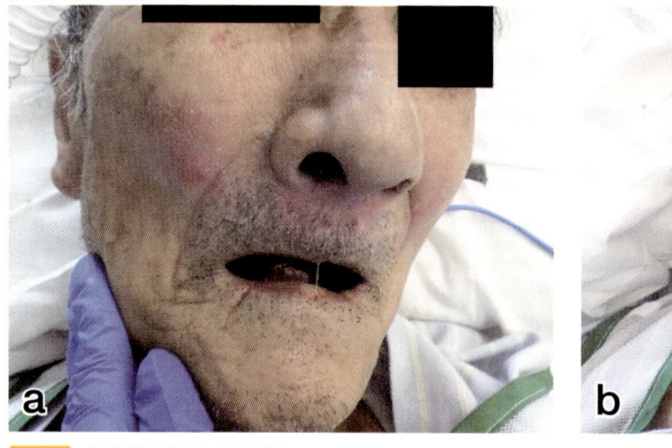

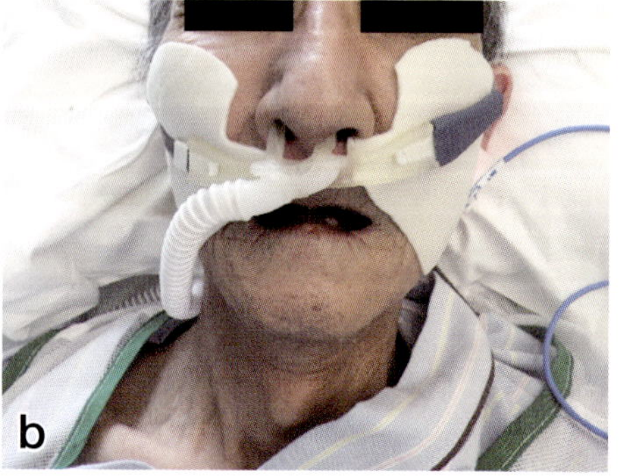

図3 MDRPUの予防

a：固定バンドとメピレックス®トランスファーがズレてしまい反応性充血状態となった．

b：形状をズレにくくカットする工夫をした.

頬骨が突出していたため，会話するたびに固定バンドとメピレックス® トランスファーがズレてしまい反応性充血状態となった（**図 3a**）形状をズレにくくカットする工夫（**図 3b**）を行い，解決した．

気管切開孔など瘻孔周囲の皮膚障害の予防（図 4）

瘻孔周囲に使用することで創傷面とその周囲皮膚の損傷リスクを軽減することができる．

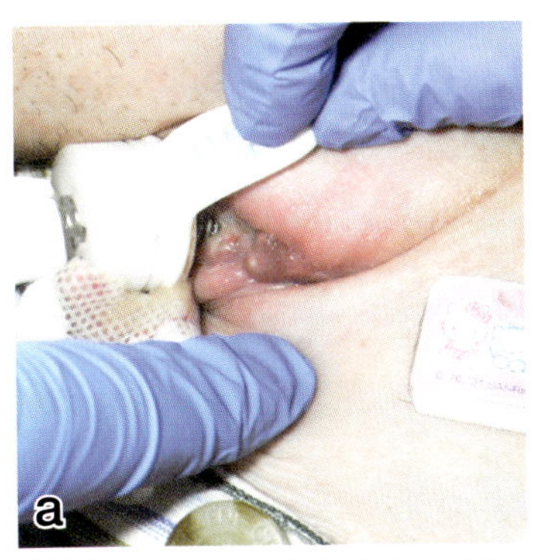

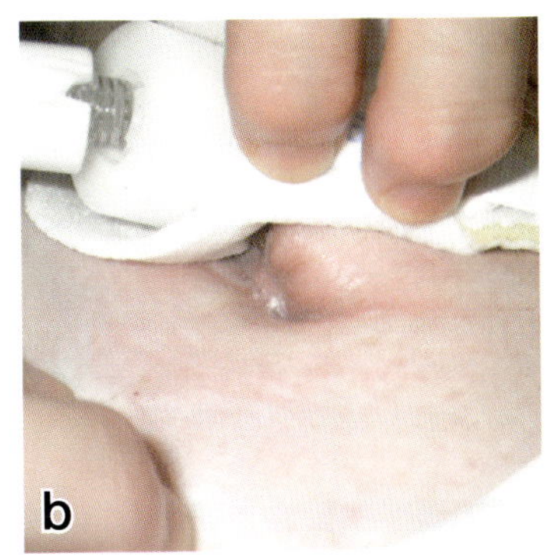

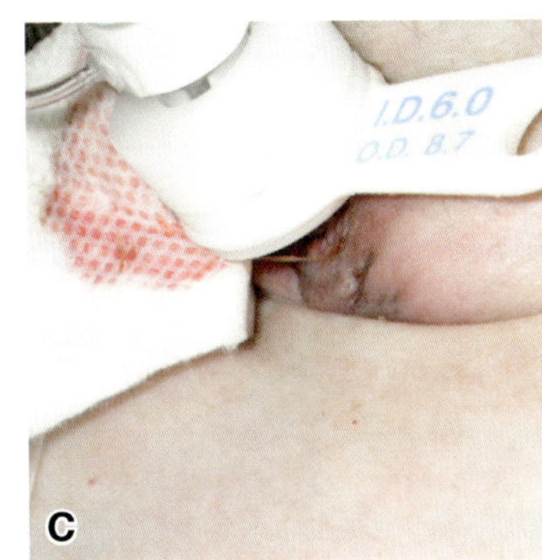

図4 瘻孔周囲の皮膚障害の予防
a：エスアイエイド® 使用開始時．b：エスアイエイド® 使用開始 2 年後．
c：カニューレ交換直後の出血を吸収．

スキン - テアの予防①（図 5）

全身状態不良（低栄養，るい痩），四肢に紫斑が散見され，スキン - テア（医療，療養上で生じる皮膚裂傷）を発生した経緯があった．末梢ライン確保が困難となり CV ライン確保となった．CV 固定用のフィルムドレッシング材貼付によるスキン - テア予防の相談があり，カテーテルの固定性を損ねない範囲にメピレックス® トランスファーで皮膚を保護した．

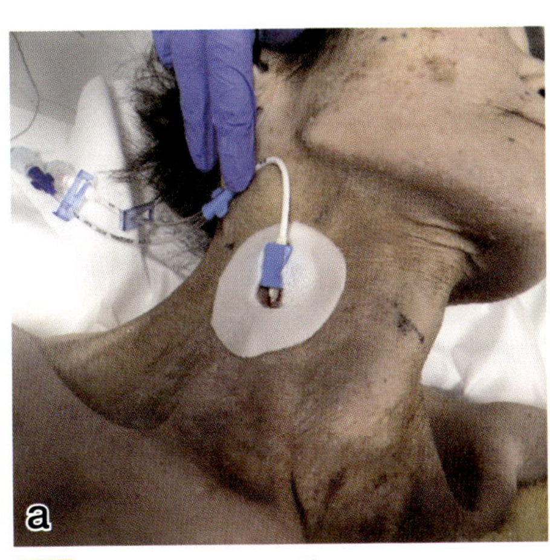

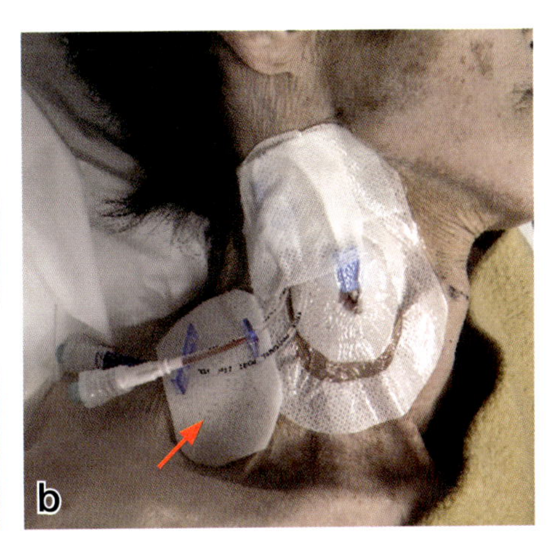

図5 スキン - テアの予防
a：滅菌，カットして自由成形，薄く凹凸にも追従した．
b：ラインやクレンメの頸部の皮膚への接触を回避した（→）．

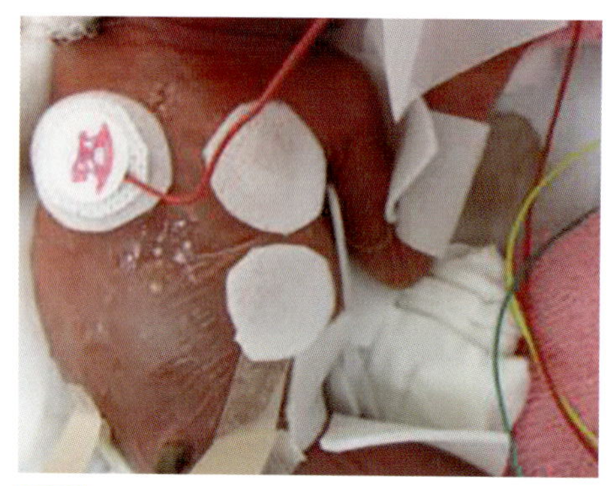

図6 スキン - テアの予防（胸・腹部）
早期産・低出生体重児の心電図モニター装着部位に用いた例．

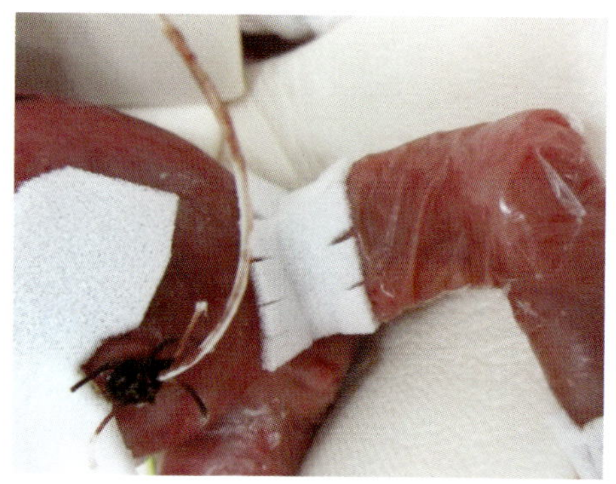

図7 スキン - テアの予防（鼠径部・臍周囲）
超極低出生体重児（22 週出生）の皮膚密着部位に用いた例．追従しやすいように切れ込を入れた．

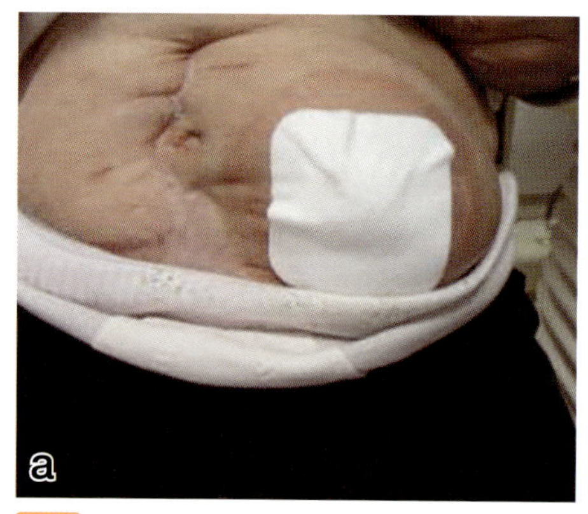

図8 スキン - テアの予防
a：膨隆した腹壁でもエスアイエイド®をそのまま貼付し，テープ固定が不要となった．
b：ストーマ粘膜に固着せず，粘液を吸収．粘膜も保護する．

スキン - テアの予防②（図 6 ～ 7）

早期産・低出生体重児の脆弱な皮膚の保護などにも用いられる．

スキン - テアの予防③（図 8）

ストーマの灌注排便法を行い，パウチング法は行っていない．ガーゼをあててサージカルテープで固定していたが，瘙痒感が出現し，エスアイエイド®を用いた例である．

保険償還できないドレッシング材を使用するにあたって

創傷は状態に応じた治療，ケアが適切になされれば，創傷治癒を促進できる．生体が有する治癒力を損ねず引き出すような創傷管理が，患者や家族そして医療従事者双方の利益となると考える．

保険診療上の処置コストとして算定する「創傷被覆材・保護材等」は，特定保険医療材料として使用できる期間が限られる．期間を超えたため保険点数にしばられずに創傷に固着しないガーゼを用いて上皮化を促したい，ガーゼ交換の頻度を少なくし処置の負担を減らしてあげたいなどの場面において有用なドレッシング材と考える．本項では，保険償還できない主なドレッシング材について，特性や使用例を紹介した．

患者や家族に自費購入してもらう場合には，創傷管理上の利点や材料の入手ルートを提案する．筆者の勤務する病院では，数種を院内の売店や近隣の薬局で販売してもらっている．インターネットでも購入できるが，箱単位の販売が多い．コストを比較する際には，$1cm^2$ あたりで算出する．

保険償還できない主な材料と特性

エスアイエイド®

シリコーンゲルメッシュ，吸収層，基材からなる．メッシュ状に多数の孔があり滲出液や血液を通過させる．シリコーンゲルが皮膚に適度に密着し剥がすときは低刺激である．薄くてもガーゼ 10 倍程度の吸収層であり，基材も通気性を有している（**図 9a**）．外用薬

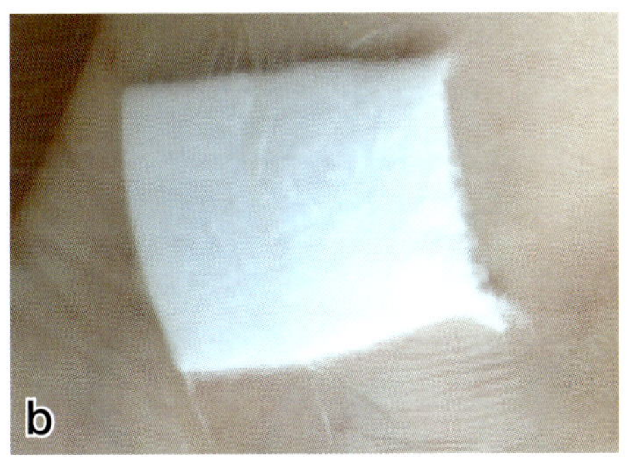
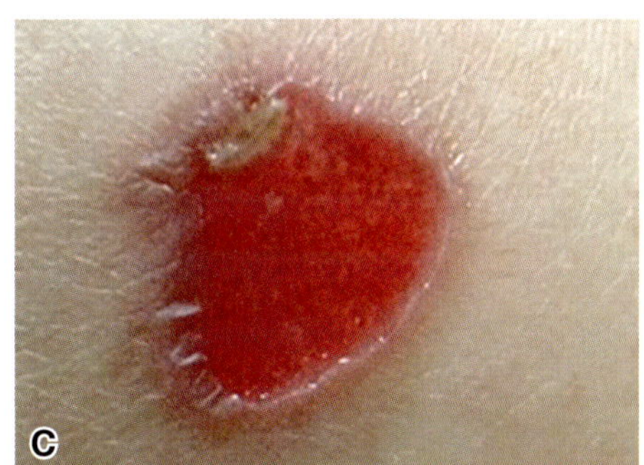
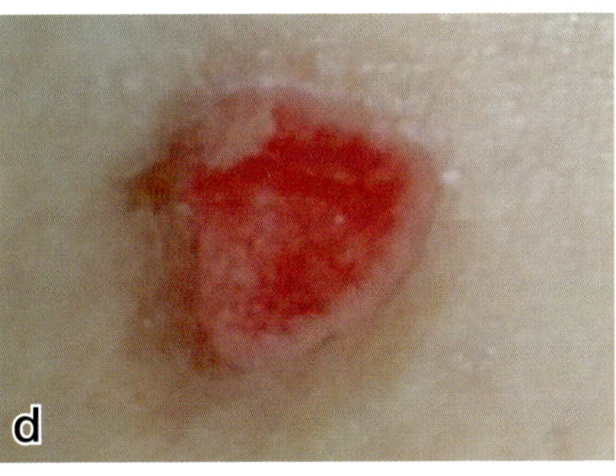
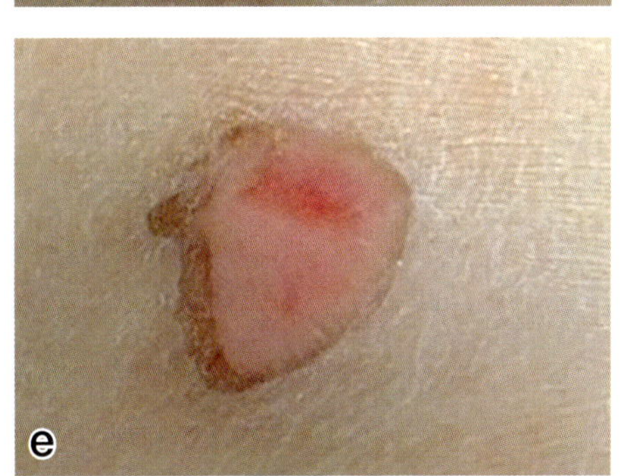

図9 エスアイエイド®（アルケア）
a：カットが容易で，剥離時も低刺激である．
b～e：外用薬を用いず 1 週間貼付したところ上皮化した．

（文献 1）より転載）

を用いずにエスアイエイド®を1週間貼付したところ，上皮化した（**図9b～e**）．

メピレックス®トランスファー

粘着材としてソフトシリコンを使用し，セーフタックというテクノロジーとして特許を取得している．剥離刺激がなく創部への組織損傷や疼痛を軽減する．水分蒸散性が高くガーゼやパッド等の二次的に吸収させるものを重ねると多量の滲出液にも対応できる．滲出液が創周囲に広がるのを防ぎ，創周囲の健常皮膚の浸軟を予防する（**図10**）．

【非固着性ガーゼ類】

多孔性ポリエステルフィルムと吸収層で構成され，滲出液をすばやく吸収する．ポリエステルフィルムが創面に固着しにくいが，粘性が強い滲出液や血液はフィルム面に固まってしまうこともある．主なものは以下の通りである．

メロリン®（個包，滅菌）

メロリンのロール型は未滅菌だが50×700cmをカットして使えるため，熱傷などでは広範囲を覆うことが可能（**図11**）．

モイスキンパッド®（個包，滅菌）

Miniは4.5×4.5cm．他は大きさが製品名に表示され，「7510」は7.5×10cmを表す（**図12**）．

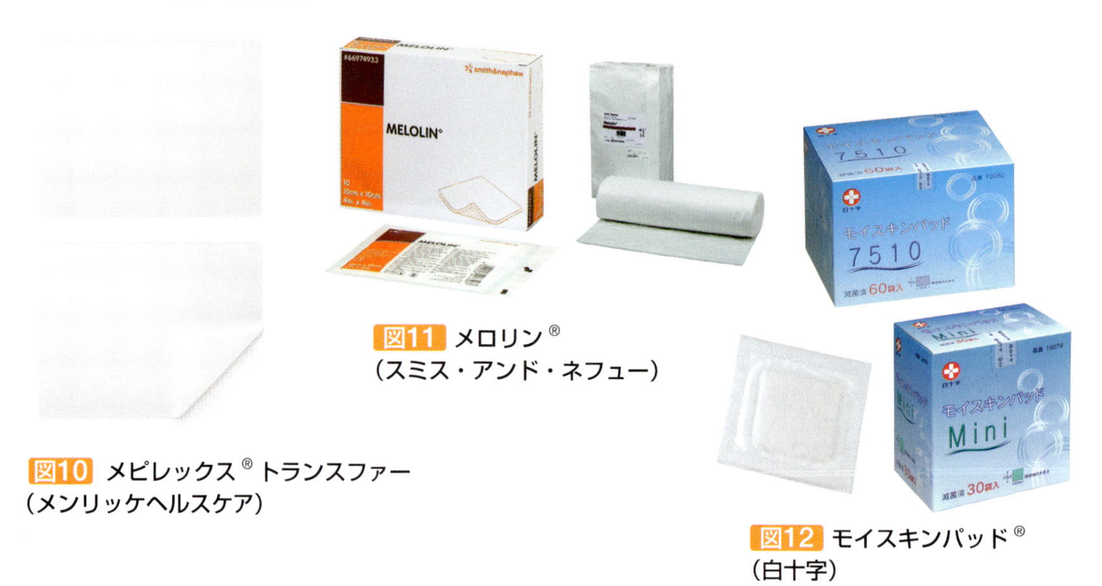

図10 メピレックス®トランスファー（メンリッケヘルスケア）

図11 メロリン®（スミス・アンド・ネフュー）

図12 モイスキンパッド®（白十字）

文献

1）日本小児ストーマ・排泄・創傷管理研究会学術委員会 編，小児創傷・オストミー・失禁（WOC）管理の実際 改訂版，p.262，東京医学社，東京，2019
2）一般社団法人日本褥瘡学会編：褥瘡予防・管理ガイドライン 第5版，照林社，東京，2023
3）一般社団法人日本褥瘡学会 編：ベストプラクティス医療関連機器圧迫創傷MDRPUの予防と管理，照林社，東京，2016
4）一般社団法人日本褥瘡学会編：褥瘡ガイドブック 第3版，照林社，東京，2023
5）溝上祐子 編：褥瘡・創傷のドレッシング材・外用薬の選び方と使い方，照林社，東京，2018

12 創傷被覆材ではないが最近登場した新しい製材

佐藤 智也

創傷被覆材ではないが最近登場した新しい製材

・難治性創傷に対して生物学的な因子を与えることで作用する製材が近年多く開発されている.

・エピフィックス® は，加工・乾燥させたヒト胎盤の羊膜・絨毛膜をシートに染み込ませたもので，強力な抗炎症，創傷治癒促進により難治性潰瘍の治療を補助する.

・ネキソブリッド® はパイナップル茎由来のタンパク質分解酵素を成分とした酵素製剤で，熱傷でできた切除困難な壊死組織をデブリードマンするのに有用である.

・RECELL® は患者自身の細胞を使用する自家細胞懸濁液を作製するシステムで，作製した液をスプレーすることで植皮と同等の効果をもたらす.

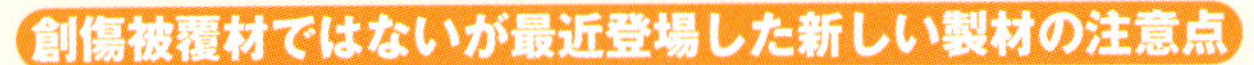

・いずれも適正使用にはさまざまな条件があり．条件を満たす必要がある.

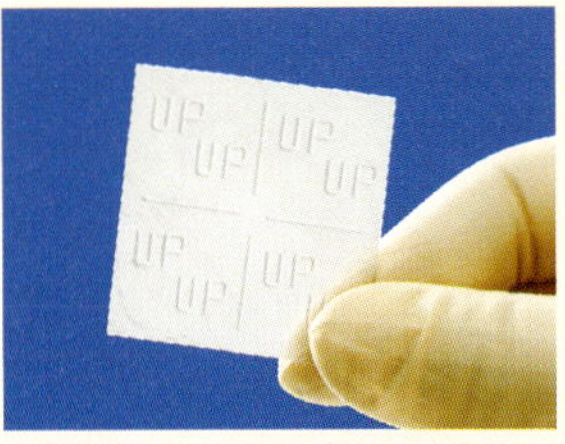

エピフィックス®

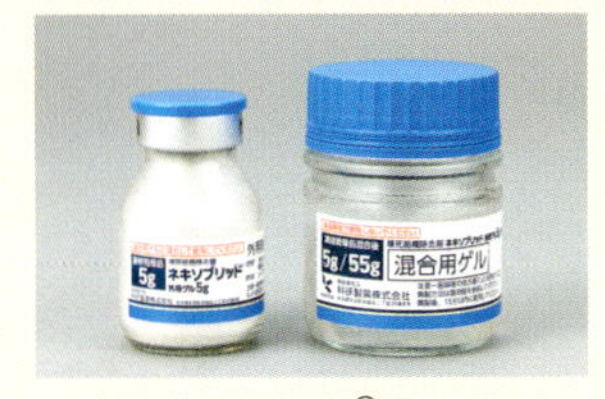

ネキソブリッド®

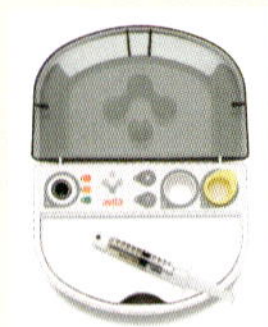

RECELL®
細胞懸濁液の
作製キット

最近登場した新しい製材

販　売	会社名（製造販売元 / 販売元）	適　応	利　点	留意点
エピフィックス®	マイメディクスジャパン合同会社 / グンゼメディカル（株）	糖尿病性足潰瘍又は慢性静脈不全による難治性潰瘍．標準的な創傷治療を 4 週間施行しても奏効しない創傷．創に感染がないこと	難治例に対して治癒を促進する効果が期待できる	所定の研修を受ける必要があるなど，保険適用の条件がある
ネキソブリッド®	科研製薬（株）/ MediWound 社	深達性Ⅱ度またはⅢ度熱傷における壊死組織の除去.	壊死組織のみを選択的に除去できる	発熱，頻脈，疼痛などの副作用がある
RECELL®	コスモテック（株）	急性熱傷および採皮部を適用対象	採皮部分を最小限にすることができる	深達度，部位などにより保険適用となる症例に制限がある

症例：包括的高度慢性下肢虚血により生じた右第 4，5 趾の壊疽

60 歳代，女性．既往歴に糖尿病，高血圧，腰部脊柱管狭窄症がある．包括的高度慢性下肢虚血により右第 4，5 趾の壊疽を生じた．末梢血管バイパス術と右第 4，5 趾切断術を受けた．足趾を切断した断端が難治であり，治癒しないまま 2 カ月が経過している（**図 1a**）．

臨床診断

バイパスの開存は良好であり，創部への血流は十分であった．創部には不良肉芽があり，治癒が遷延している状態であった．

治療と経過

手術室で局所麻酔下に不良肉芽を除去し，エピフィックス® を貼付した（**図 1b**）．エピフィックス® 貼付による合併症はみられなかった．使用後 2 週間で創の収縮が始まり（**図 1c**），約 6 週間で上皮化した（**図 1d**）．その後，靴型装具を作成し歩行可能となった．以後再発を認めていない．

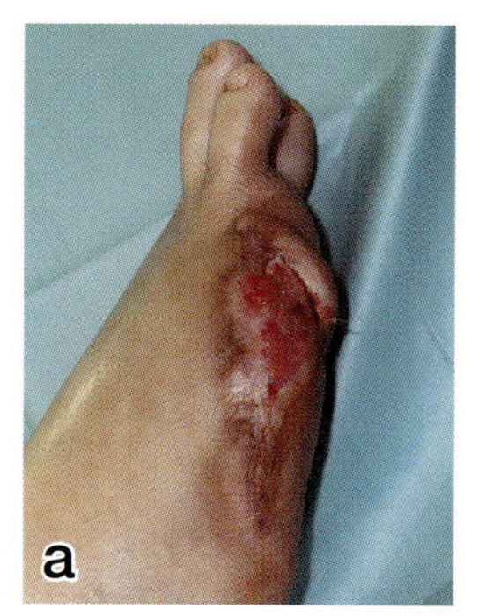

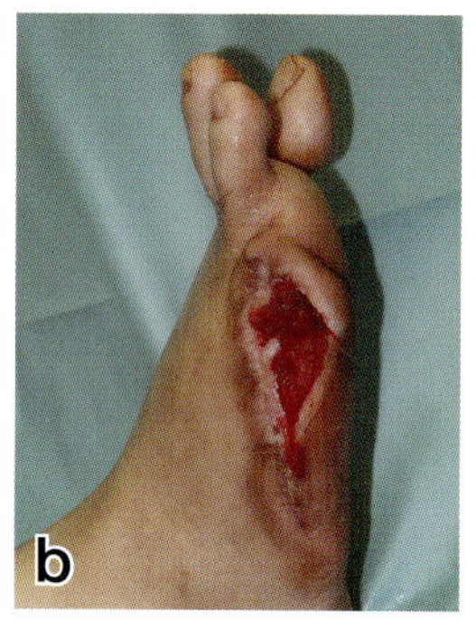

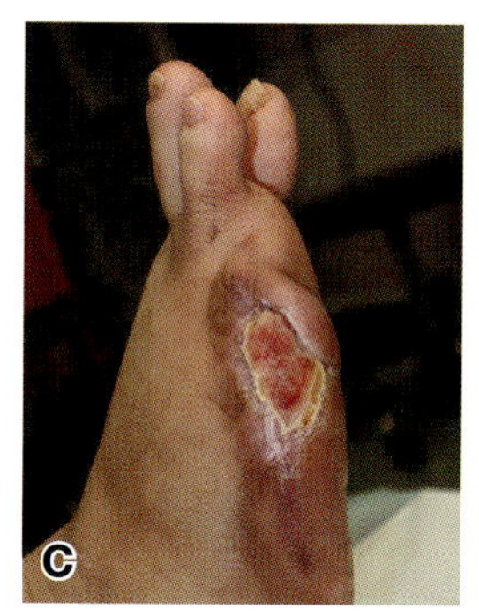

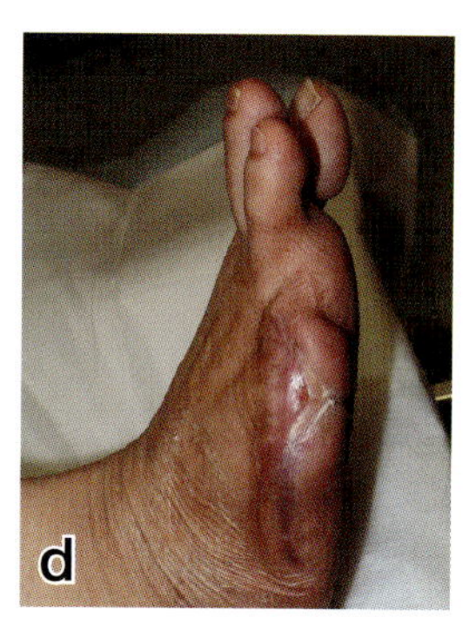

図1 症例：60 歳代，女性．右第 4，5 趾の壊疽
a：足趾の切断端が 2 カ月以上治癒せず経過している．b：不良肉芽組織をデブリードマンし，エピフィックス® を貼付した．c：2 週間後．d：6 週間後．

この症例のポイント

難治性創傷の定義

褥瘡や下肢潰瘍など治癒までに時間を要する創傷に対して慢性創傷という名称が使われてきた．しかし，最近は難治性創傷という名称に切り替えるべきという考えが広まりつつある．難治性創傷は，標準的な治療を 4 週間以上実施しても創面積が 50%以上縮小しないものと定義される[2]．この定義に該当するものに対しては，創傷治癒を促進する補助療法を考慮すべきである．

補助療法の選択肢

わが国で難治性創傷に対して適用できる治療方法として，本項で紹介したエピフィックス® 以外に増殖因子製剤（フィブラスト® スプレーなど），局所陰圧閉鎖療法，高気圧酸素療法などがある[2]．それぞれ適応が異なるため，創傷の種類や状態によって使い分ける．

エピフィックス®とは

EPIFIX® は加工・乾燥したヒト胎盤の羊膜・絨毛膜から作られている（**図2**）．羊膜・絨毛膜はコラーゲン性の膜で，細胞外マトリックス（extracellular matrix：ECM）タンパク質，増殖因子，サイトカインなどを含有しており，炎症の抑制ならびに創傷治癒を促進する効果がある[1]．

エピフィックス®に適した創

既存療法に奏効しない難治性潰瘍（糖尿病性潰瘍・静脈うっ滞性潰瘍）に使用し，創傷治癒を促進することを目的とする．壊死組織などの除去，感染制御，創傷の浄化などの創傷治療，糖尿病性潰瘍に対する血糖コントロール，静脈うっ滞性潰瘍に対する圧迫治療，創傷被覆材による湿潤療法など，標準的な治療を実施しても長期間治癒しない創傷に対して補助療法として使用する．具体的には糖尿病性潰瘍・静脈うっ滞性潰瘍で，標準治療を 4 週間以上実施しても創面積の 50%以上縮小しないものが適応である．

エピフィックス®に適しない創

活動性感染または潜伏感染のある創傷や十分なデブリードマンが行えない創傷では感染を悪化させるリスクがある．使用前に十分なデブリードマンや感染コントロールを行う必要がある．またデブリードマン施行後，早期に母床壊死が進行する血流障害のある創傷や，創傷面の多くで骨露出し，母床に血流がない創傷では十分な効果が得られない可能性があるため使用を避ける．その他，術後合併症を許容できないほどハイリスクな基礎疾患を有する患者，製造時に使用しているアミノグリコシド系抗生物質に対して過敏症を有する患者は禁忌である．

エピフィックス®の利点

原材料であるヒト胎盤の羊膜・絨毛膜には，細胞外マトリックス（extracellular matrix：ECM）タンパク質，増殖因子，サイトカインなど多くの抗炎症物質や創傷治癒を促進する物質が含まれており，既存の治療に反応しない難治例に対して治癒を促進する効果が期待されている．糖尿病性潰瘍[3]や静脈うっ滞性潰瘍[4]を対象に行われたランダム化比較試験では，いずれもエピフィックス®を使用した群の方が標準治療群よりも治癒率が高いことが示されている．またエピフィックス®は局所陰圧閉鎖療法，高気圧酸素療法，各種の外用薬や被覆材，LDL 吸着療法 MEMO などと併用することも可能である．

> MEMO
> **LDL 吸着療法**
> 血液を体外に循環させ，悪玉コレステロールとして知られるLDL（low density lipoprotein）を選択的に吸着するカラムで取り除く治療法．

エピフィックス®の注意点

保険適用とする条件は，使用するのが血管外科，心臓血管外科，皮膚科，整形外

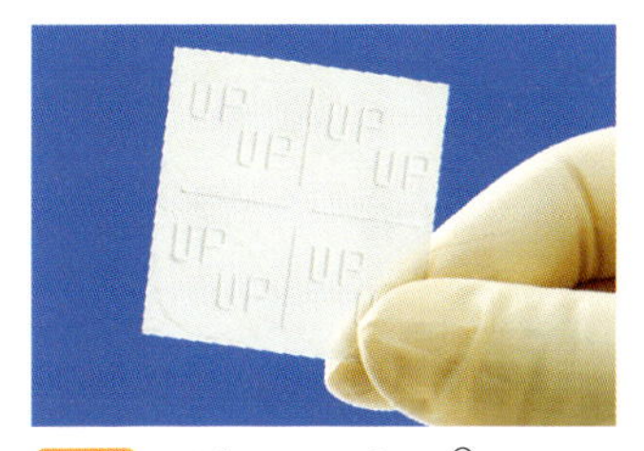

図2 エピフィックス®

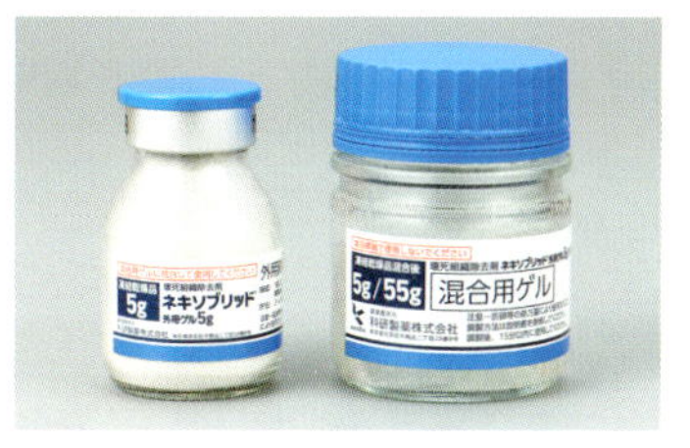

図3 ネキソブリッド®

科，形成外科または循環器内科の経験を5年以上有しており，足病疾患に係る診療に3年以上の経験を有する常勤の医師であることである．また使用する前に所定の研修（エピフィックス®適正使用講習会）を修了している必要がある．また導入時には入院管理の下で治療を開始することが義務付けられているが，2回目以降は外来でも使用可能である．

エピフィックス®は1週間に1回使用し，最大で治療開始から12週まで使用できる．一連の治療につき，累積適用面積の上限は224cm²である．

ネキソブリッド®

ネキソブリッド®（**図3**）はパイナップル茎由来のタンパク質分解酵素を主成分とした酵素製剤で，熱傷で生じる壊死組織を非外科的に除去するのに用いられる[5]．深達性Ⅱ度熱傷やⅢ度熱傷において壊死組織を除去する際，従来はメスや剪刀，電気メスなどを用いて外科的に除去する方法が一般的であった．しかし従来の外科的な壊死組織除去では，除去すべき組織のみを切除することは困難であり，少なからず壊死組織が残存し，健常組織への障害もある程度生じてしまう点が課題とされてきた．

ネキソブリッド®の特徴は，壊死組織のみを選択的に除去することができ，健常組織を温存できることである．

RECELL®

RECELL®は，患者自身の健常な皮膚を細胞レベルに分離し，自家細胞懸濁液を作製して熱傷部位に噴霧する方法である[6]．必要な皮膚の面積は熱傷の治療面積のわずか1/80倍である．この自家細胞懸濁液を直接的に熱傷部位に噴霧することで，角化細胞，色素細胞，線維芽細胞など，皮膚の形成に必要な細胞を，生理的に近い状況で，均一に生着させることが可能となる（**図4，5**）．**保険適用となるのは，成人では2%以上のⅢ度熱傷，あるいは15%以上のⅡ度熱傷，小児では5%以上のⅡ度以上の熱傷である．顔面・手・足のⅡ度以上の熱傷は面積によらず保険適用となる**．

RECELL®の利点は，通常の植皮と同等の効果をもたらしつつ，採皮部面積を最小限にすることで健常皮膚を温存できることである．また細胞を均一に生着させることにより，従来の治療よりも整容面が改善することも期待されている．自家細胞懸濁液は手術室にて専用のキットを用いて60分程度で作製可能で，手術時間も短縮できる可能性がある．

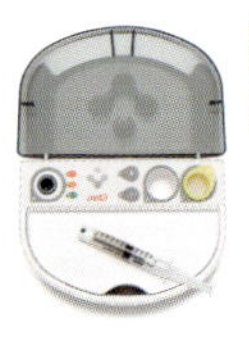

図4 RECALL®の細胞懸濁液作製キット

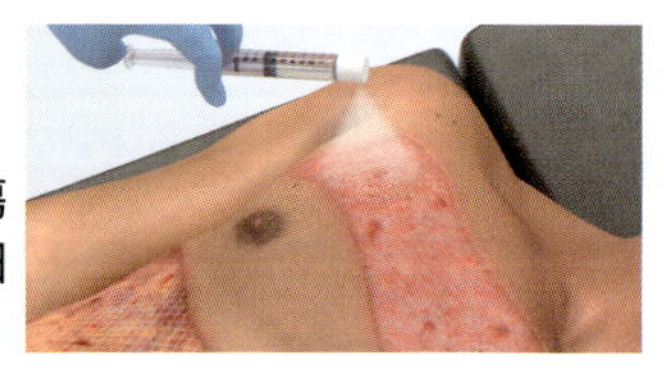

図5 細胞懸濁液を熱傷部に噴霧することで細胞を均一に生着させる

文献

1）大山 拓人，高木 誠司，秋田 定伯：形成外科 65: 1177，2022
2）Atkin L，Bućko Z，Conde Montero E et al: J Wound Care 23（Sup3a）: S1-S50，2019
3）Tettelbach W, Cazzell S, Reyzelman AM et al: Int Wound J 16: 19-29, 2019
4）Bianchi C, Cazzell S, Vayser D et al: Int Wound J 15: 114-122, 2018
5）松村 一，池田 弘人，上田 敬博 ほか：熱傷 49: 51, 2023
6）松村 一，青木 昂平：PEPARS 205：65，2024

3章
他治療との比較

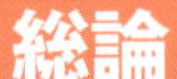

総論 他治療との比較総論

前川 武雄

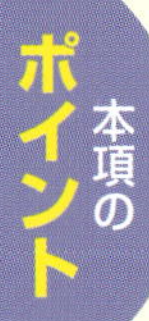

本項のポイント

- ドレッシング材はさまざまな創傷治療の一手段であり，他の治療法や２種類以上のドレッシング材と組み合わせて治療にあたることも多い．
- 本章ではこの中の外用薬・NPWT についてドレッシング材の使用とからめて解説する．さらに最新の薬事・医療保険制度の面もふまえた治療選択について解説する．

はじめに

先の２章において，各種ドレッシング材の特性や病態別の使い方について解説したが，外用薬や局所陰圧閉鎖療法などの他治療と比較して，ドレッシング材には利点もあれば欠点もある．どちらの治療が優れているか，単純に優劣をつけられる問題ではなく，**他の治療選択肢があることは必ず頭に入れておかねばならない**（**表**）．個々の病態に応じて，各治療法の利点と欠点を総合的に判断したうえで，治療法を選択する必要があり，多くの場合２種類以上の治療を組み合わせたり，変更しながら治療を進めることになる．

ドレッシング材の利点

他治療と比較してのドレッシング材の利点として，**①滲出液のコントロール**，**②処置の簡便化**，**③処置頻度の減少**，**④疼痛緩和**があげられる．

①滲出液のコントロール

外用薬や NPWT（negative pressure wound therapy：局所陰圧閉鎖療法）でも可能ではあるが，ドレッシング材には滲出液吸収量の異なる多くの製材がラインアップされており，その使い分けにより創の湿潤環境を保つことが可能である．滲出液の吸収能は外用薬よりも高い製材が複数あるため，とくに滲出液が多い場合には有用である．

外用薬の場合，その外用量やガーゼの量の調整が必要となり，滲出液が多い場合にはコントロールが難しいことも数多く経験する．

NPWT は滲出液を持続的に吸引するため，多量の滲出液も比較的コントロールしやすい．しかし粘稠度の高い滲出液はうまく吸引できず閉塞してしまう場合があり，また交換の煩雑さ，部位的な制限，機器の管理の問題などもあることから，使用できる状況はある程度限定される．

表 各治療の特徴

	ドレッシング材	外用薬	NPWT	ラップ療法	外科的治療
感染	不適	ヨード製剤 スルファジアジン銀	不適	不適	不適
critical colonization	銀含有製剤 界面活性剤 Soract®	ヨード製剤 スルファジアジン銀	3M™V.A.C.®Ulta治療システム	不適	メンテナンスデブリードマン
壊死	ハイドロジェル	スルファジアジン銀 ブロメライン ネキソブリッド®	クレンズチョイス	感染に注意	デブリードマン
滲出液	多い→高吸収性製材 少ない→低吸収性製材	多い→吸収系製剤 少ない→補水系製剤	適応	多いときは感染に注意	不適
ポケット	親水性ファイバー Sorbact® コンプレス	トラフェルミン ヨード製剤　など	適応	不適	ポケット切開
手間	簡便，数日ごと	簡便，連日	煩雑，数日ごと	簡便，連日	侵襲的
コスト	高	低～高	高	極めて低	低～高
期間	原則最大 3 週間	無制限	原則最大 4 週間	無制限	状態に応じて

現在，NPWT にも複数の治療選択がある．従来型の入院下のみで使用できる据え置き型，外来でも保険算定可能なポータブルタイプ，周期的に洗浄液の注入と吸引がくり返される 3M™V.A.C.® Ulta 治療システム，周期的に吸引圧を変えることにより疼痛緩和や肉芽形成促進作用を増強した RENASYS®TOUCH など，そのラインアップは多彩である（第 3 章 2 項 p.162 参照）.

②処置の簡便化

外用薬による治療の際は，ガーゼなどの二次ドレッシングが必ず必要となる．ドレッシング材は外用薬とガーゼが最初から一体化されたような製材が多いため，この一手間が省略される．また，外用薬は除去時にしっかりと洗い落とす必要があるが，ドレッシング材の多くは除去が簡便であり，残渣を残さないため交換が容易となる．

③処置頻度の減少

外用薬による処置は通常連日の交換が必要となる．ドレッシング材による処置は，滲出液の量によるが，数日ごとから最長で 1 週間ごとにできるため，処置頻度を減らすことができる．処置の簡便化や処置頻度の減少は，患者の負担軽減になるだけでなく，医療者側の負担軽減にもつながるため，ドレッシング材治療の大きな利点の一つといえる．

④疼痛の緩和

創傷治療を行ううえで，傷を治すことと同時に患者の疼痛への配慮も重要となる．ドレッシング処置時の疼痛を軽減するための指標としては 2008 年に World Union of Wound Healing Societies（世界創傷治癒学会連合会議）から Principles of Best Practice 2008 が発表されており，創傷治癒における疼痛への配慮の重要性が強く提唱されている．

外用薬+ガーゼドレッシングは，交換時に創に密着し，交換時の健常皮膚の二次損傷や疼痛を伴うことが少なくない．一方，ドレッシング材には非固着性や微粘着性の製材が多数ラインアップされている．とくにシリコーン製材のように交換時の二次損傷や疼痛を大きく緩和することに特化した製材もあるため，脆弱皮膚の患者などにおいては非常に有用である．

ドレッシング材の欠点

ドレッシング材の欠点としては，①**コストが高い**，②**処方できない**，③**期間が限定される**など，保険上の問題が多くあげられる．2014年の診療報酬の改定により，在宅での使用に対する処方が可能になり，期間を超えた使用も申請により保険算定可能となったが，在宅指導管理料を算定している患者に限るなど，その対象は限られる．また，コスト面についても外用薬+ガーゼドレッシングと比較して高額となるケースが多く，DPC（診断群分類別包括評価）算定病院における入院下での使用は，医療機関側の負担が大きくなる．保険償還価格は単位面積当たりで決められているため，通常の製材も銀含有製材もシリコーン製材もその償還価格は同じであるが，納入価は大きく異なる点も知っておく必要がある．中には償還価格より納入価格が上回るようなケースも存在するため，使えば使うほど病院側の持ち出しになることさえある．

また，機能面の欠点としては**感染制御力の問題**があげられる．外用薬と比較すると，その抗菌効果は限定的であり，critical colonization（臨界的定着）までであれば適応となるが，明らかな感染創に対しては抗菌系外用薬を用いた方がよいであろう（**表**）．

外用薬とドレッシング材の併用やドレッシング材２種類の併用について

創傷の状態に応じて，外用薬とドレッシング材やドレッシング材2種類を併用することがある．2つ以上の大きな問題を抱える創傷においては，それぞれの問題に対処するため，やむを得ず2種以上の製材を組み合わせて使用する．例えば，感染と出血を伴う創傷においては，出血部に止血作用を持つドレッシング材を使用し，その他の部位には感染制御目的にヨード系外用薬や抗菌系ドレッシング材を用いたりする．大きなポケットや段差を持つ創傷においては，死腔部分に親水性ファイバーなど柔らかい製材を充填し，平坦な部分は別のドレッシング材で被覆するようなケースもある．このように創傷の状態は千差万別であるため，必ずしも既存の製材1種類では対応できない場合があり，必要に応じて2種類以上の製材を併用して対応する必要がある．**しかし，保険診療において，1つの創傷に対して2種類以上のドレッシング材を同時に算定できない点には気をつけたい．**

おわりに

近年，界面活性剤や吸着製材など従来の銀とは違った抗菌作用を持つ製材を中心に，新しいドレッシング材が次々に開発されている．しかし，いまだドレッシング材はすべての創傷に万能なわけではなく，創の状態，コストの問題，全身状態の問題などを踏まえて，外用薬やNPWTなど他治療も含めた治療方針の中から決定することが重要となる．本章では，①外用薬，②局所陰圧閉鎖療法との比較を中心に解説し，また，③最新の薬事・医療保険制度の面も踏まえた治療選択について解説する．

1 外用薬との使い分け

関根 祐介

本項のポイント

- 外用薬の利点は，①殺菌作用，②滲出液コントロール，③壊死組織除去，④ドレッシング材と比較して比較的低コスト，⑤保険で使用できる期間に制限がない，などがあげられる.
- ドレッシング材の利点は，①滲出液コントロール，②創面保護，③ずれの軽減，④疼痛緩和，⑤処置の簡易化と頻度の減少，などがあげられる.
- 創傷治癒の阻害因子をまとめたTIMEのそれぞれの要因により外用薬・ドレッシング材の得手・不得手が分かれており（表3），それぞれの状況に応じて選択する.
- それぞれの利点と欠点以外にも，処置の簡便性や保険請求といった点も考慮することも必要である.

はじめに

創傷の局所治療は，本邦では外用薬が，欧米ではドレッシング材を用いた治療が主流となっている．ドレッシング材は，新製品の上市が続いているが，外用薬は古くからの薬剤が多い．**外用薬とドレッシング材にはおのおの利点と欠点があり，使い分けに関して明確なエビデンスはない．各種の外用薬・ドレッシング材の特徴と創傷の状況を把握したうえで，ふさわしいものを選択する必要がある**．本項では，外用薬とドレッシング材の特徴と，それぞれの使い分けについて解説する.

外用薬の特徴

外用薬の役割

外用薬は，薬効成分（主薬）を，添加剤などを用いて基剤に溶解，あるいは分散をすることで構成されている．**創傷治療に用いられる外用薬の主薬は，①殺菌作用，②壊死組織除去作用，③肉芽形成作用，④表皮形成作用に大別できる（表1）**[1]．**基剤は，外用薬の約90%以上を占め**，直接創面に接するため，その作用は重要である．**添加剤は，主薬の安定性維持などの目的で用いることが多いが，滲出液の吸水などに効果を示す添加剤（機能性添加剤）も存在する**．外用薬の選択は，主薬と基剤・添加剤の作用を考慮することが重要となる.

基剤・機能性添加剤の役割

元来，基剤・添加剤は作用がないとされていたが，近年の研究で，基剤・添加剤が有する作用が明らかになってきている．外用薬の基剤は「油脂性基剤」，「乳剤性基剤」，「水溶性基剤」に分類され，そのうち「乳剤性基剤」は，外相が油で中に水を含む「油中水

表1 主な褥瘡・創傷治療薬の作用分類

一般名	主な商品名	基剤・添加剤	作用			
			殺菌	壊死組織除去	肉芽形成	表皮形成
スルファジアジン銀	ゲーベン®クリーム	O/W 型	○	○		
ポビドンヨード・精製白糖	ユーパスタ®軟膏	水溶性，精製白糖	○	○	○	
カデキソマー・ヨウ素	カデックス軟膏	水溶性，高分子	○	○		
ヨウ素軟膏	ヨードコート®軟膏	水溶性，高分子	○	○		
ヨードホルム	ヨードホルムガーゼ	−	○	○		
ブロメライン	ブロメライン軟膏	水溶性		○		
デキストラノマー	デブリサン®	高分子		○		
トラフェルミン	フィブラスト®スプレー	水性			○	○
アルプロスタジル アルファデクス	プロスタンディン®軟膏	油脂性			○	○
トレチノイン トコフェリル	オルセノン®軟膏	O/W 型			○	○
ブクラデシンナトリウム	アクトシン®軟膏	水溶性			○	○

図1 基剤の特性と創面への作用

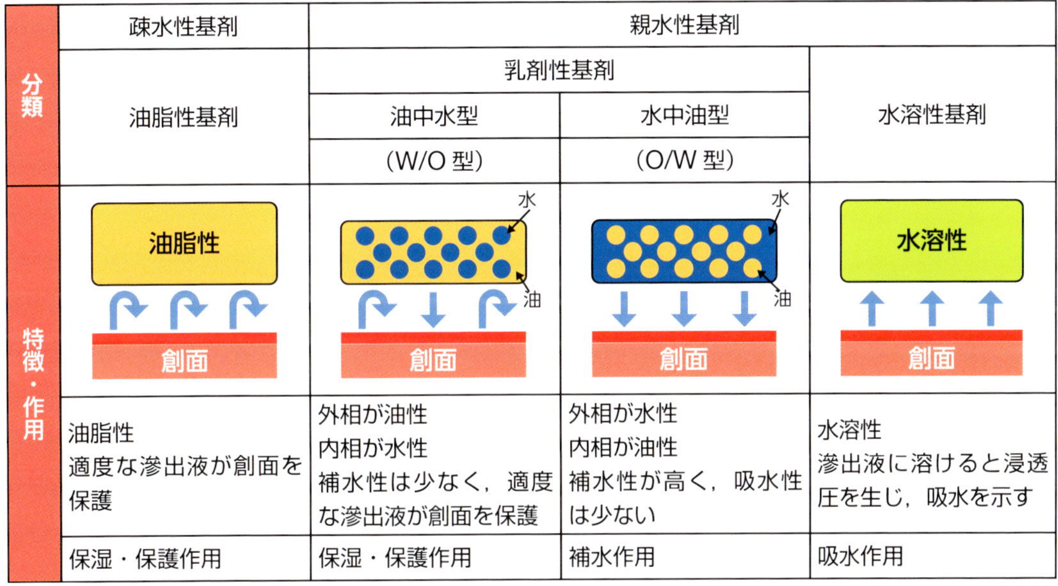

（文献 1）より転載，一部改変）

型（W/O 型）乳剤性基剤」，外相が水で中に油を含む「水中油型（O/W 型）乳剤性基剤」に分けられている．

基剤には湿潤調整作用として，保湿・保護作用，補水作用，吸水作用がある[1]（**図1**）.「油脂性基剤」，「W/O 型乳剤性基剤」は疎水性で滲出液と混ざりあわないため，表皮に対しては保湿作用を，表皮が欠損した創面には外部刺激からの保護作用を示す．一方，「O/W 型乳剤性基剤」は外相が水のため，乾燥した創面に水分を与える補水作用を示し，「水

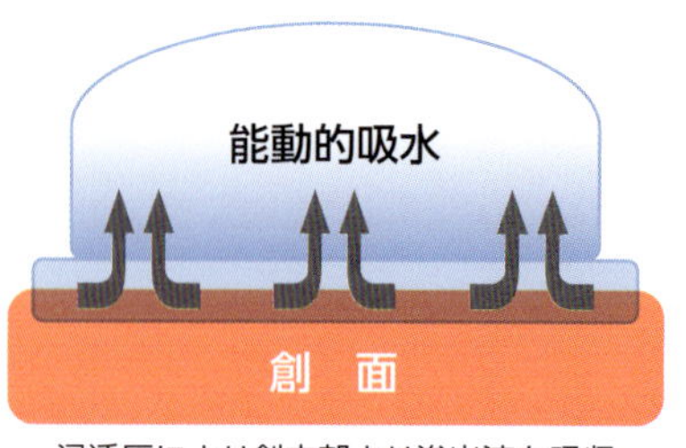

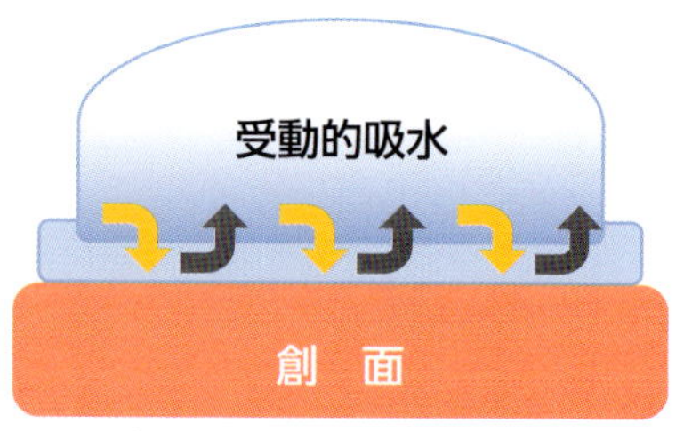

図2 基剤・機能性添加剤の吸水機構のモデル（矢印の向きは水の移動する方向）
（文献 1）より転載，一部改変）

溶性基剤」は成分のマクロゴールが溶けて浸透圧を生じることで，滲出液の吸水作用を示す．

吸水作用は水分保持能と吸水機構の 2 つ視点で考えることが重要である[1]．**水分保持能は保持できる水分量**で，水分保持能の高い基剤・機能性添加剤としては，ポリマービーズやカルボキシメチルセルロースナトリウム（sodium carboxymethyl cellulose：CMC-Na）などがあげられる．

吸水機構は吸水状況を示しており，能動的吸水と受動的吸水に分かれる（図 2）[2]．マクロゴールや精製白糖などは能動的吸水で，浸透圧を利用して創面組織から水分を積極的に吸水するため，浮腫性肉芽の改善に適している．ポリマービーズや CMC-Na は受動的吸水で，創から漏れ出る水分を吸水し，膨潤することで水分保持をするため，乾燥した肉芽に適している．

ドレッシング材の特徴

ドレッシング材（近代的な創傷被覆材）は，ガーゼ（古典的な創傷被覆材）以外で「創傷を被覆することにより湿潤環境を維持して創傷治癒に最適な環境を提供する医療材料」と定義されている．ドレッシング材には，生体組織に近い柔軟性が必要なため，モノマーの重合体であるポリマーが採用されている．ポリマーには，人工的に生成される合成ポリマーと，天然界に存在する天然ポリマーがある．合成ポリマーとしては，ポリウレタンが多用されており，ポリウレタン溶液に発泡剤を添加したポリウレタンフォーム

表2 役割に応じたドレッシング材の種類

機能	使用材料分類
①創面保護	ポリウレタンフィルム
②創面閉鎖と湿潤環境	ハイドロコロイド
③乾燥した創の湿潤	ハイドロジェル
④滲出液吸水性	ポリウレタンフォーム・親水性メンブラン・親水性ファイバー
⑤感染制御作用	親水性ファイバー・ポリウレタンフォーム・ハイドロコロイド
⑥疼痛緩和	ハイドロコロイド・ポリウレタンフォーム・親水性ファイバー・親水性メンブラン・ハイドロジェル

や，乾燥させたポリウレタンフィルムなどの製品が作られている．天然ポリマーとしては，CMC-Na，アルギン酸塩，キチンなどが用いられている．

ドレッシング材の役割

ドレッシング材の役割には，①創面保護，②創面閉鎖と湿潤環境，③乾燥した創の湿潤，④滲出液吸水性，⑤感染制御作用，⑥疼痛緩和がある（**表2**）[3]．①～④は，使用材料により使い分ける．⑤は抗菌性ドレッシング材を用いる．⑥は，湿潤環境の保持により効果が得られる．

ドレッシング材の構造

ドレッシング材は，充填タイプと貼付タイプがある．充填タイプの構造は，一般に単層でドレッシング材の特徴が創に作用する．貼付タイプの構造は，一般的に**表層，中間（吸水）層，粘着層**に大別され，それぞれに用いられている材料により役割が追加される．表層は，ポリウレタンフィルムを用いていることが多く，これらは創面保護の役割がある．中間（吸水）層は，滲出液吸水効果のある材料が用いられており，使用材料により水分保持能が異なる．粘着層は，アクリル系粘着剤やシリコーン粘着剤が用いられており，シリコーンは除去時の疼痛軽減が可能となる．

TIME理論から考える外用薬とドレッシング材の使い分け（表3）[4]

創傷治療にあたってはmoist wound healing（MWH：湿潤環境下療法）とwound bed preparation（WBP：創面環境調整）の概念が重要である．**moist wound healingは，適切な湿潤環境を整えることにより，創傷治癒を目指す考え方，wound bed preparationは創傷治癒の阻害因子を取り除くことで創傷治癒を目指す考え方である**．wound bed preparationとmoist wound healingの阻害因子の頭文字をまとめたものがTIMEで，それぞれ，T（壊死組織），I（感染または炎症），M（滲出液），E（ポケットなどの不適切な創縁）となっている．

表3 TIME理論の各要因における外用薬とドレッシング材の比較

要因		分類	推奨	外用薬・ドレッシング材
T 壊死組織		外用薬	○	ブロメライン・スルファジアジン銀・ヨウ素製剤・ヨードホルム
		ドレッシング材	△	ハイドロジェル
I 感染・炎症		外用薬	○	スルファジアジン銀・ヨウ素製剤
		ドレッシング材	△	銀含有ドレッシング材・抗菌性創傷被覆・保護材
M 滲出液	少ない	外用薬	○	スルファジアジン銀・トレチノイン トコフェリル
		ドレッシング材	○	ハイドロコロイド・ハイドロジェル
	多い	外用薬	○	ヨウ素製剤・ブクラデシンナトリウム
		ドレッシング材	○	親水性ファイバー・親水性メンブラン・ポリウレタンフォーム
E ポケット・創縁		外用薬	△	ヨウ素製剤・トラフェルミン・トレチノイン トコフェリル
		ドレッシング材	△	親水性ファイバー・親水性メンブラン

（文献4）を参考に作成）

T（壊死組織）

壊死組織の除去は，外科的デブリードマンが優先される．しかし，患者の状態や局所の状況によっては，外用薬やドレッシング材を用いることもある．

壊死組織を除去する外用薬は，**ブロメライン，ヨードホルム，スルファジアジン銀**などがあげられる．ブロメラインは，タンパク質分解酵素が，ヨードホルムはI型コラーゲンの単量化により壊死組織を除去する．スルファジアジン銀は，O/W型乳剤性基剤の補水効果により，硬い壊死組織を軟化することで，壊死組織除去を促す．

壊死組織を除去するドレッシング材は，**ハイドロジェル**（グラニュゲル®）があげられる．水分含有量の多いドレッシング材であるため，壊死組織を軟化することが可能である．壊死組織がある場合は，ドレッシング材よりも外用薬の方が主体となる．

I（感染または炎症）

創傷における細菌量は，菌量の少ない順に

① Wound contamination（創汚染）：

菌が付着している状態．

② Wound colonization（定着）：

菌がある程度増殖しコロニーを形成しているが宿主に危害を及ぼさない状態．

③ Critical colonization（臨界的定着）：

細菌数が多くなり，創感染に移行しそうな状態，あるいは炎症防御反応により創治癒が遅滞した状態．

④ Wound infection（創感染）：

増殖する細菌が組織内部に侵入して創（宿主）に実害（深部感染）を及ぼす状態．

の4段階に分類される．細菌数が増え感染が悪化すると炎症も強まる傾向がある．感染の判断には，以下の感染の5徴候や所見の頭文字をとったNERDSが有効である．

> NERDS
>
> **・感染の5徴候（発赤，腫脹，熱感，疼痛，膿の貯留）**
>
> Nonhealing wound（N：治癒しない創）
> Exudative wound（E：滲出液の多い創）
> Red and bleeding wound（R：創底が赤く出血しやすい創）
> Debris in the wound（D：壊死組織が付着する創）
> Smell from the wound（S：悪臭を伴う創）

critical colonization以上の菌量を伴う感染創傷では，しっかりとした創洗浄の後，抗菌性のある外用薬・創傷被覆材を用いる．

抗菌作用を有する外用薬は，**精製白糖・ポビドンヨード，ヨウ素軟膏，カデキソマー・ヨウ素，ヨードホルムなどのヨウ素製剤や，スルファジアジン銀**がある．滲出液が少ない場合は，補水作用のあるO/W型乳剤性基剤のスルファジアジン銀を，滲出液の多い場合はヨウ素製剤を用いる．ヨウ素製剤はヨウ素放出制御単体の違いにより，ヨウ素形態と遊離ヨウ素濃度が異なる（**表4**）．

表4 ヨウ素製剤の成分と特徴

一般名（商品名）	ヨウ素濃度	基剤	機能性添加剤	ヨウ素放出制御担体	吸収機構	水分保持能	ヨウ素形態	遊離ヨウ素濃度(mM)
精製白糖・ポビドンヨード (ユーパスタ®軟膏)	0.3%	マクロゴール	精製白糖	ポビドン	能動的	低い	I^{3-}	0.11
カデキソマー・ヨウ素 (カデックス軟膏)	0.9%	マクロゴール	ポリマービーズ	ポリマービーズ	受動的	高い	I^{2}	1.2
ヨウ素軟膏 (ヨードコート®軟膏)	0.9%	マクロゴール	CMC-Na	CMC-Na* ポリアクリル酸	受動的	高い	I^{3-}	0.4

＊CMC-Na：カルボキシメチルセルロースナトリウム

抗菌効果を有するドレッシング材には，**銀含有ドレッシング材など**がある．ドレッシング材に含まれる銀が滲出液に触れると，イオン化し抗菌効果を示す．本邦の銀含有製剤は銀含有量濃度が低く，かつ製品によって銀含有量が異なる．また，抗菌成分ポリヘキサニド（polyhexamethylene biguanide：PHMB），界面活性剤（ベタイン）が配合された，創傷洗浄用ソリューションおよびハイドロジェルのプロントザン®などもある．プロントザン®は，バイオフィルムによる創面への負担を軽減や創面の菌の増殖を抑制することができる．

一方で，**ドレッシング材により創を密閉することで，感染が悪化をすることがある．**そのため，明らかな感染や炎症が強い場合は，ドレッシング材の使用は避けるべきである．感染が全身性に及ぶ場合は，局所管理に加えて抗菌薬の全身投与が不可欠となる．

M（滲出液）

創傷治癒においては適切な湿潤状態が重要となる．

滲出液の少ない創には，**補水作用のあるO/W型乳剤性基剤の外用薬，または水分を与えられるドレッシンング材**を選択する．壊死組織のある場合の外用薬はスルファジアジン銀を，ドレッシング材はハイドロジェルが推奨されている．壊死組織がなく肉芽形成を図る場合の外用薬は，トレチノイン トコフェリルを，ドレッシング材はハイドロコロイドやハイドロジェルが推奨される．ハイドロコロイド自体は水分を与える効果はないが，創面に密着することで水分の蒸発を防ぐことができる．

滲出液の多い場合は，**吸水作用がある水溶性基剤の外用薬，または吸水力の高いドレッシンング材**を選択する．肉芽形成が不十分で感染が疑われる場合は，精製白糖・ポビドンヨード，ヨウ素軟膏，カデキソマー・ヨウ素などのヨウ素製剤を用いる．ヨウ素製剤の基剤はすべて水溶性基剤であるが，機能性添加剤が精製白糖・ポビドンヨードは白糖，カデキソマー・ヨウ素はポリマービーズ，ヨウ素軟膏はCMC-Naであることで，吸水動態と水分保持能が異なる（**表4**）．

滲出液の多い浅い創傷で，上皮化を図る場合はブクラデシンナトリウムを用いる．

滲出液が多い状態でドレッシング材を使用する場合は，感染に留意して使用すること

表5 滲出液吸水性ドレッシング材の特徴

使用材料分類		水分保持能（自重の倍数）	抗菌性	シリコーン粘着剤
ハイドロコロイド		少量	あり	なし
ポリウレタンフォーム	ハイドロポリマー	8倍	なし	なし
	ポリウレタンフォーム	10～14倍	あり	あり
親水性ファイバー	アルギン酸塩	15～20倍	あり	あり
	ハイドロファイバー	25～30倍	あり	あり
親水性メンブラン		25倍	なし	なし

が大切である．創が深い場合は親水性ファイバーや親水性メンブランを，浅い場合はポリウレタンフォームを用いる．また，ドレッシング材は受動的吸水であるため，浮腫性肉芽には適さない．使用材料により滲出液の水分保持能が異なるため，滲出液の量による使い分けも必要となる（**表5**）．

E（ポケットなどの不適切な創縁）

ポケットがある創傷や段差の大きな創傷は，難治性の要因となる．そのため**ポケットや段差の解消は，最優先に取り組む必要がある**．ポケットや段差の創底に壊死組織が残存する場合は，創面の清浄化を図る必要がある．その上で滲出液が多い場合，外用薬としては精製白糖・ポビドンヨード，ヨウ素軟膏，ヨードホルムなどのヨウ素製剤を，ドレッシング材は，親水性ファイバーや親水性メンブランを用いる．滲出液が少ない場合は，トラフェルミンやトレチノイン トコフェリルが使用できる．トラフェルミン自体がタンパク製剤であるため，滲出液の増加や，感染傾向となる場合があるので，注意が必要である．トラフェルミンをポケット内に噴霧することが難しい場合は，親水性フォーム（ベスキチン®）を用いる．親水性フォームは，トラフェルミンを吸着しないため，トラフェルミンを噴霧した親水性フォームを，ポケット内に挿入して使用することができる．

外用薬とドレッシング材での単独治療でのポケットや段差の解消は，十分に効果が得られないことが多く，外科的治療や陰圧閉鎖療法なども検討する．また体圧分散やずれの対策も不可欠である．

外用薬の適正使用

外用薬の効果を十分に発揮させるためには，適切に使用することが求められる．

正常皮膚に外用薬を塗布する場合は，使用量の目安としてフィンガーティップユニット（finger tip unit：FTU）を用いる．1FTU（約0.5g）は，チューブでは成人の人差し指の先端から遠位指節間関節までの長さを押し出した量，ローションでは1円玉大に出した量で，成人の手（手掌から指まで）2枚分の面積を塗布する．

一方で**創傷面においては，外用薬の基剤による湿潤調整が重要となるため，5mm程度の厚さで塗布する**．また，ポケットに外用薬を使用する場合には，**死腔を作らないように外用薬を充填する**．ポケットのある創傷では，圧迫やずれ，皮膚のたるみや創の移動・変形に加えて，基剤特性などにより，外用薬が創部に滞留できない状態（薬剤滞

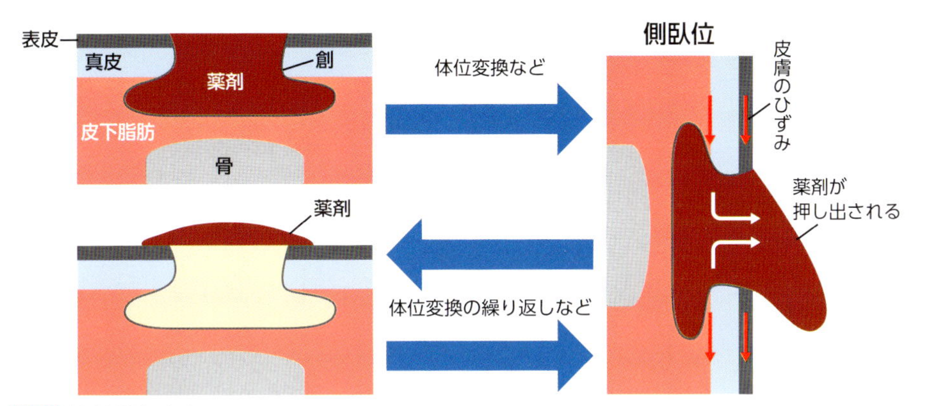

図3 薬剤滞留障害

高齢者は皮膚のたるみが生じており，体位変換などにより，創が変形し創内摩擦が生じる．それにより，創に充填した外用薬が創外に押し出される．体位変換を繰り返すことでさらに外用薬が押し出され，創内の薬剤量が減少し，効果が減弱する．

図4 薬剤滞留障害への対策

固定の種類	創外固定		創内固定
	牽引による創外固定	土台を据える創外固定	挿入による創内固定
方法	バンテージ固定	アンカー固定	インサーション固定
使用材料	布製弾性テープ	レストン ™	創傷被覆材
使用方法	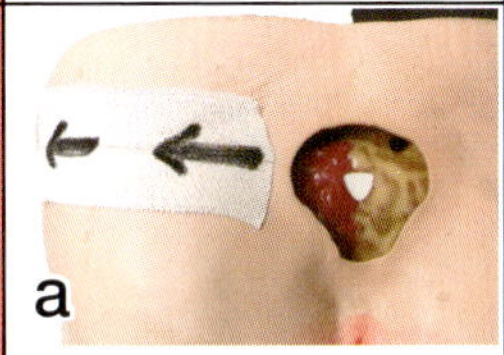 a 移動する創の創縁を起点にテープで引っ張り，創を固定する	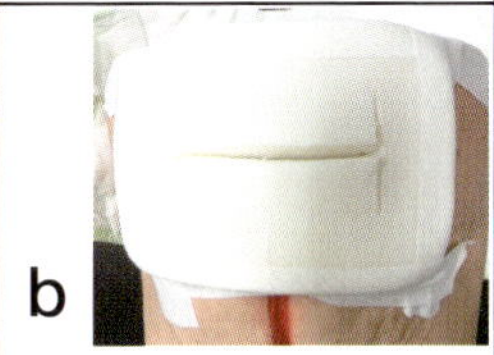 b 切り込みをいれ外圧を軽減させる	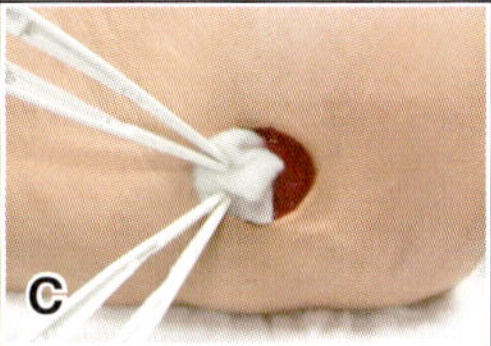 c 軽く挿入する

留性障害）が生じ，治癒遅延につながる（図3）[5]．**薬剤滞留性障害が生じている場合は，創外固定や創内固定などの対応を行う**（図4）．創外固定には，テーピングを用いた牽引固定，レストン ™ などを用いたアンカー固定が，創内固定としてはドレッシング材によるインサーション固定がある．

外用薬の特性により，使用方法に留意するものとして以下があげられる．

・トラフェルミン

最大径 6cm 以内の創傷で，約 5cm 離して 5 噴霧する．トラフェルミンが約 70％の細胞に吸着するための時間（30 秒）を経過後に，次の処置をする．

・ブロメライン

主薬がタンパク質分解酵素であるため，正常皮膚に障害を生じさせる可能性がある．そのため，正常皮膚を疎水性基剤（ワセリンなど）で保護した後，創面にブロメラインを塗布する．

図5 外用薬・ドレッシング材が適応となる褥瘡・創傷

外用薬が適応となる創傷	創傷被覆材が適応となる創傷
・壊死組織がある　・炎症が強い ・不良肉芽である　・滲出液が多い ・段差が深い　など	・壊死組織・炎症がない　・段差が浅い ・滲出液が多すぎない　・浅い創傷 ・良性肉芽である　など
（例） 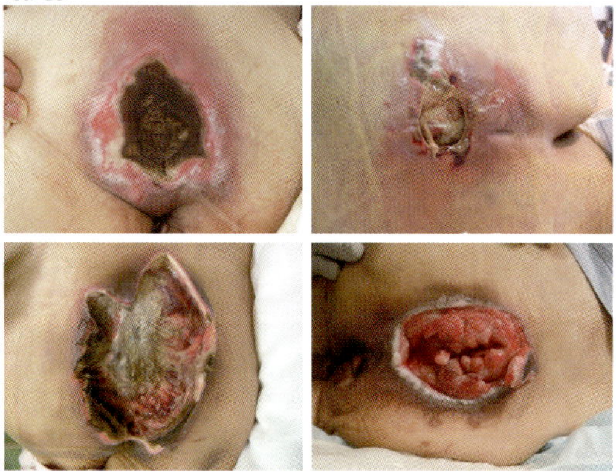	（例） 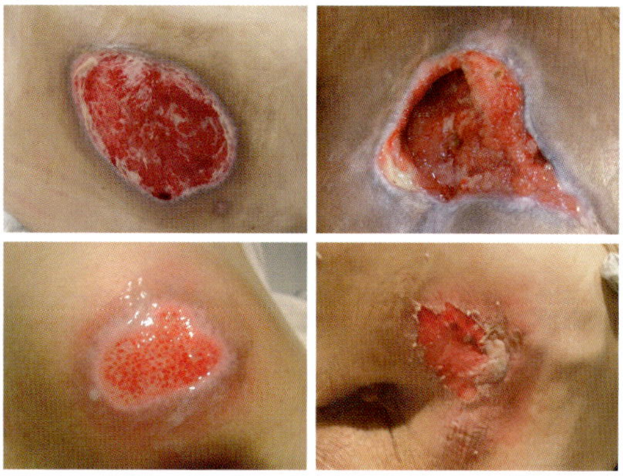

外用薬とドレッシング材の利点と欠点

外用薬の利点は，①殺菌作用，②滲出液コントロール，③壊死組織除去，④外用薬はドレッシング材と比較して比較的低コスト，⑤保険で使用できる期間に制限がないなどである．一方，欠点には，①アレルギー，②乾燥による疼痛，③副作用，④処置が複雑で頻度が多いなどがあげられる．

ドレッシング材の利点は，①滲出液コントロール，②創面保護，③ずれの軽減，④疼痛緩和，⑤処置の簡易化と頻度の減少があげられる．一方，欠点には，①感染創に使用できない，②皮膚障害，③比較的高価，④保険上に制限があるなどである．

外用薬とドレッシング材の使い分けは，創面に壊死組織があり感染のリスクが高い場合は外用薬が，感染のリスクが低く，創面が浅い場合はドレッシング材が優先されると考えられる（**図5**）．

おわりに

外用薬とドレッシング材の使い分けるうえでは，それぞれの利点と欠点以外にも，処置の簡便性や保険請求といった問題を考慮することも必要となる．とくに在宅や施設で治療を行う場合は，患者個々の状況をふまえた選択が求められる．また，終末期では患者の全身状況をふまえて，治療目標を設定し，外用薬とドレッシング材の使い分けることも重要である．

最後に，創傷治療は局所管理が注目されがちであるが，全身管理も必要である．体圧分散，ずれや清拭などケアや，栄養や感染の管理，創傷治癒に影響を与える疾患（糖尿病，末梢閉塞性動脈疾患など），薬剤（ステロイド，抗凝固薬）などの管理も重要となる．

文献

1)関根祐介，笹津備尚：褥瘡会誌 26: 99, 2024
2)野田康弘：薬局 66: 5, 2015
3)一般社団法人日本褥瘡学会：在宅褥瘡テキストブック，照林社，東京，p.120, 2020
4)門野岳史：ドレッシング材のすべて（前川武雄 編），学研メディカル秀潤社，東京，pp.113-119, 2015
5)古田勝経：褥瘡会誌 26: 5, 2024

2 局所陰圧閉鎖療法（NPWT）の最近の進化

齋藤晋太郎，茂木精一郎

本項のポイント

- NPWTは積極的な創傷治癒を促進可能にし，非常に有用な治療選択肢の一つである.
- 2021 年より，手術部位感染リスクの高い縫合創に対するNPWT の使用が保険適用となった
- NPWT の適応は，既存治療で改善しない，難治性創傷・外傷後潰瘍・第Ⅱ～Ⅲ度熱傷・褥瘡または術創などである.

局所陰圧閉鎖療法（NPWT）とは

局所陰圧閉鎖療法（negative pressure wound therapy：NPWT）は，創傷に対して持続的に陰圧をかけることで創傷治癒を促進する治療法である．陰圧閉鎖により，物理的な創部の保護のみならず，過剰な滲出液の除去による浮腫の軽減，不要な壊死組織の除去，細菌や細菌が放出する外毒素の除去，創部の血流増加による細胞増殖および肉芽形成が可能である．陰圧により物理的に創部を収縮させることもでき，これらのさまざまな要素を複合し創傷治癒の促進が期待できる．わが国では 2010 年に NPWT が保険適用となり，以後全国的に普及している．NPWTは積極的な創傷治癒を促進可能で，皮膚潰瘍治療に携わる多くの医療者にとって非常に有用な治療選択肢の一つであり，理解・習得が望ましい．本項では NPWT の種類や適応などを，実際の症例を供覧しつつ解説する．

NPWT の種類

NPWT は，大きなキャニスターを持つ通常型と，比較的小さなキャニスターを持つ，または使用しない単回型に分けられる．NPWT は種類によらず，創面にフォームやフィラー・パッドを当て，ドレープやフィルムなどで密封し，陰圧維持管理装置と連結チューブで接続し創部に陰圧をかけることで創傷管理を行う．

通常型

わが国では 3M™V.A.C.® 治療システム（Solventum）や RENASYS® 創傷治療システム（スミス・アンド・ネフュー）などが使用可能（**図 1**）で，原則で入院下にて使用する．

洗浄液の周期的自動注入機能（3M™ ベラフロ ™ 治療）を用いた治療と通常の 3M™V.A.C.® 治療を選択できる 3M™V.A.C.®Ulta 治療システムは持続的に陰圧をかける連続モード（3M™V.A.C.® 治療の場合は－25 ～－200mmHg，3M™ ベラフ

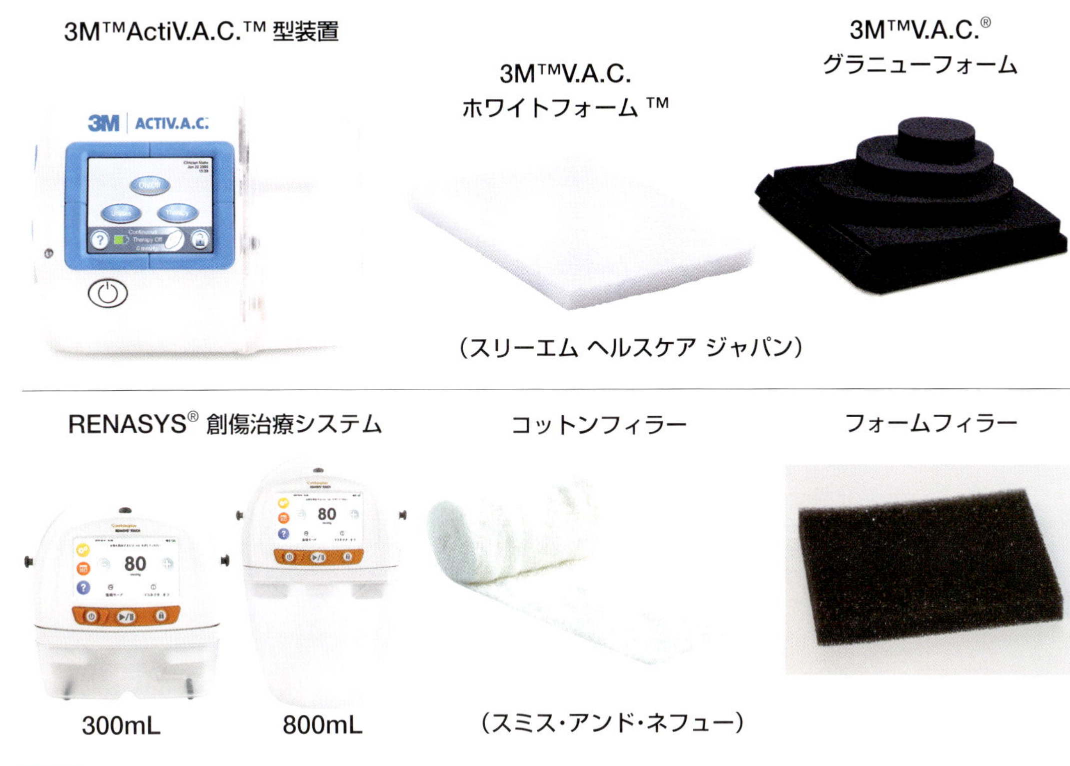

図1 陰圧維持管理装置およびフィラーの種類（1）

ロ™治療の場合は－50～－200mmHg），間欠的な陰圧をかけるDPC（Dynamic Pressure Control™）モード（上限値－50～－200 mmHg）の使用が可能である．DPCモードでは陰圧が0にならず，陰圧を維持することが可能である．滲出液を回収するキャニスターの容量は，3M™ActiV.A.C.™型陰圧維持管理装置では300 mLだが，3M™V.A.C.® Ulta型陰圧維持管理装置では500 mL，1,000 mLがある．Y字連結管を使用することで，同時に2カ所または広範囲の創傷の治療が可能である．

添付文書上での使用方法は，Acti型は，原則として最初の48時間は－125mmHgの陰圧を連続モードで使用し，その後間欠モードを適用するか，連続モードを継続すると記載されている．3M™V.A.C.ホワイトフォーム™は高密度のため，陰圧設定を－125mmHg以上で使用する．フォームの交換は原則として48時間ごとに実施する（ただし陰圧設定に関しては，創傷の種類によって医療従事者が適宜判断すべきものと思われる）．

RENASYS® 創傷治療システムも3M™Acti V.A.C.® Ulta治療システムとほぼ同様であるが，持続的に陰圧をかける連続モード（－25～－200mmHg）と間欠的に陰圧をかけるAIモード（adjustable intermittent mode）の使用が可能である．AIモードではV.A.C® 治療システムと同様に，間欠的だが低陰圧を持続できる．高陰圧値は－25～－200mmHg，低陰圧値は0～－180mmHgの幅で設定できる．創部と陰圧維持管理装置を接続するソフトポートは軟らかく，曲面，可動域にも貼付が可能である．キャニスターの容量は，300mLと800 mLがある．Yコネクタを使用すれば，同時に2つ

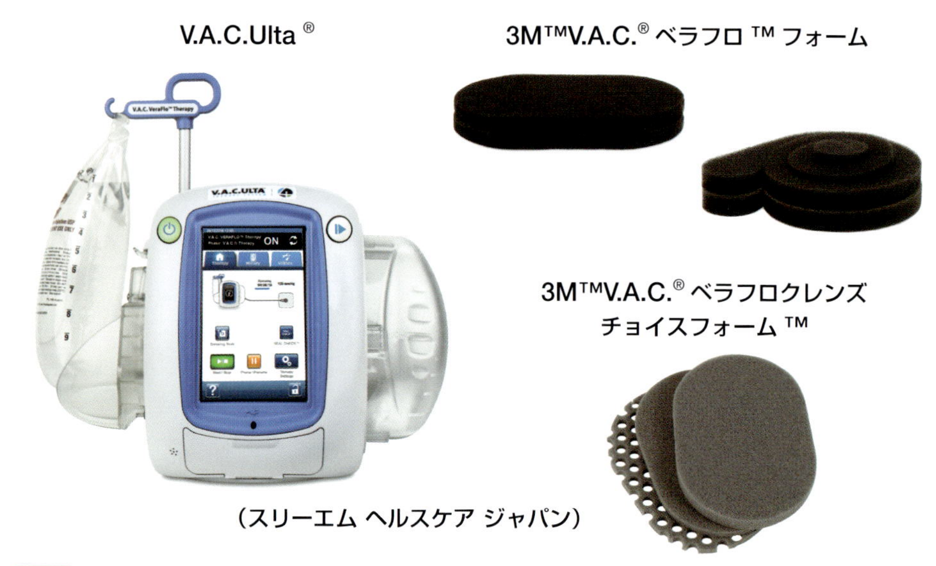

図2 陰圧維持管理装置およびフィラーの種類（2）

の創傷や広範囲の創傷に使用が可能である.

添付文書上での使用方法は，設定陰圧は個々の創傷の状態に合わせて担当医師が決定することと記載されている．治療開始後 48 ～ 72 時間後に最初のフィラー交換を行い，その後はリークがなく，患者の装着感に違和感がなければ，少なくとも 1 週間に 3 回の交換を行う.

間欠的な陰圧をかける DPC モード，AI モードのいずれも，血管新生効果が高く，虚血リスクのある創傷に有効であるとされる.

V.A.C.® 治療システム，RENASYS® 創傷治療システムのいずれも，滲出液を吸収するキャニスターは適宜交換する．キャニスターの交換は少なくとも 1 週間に 1 回，ないし満杯になる前には実施する必要がある.

▶ NPWTi-d

周期的自動注入機能を伴った局所陰圧洗浄療法（negative pressure wound therapy with instillation and dwelling : NPWTi-d）は，2017 年以降に本邦で保険適用となった．洗浄液（生理食塩水）を灌流させる仕組みがあり，**感染を伴う創部に対しても陰圧閉鎖療法が可能である**（**図 2**）．ただし添付文書上では，NPWTi-d のみでの感染治療は成立せず，**創部のデブリードマンや抗菌薬の投与など適切な処置を行い，密にモニタリングするように記載がある**．創面に使用するフォーム材に関して，3M™V.A.C.® ベラフロ ™ フォームは V.A.C.® グラニューフォームと比べ，滲出液の分散能が高いため，創傷の隅々まで洗浄液を行き渡らせることが可能である．さらに 3M™V.A.C.® ベラフロクレンズチョイス ™ フォームでは，特殊なフォームの形態により，粘稠性の滲出液や感染性老廃物などの除去を効率的に行うことができる．3M™V.A.C.® ベラフロ ™ フォームを使用した NPWTi-d 治療群は，3M™V.A.C.® グラニューフォーム ™ を使用した NPWT 群に比較して，肉芽組織が有意に増生するとされる[1]．なおキャニスターの容量は 500mL，1,000mL がある.

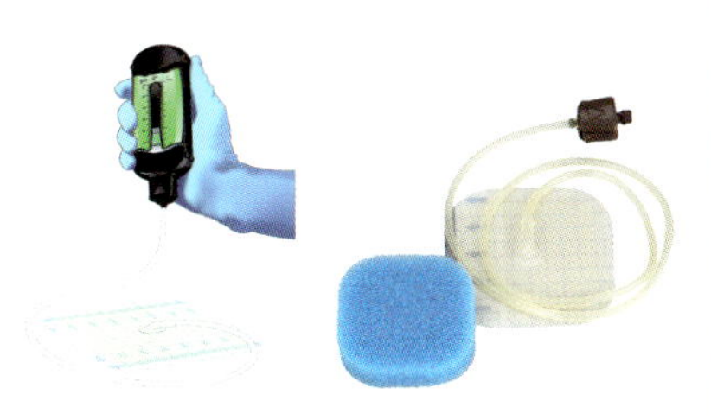

（スリーエム ヘルスケア ジャパン）

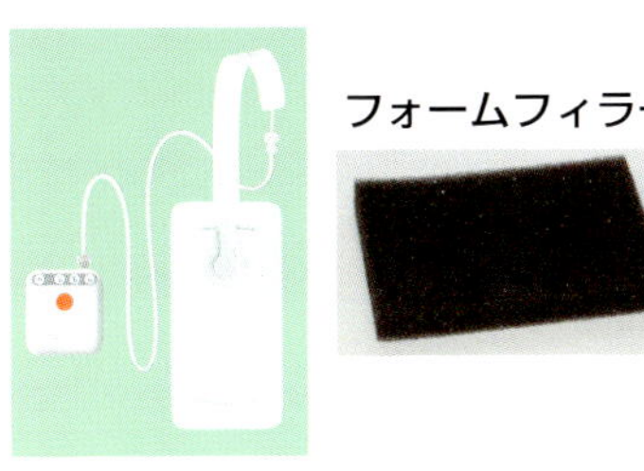

（スミス・アンド・ネフュー）

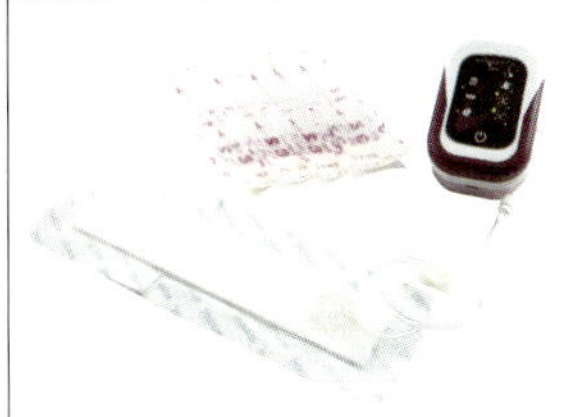

（センチュリーメディカル）

図3 陰圧維持管理装置およびフィラーの種類（3）

単回型

わが国では3M™SNaP™ 陰圧閉鎖療法システムやPICO® 創傷治療システム，UNO単回使用創傷治療システムが使用できる（**図3**）．単回型は入院・外来・在宅など，あらゆる場面での治療が可能である．

▶ 3M™SNaP™ 陰圧閉鎖療法システム

創部を陰圧に保つ非電動型のデバイスである．定加重バネに引っ張られたピストンがカートリッジ内に陰圧を発生させ，連結チューブを介して創部が陰圧に保たれる．電力を使用しないデバイスで静音であり軽い．ドレッシングキットもあり，フォームも使用可能で，さまざまな形状の創部に対して使用できる．比較的面積の小さく，縮小傾向にある創傷に適する．

滲出液を貯留するカートリッジの容量は60mLまたは150mLがある．陰圧の強さはカートリッジの容量で異なり，容量60mLでは－75mmHgまたは－125mmHgでの設定が可能だが，容量150mLでは－125mmHgでの設定のみである．

▶ PICO® 創傷治療システム

創部を陰圧に保つ電動型のデバイスで，ドレッシングキットやフォームも使用できる．陰圧は－80 mmHgである．陰圧と蒸散により，キャニスターを必要とせず滲出液を除去する．滲出量が1週間で300mL以下の創傷が適当である．

添付文書には，創傷の深さが0.5cm以上の場合は，フォームフィラーを併用する場合があり，2cm以上の場合は，フォームフィラーを必ず併用し，フォームフィラーが創底までしっかり接触するようにすると記載されている．また，フォームフィラーを使用しない場合，ドレッシングは一般的に3～4日ごとに交換するが，裁量で7日間まで貼付しておくことができる．創底に凹凸がある場合，ポケットがある場合などはフォームフィラーの使用を考慮する．

▶ UNO 単回使用創傷治療システム

創部を陰圧に保つ電動型のデバイスであり，2022年1月より保険適用となった．陰圧は－80mmHgまたは－125mmHgで，連続／間欠モードの切り替えが可能となっている．キャニスターの容量は70mLである．

2024年4月現在，日本での使用例はほとんどないが，今後使用症例の蓄積があると思われる．

表1 特定保険医療材料に認可されているNPWTに使用されるフォーム・ドレッシンング（切開創局所陰圧閉鎖処置を除く）

<table>
<tr><th>使用材料</th><th>販　売</th><th>会 社 名
（製造販売元 / 販売元）</th><th>一般的名称</th><th>保険償還価格</th><th>管理区分</th></tr>
<tr><td rowspan="2">ポリウレタンフォーム / ポリビニルアルコールフォーム</td><td>3M™V.A.C.®Ulta 治療システム</td><td>ケーシーアイ（株）</td><td rowspan="4">陰圧創傷治療システム</td><td rowspan="4">Ⅱ 159
【局所陰圧閉鎖処置用材料】
18 円 /cm²</td><td rowspan="10">高度管理医療機器</td></tr>
<tr><td>3M™ActiV.A.C.™ 治療システム</td><td>ケーシーアイ（株）</td></tr>
<tr><td>コットン</td><td rowspan="2">RENASYS® 創傷治療システム</td><td rowspan="2">スミス･アンド･ネフュー(株)</td></tr>
<tr><td rowspan="2">ポリウレタンフォーム</td></tr>
<tr><td>3M™SNaP™ 陰圧閉鎖療法システム</td><td>ケーシーアイ（株）</td><td rowspan="6">単回使用陰圧創傷治療システム</td><td rowspan="3">在 013・Ⅱ 159
【局所陰圧閉鎖処置用材料】
18 円 /cm²</td></tr>
<tr><td rowspan="2">多層構造ドレッシング</td><td>PICO® 創傷治療システム</td><td>スミス･アンド･ネフュー(株)</td></tr>
<tr><td>UNO® 単回使用創傷治療システム</td><td>センチュリーメディカル(株)</td></tr>
<tr><td rowspan="3">陰圧維持管理装置</td><td>3M™SNaP™ 陰圧閉鎖療法システム</td><td>ケーシーアイ（株）</td><td rowspan="3">在 014・Ⅱ 180
【陰圧創傷治療用カートリッジ】
19,800 円（入院外のみ算定可）</td></tr>
<tr><td>PICO® 創傷治療システム</td><td>スミス･アンド･ネフュー(株)</td></tr>
<tr><td>UNO 単回使用創傷治療システム</td><td>センチュリーメディカル(株)</td></tr>
</table>

一般社団法人 日本医療機器テクノロジー協会 創傷被覆材部会作成 第 32 版 2024 年 6 月 1 日改訂を加工

▶ 3M™Prevena™ 切開管理システム

手術切開部一次縫合創に対して陰圧閉鎖法を行うことで，手術部位感染（surgical site infection：SSI）の発生リスクを低減する．陰圧−125mmHg を付加した立体網目状フォームドレッシングが中央に収縮することで，手術切開部の創縁を引寄せ，縫合部にかかる張力を減張し，滲出液を管理する．

表 1 に NPWT で使用するフォーム・ドレシングの一覧を提示する．

NPWT の適応および診療報酬

保険診療において，その適応および診療報酬などについては知っておく必要がある．現在，処置の算定できる治療期間は 3 週間，とくに必要とされる場合には 4 週間まで使用可能とされている．

NPWT の適応および使用を避ける創傷および患者状態

2021 年 3 月より，手術部位感染リスクの高い縫合創に対する NPWT（3M™ Prevena™，PICO® のみ）の使用が保険適用となった．NPWT の適応は，既存治療で改善しない，あるいは奏効しないと考えられる難治性創傷であり，外傷後潰瘍，第Ⅱ～Ⅲ度熱傷，褥瘡または術創（デブリードマン後の皮膚欠損創含む）などがあげられる．

使用を避ける創傷および患者状態としては，①全身状態が不安定な患者，②悪性腫瘍

表2 NPWT の処置料の算定，初回加算

処置料の算定		
処置面積	点数（1 日につき）	
入院 / 入院外	入院	入院外
1　100cm² 未満	1,040 点	240 点
2　100cm² 以上 200cm² 未満	1,060 点	270 点
3　200cm² 以上	1,375 点	330 点

初回加算	
処置面積	点数（初日のみ）
1　100cm² 未満	1,690 点
2　100cm² 以上 200cm² 未満	2,650 点
3　200cm² 以上	3,300 点

（2024 年 7 月現在）

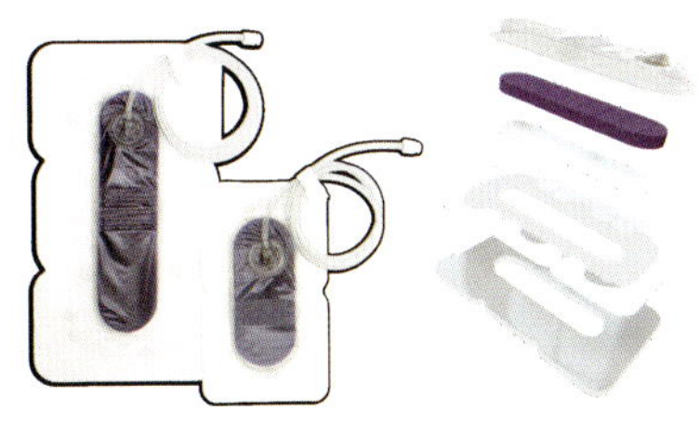

3M™ Prevena™ Peel and Place システムキット（スリーエム ヘルスケア ジャパン）

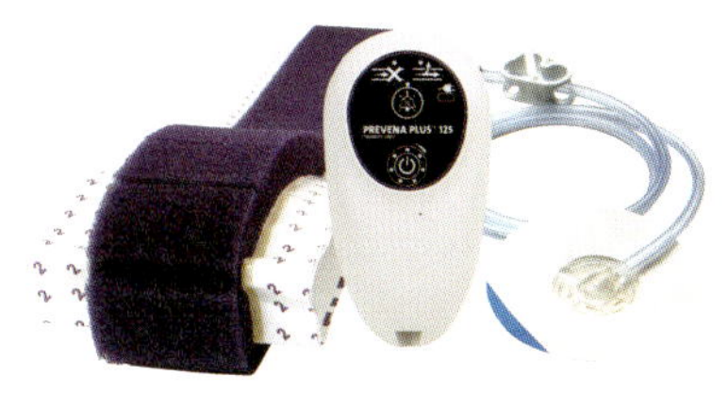

3M™ Prevena™ Plus Customizable システムキット（スリーエム ヘルスケア ジャパン）

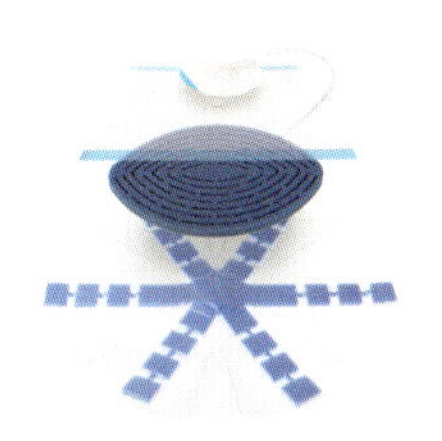

3M™AbThera™ 治療システム（スリーエム ヘルスケア ジャパン）

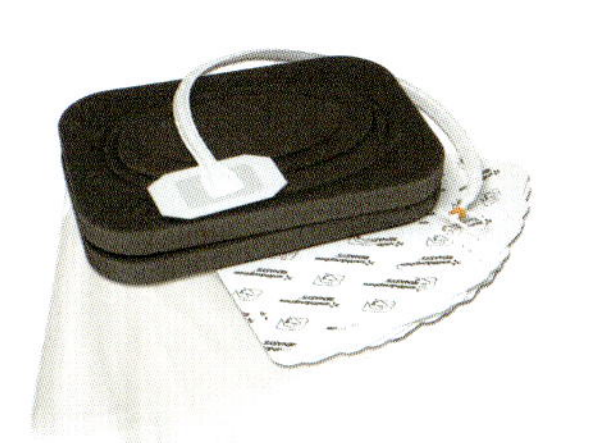

RENASYS® アブドミナルキット（スミス・アンド・ネフュー）

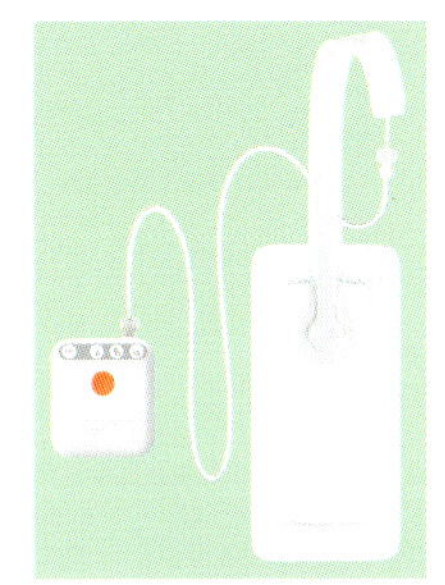

PICO® 創傷治療システム（スミス・アンド・ネフュー）

図4 陰圧維持管理装置およびフィラーの種類（4）

がある創傷，③他臓器と交通している瘻孔がある創傷（腹部開放創と同義ではない），④未精査の瘻孔がある創傷，⑤主要な血管・臓器・神経の露出する創傷，⑥痂皮を伴う壊死組織が除去されておらず，感染の悪化を招く可能性のある創傷，⑦化学物質過敏症を有する患者（ウレタン・ポリビニルアルコール・アクリル系粘着剤など）などが考えられる．

単回型を入院外で使用する場合，創部感染のリスクが高い場合，トラブル対応が生じた際の来院が困難な場合には NPWT の使用を避ける．

処置点数

難治性創傷に対する NPWT の処置点数に関しては，入院と入院外で点数が異なる（**表 2**）．入院においては点数が高く，入院外においては点数が低く算定される傾向にある．

通常型のNPWTである3M™V.A.C.® 治療システムやRENASYS® 創傷治癒システムなどは，入院での使用が原則であり，入院外では算定ができない．通常型NPWTの処置は，いずれの処置面積でもコストがDPCの包括対象外となる1,000点を超えるため，入院下でも算定が可能である．また，交換日でなくとも陰圧閉鎖ができていれば処置期間内においては算定できる．また，3M™V.A.C.®Ulta治療システムを用いてNPWTi-dを行う場合には，持続洗浄加算（500点）が初回のみ算定可能となっている．骨膜炎や骨髄炎を合併した創に対してNPWTi-dを行った場合には，初回のみ1,700点が算定できる．

単回型のNPWTを入院下で使用する場合，処置日のみ週3回までの算定である．外来での使用においては，処置日毎に算定する．

なお最近では，腹部開放創にNPWTを使用する場合に，局所陰圧閉鎖処置（腹部開放創）が10日間に限り算定可能となった．また，術後縫合創に関してもPICO® 創傷治療システムが治療に加えて適応となった．また．SSI予防専用のNPWTとして3M™ Prevena™ 切開創管理システムが導入されたが，こちらは手術医療機器等加算（切開創局所陰圧閉鎖処置機器加算：5,190点）での算定となっている．しかしこれらは算定可能な施設条件などが厳しく，使用の際には注意が必要である（**図4**）．

実際の使用症例

NPWTは通常の皮膚潰瘍に対してはこれまで多数の症例報告がある．近年では，NPWTを分層植皮術の固定に使用した報告が散見される[2, 3]．鼠径部のリンパ漏に対して使用した報告もあり[4]，NPWTの使用は単なる潰瘍の肉芽増生促進に留まらず多岐にわたる．本項では術創に対して，当科で実施した術後症例(デブリードマン後にメッシュ分層植皮を実施，膿瘍のデブリードマン後潰瘍）に対してNPWTおよびNPWTi-dを使用した症例を供覧する．なお植皮メッシュ分層に対しては肉芽形成促進が可能と解釈されるが，シート植皮に対しては保険適用外とも考えられるため注意する必要がある．

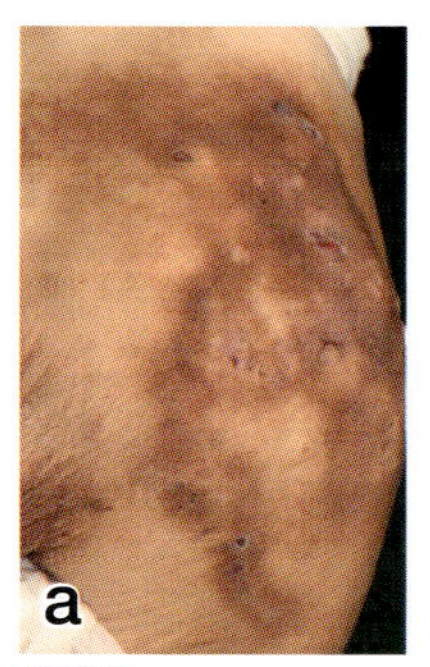

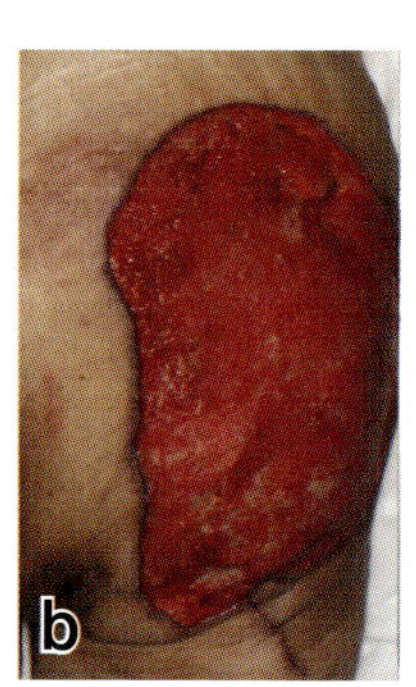

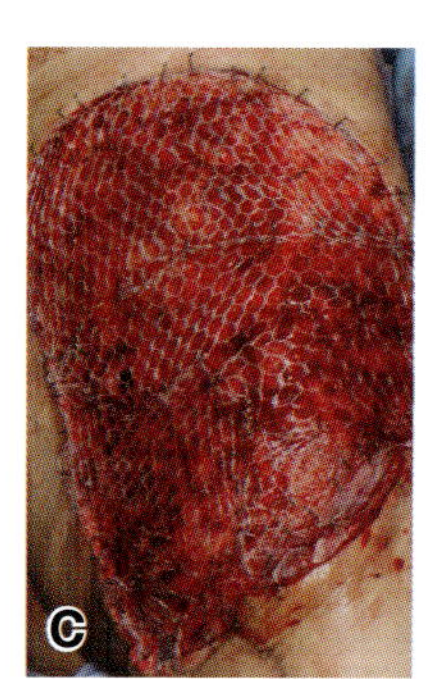

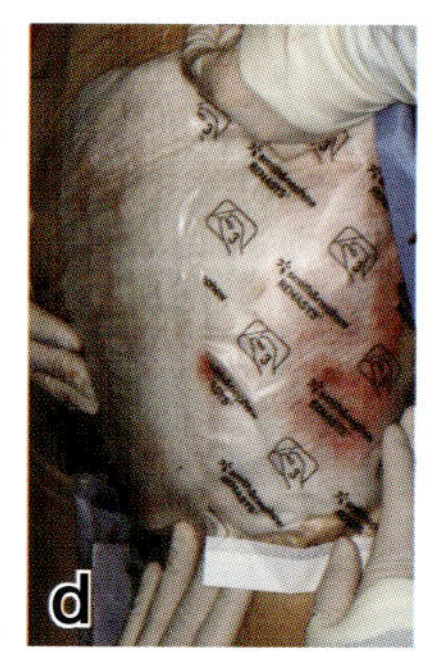

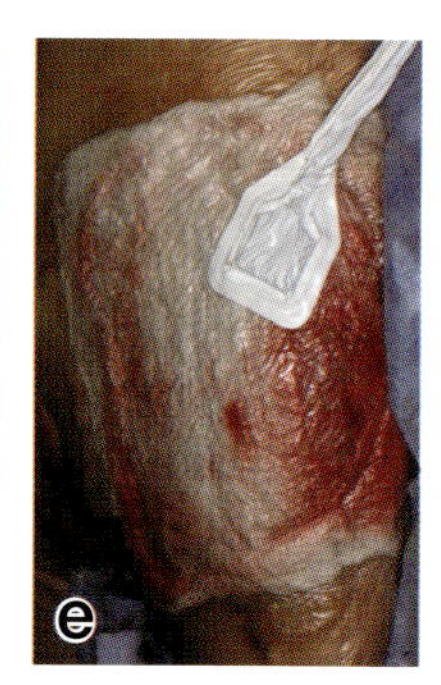

図5 症例1　70歳代，男性．分層メッシュ植皮術

a：右臀部に広範囲に瘻孔や皮膚切開後の潰瘍・瘢痕を伴う局面あり．

b：待機的な肉芽増生後．紅色肉芽の増生あり．

c：デブリードマン後，分層メッシュ植皮を実施した．

d：コットンフィラーをあてた後，ドレープを貼付中．

e：連結チューブのパッドをあて，陰圧開始を開始した．

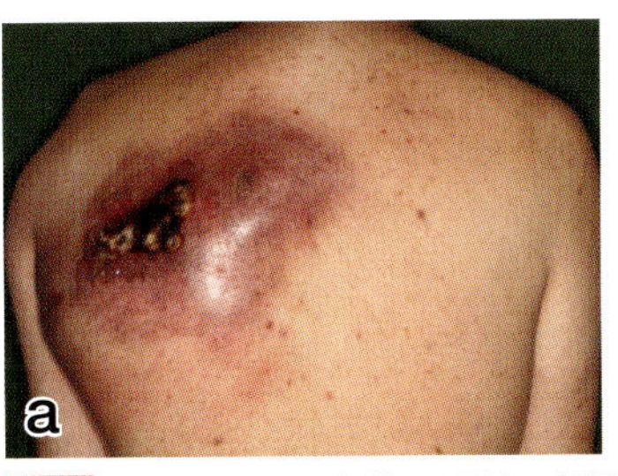

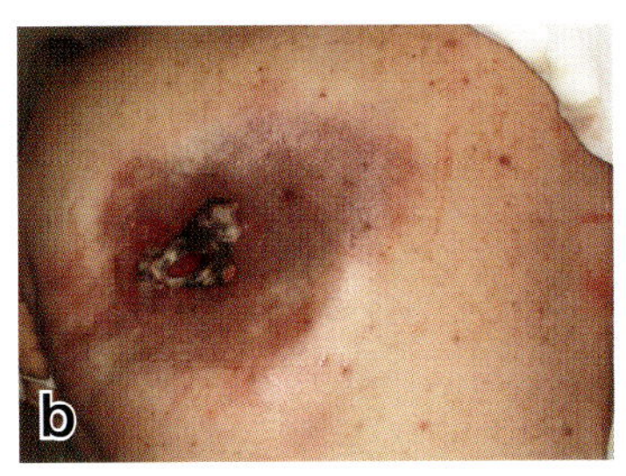

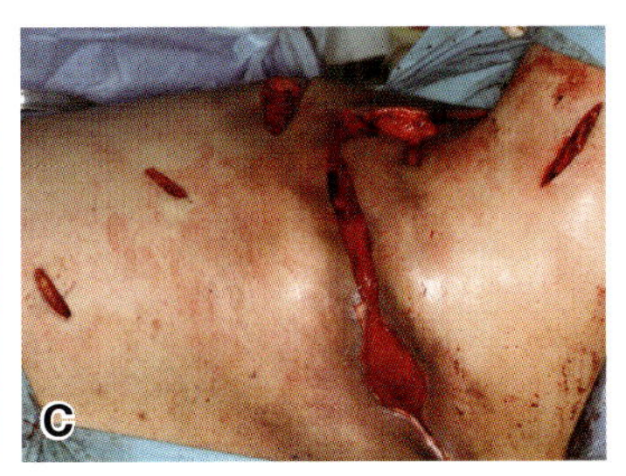

図6 症例2　50歳代，男性．NPWTi-d使用

a：左背部に巨大な皮下膿瘍形成あり．

b：切開排膿後．潰瘍面には壊死が付着している．

c：残存した膿瘍の切開排膿，追加デブリードマンを行った．NPWTi-dを使用し，感染の悪化なく切開部の癒着が得られた．

▶症例1

70歳代，男性．右臀部化膿性汗腺炎に対してデブリードマン後．待機的に肉芽形成を行い，3週間後にメッシュ分層植皮術を行った．術後植皮は問題なく生着し，徐々に潰瘍全体の上皮化が得られた（**図5**）．

▶症例2

50歳代，男性．左背部の巨大な皮下膿瘍に対して，切開排膿を行った．抗菌薬投与し待機的に肉芽増生後，残存し多発する膿瘍に対して追加で切開排膿，デブリードマンを行った．その後NPWTi-dを使用し，切開部のポケットの癒着，肉芽増生が得られ，感染の悪化もなく改善した（**図6**）．

NPWT（通常型）の使用方法

実際の使用症例をふまえた上で，NPWT（通常型）の一般的な使用手順を記載する．単回型はこれに準じて行う．

①創部面積にあわせて必要なサイズのフォームまたはフィラー，陰圧維持管理装置，キャニスターなどの物品を用意する*.

②創部を生理食塩水などで十分に洗浄し，清潔なガーゼなどで創部，創傷周囲の皮膚を抑え拭きする**.

③フォームないしフィラーを創傷の大きさにあわせて裁断し，創傷全体を覆うようにする***.

④周囲の正常皮膚を3～5cm程度余分に被覆するようにドレープをかける.

⑤ドレープは適宜裁断し，十分に使用し漏れを予防する．連結チューブの適用箇所を決める.

⑥ドレープをつまみ上げ，2.5cm程度の穴が開くように切る．ドレープの穴をあけた箇所に，連結チューブのパッドを接続する****.

⑦陰圧維持管理装置にキャニスターを取り付け，キャニスターチューブと接続チューブを連結する.

⑧チューブのクランプが解除されていることを確認し，機器を操作し陰圧を開始する.

⑨創部のドレッシングをみて，陰圧がかかっていることを確認する．機器のリークメーター

を同時にチェックし，適宜ドレッシングを追加する．

＊：清潔台を用意してもよい．
＊＊：NPWT 使用前日までに広範囲の剃毛や十分なデブリードマンを行っておくことが望ましい．なおワセリンなどの油性基材を外用してしまうとドレッシングが不可能になるため，NPWT の使用開始直前には外用処置は行わない．
＊＊＊：コットンフィラーは生理食塩水に浸して硬絞りしてもよい
＊＊＊＊：連結チューブの方向設定を事前に決めておく．陰圧維持管理装置を接続した際に，着衣が可能で体動時の邪魔になりにくく，排泄物でも汚染されにくい方向が望ましい．

なお，フォームないしフィラーとドレープが十分に用意できる場合は，創部に連続するようにドレッシングを自在に延長することができる．これにより，連結チューブのパッドを張る部位は必ずしも創傷直上でなく，連結チューブの位置調整が可能となる．ただしフォームないしフィラーをあてる前に，滲出液による正常皮膚の浸軟を予防するため，ドレッシングを延長する部分の正常皮膚にあらかじめフィルムやドレープを貼付しておく．

NPWT の管理

病棟では医師，看護師を含め，多職種が関係して患者の治療にあたる．実際に病棟で通常型の NPWT を運用する際，管理上での問題で多いものは，エアリーク，キャニスター交換，感染があげられる．これらは事前対策が非常に大事である．

▶エアリーク

患者の移動および体動によりエアリークが生じることが予想される場合，実際の創面よりも十分な広さをもってあらかじめドレッシングを十分に行う．エアリークが生じた際には，デバイスからアラームが鳴るため，発見は問題ないと思われる．ただ治療継続のためには，すみやかなドレッシングの補強が可能であることが望ましい．また，貼付部位に毛が生えていると，フィルムの密閉を阻害しエアリークが生じやすくなるだけでなく，フィルム抜去の際に疼痛を招く可能性があるため，貼付予定部位はあらかじめ剃毛しておく．

▶エアリーク部位の特定

エアリークした場合には，ドレッシング貼付部と皮膚間に空気が入り込む．その空気の多い場所を中心に確認を行う．筆者は創面のエアリーク音を聞くようにしている．エアリークが生じている部位には，陰圧により吸引音が発生することが多く，音の発生部位でエアリーク部位の特定が可能な場合が多い．もしその部分を補強しても特定が困難な場合には，ドレッシングの上から数カ所用手的な圧迫を行う．圧迫によりデバイスのエアリークアラームが解除される部位を中心に，ドレッシングを補強する．もしどうしてもエアリークの改善が困難である場合には，NPWT の使用中止の判断を要する．

▶キャニスター

キャニスターが滲出液で満たされた際，交換を随時行う必要がある．キャニスター満杯検出アラームが鳴る前にキャニスターを交換することが望ましい．出血リスクのある患者には，低用量のキャニスターを使用する．滲出液の量が多いと予想される場合には，夜間の交換が必要になる場合もあるため，あらかじめ交換用のキャニスターを準備し，残数の確認もしておく．出血のおそれがなく滲出が多い場合には，容量の多いキャニスターに変更する．キャニスターの残数がない場合には取り寄せておく．

▶感染

貼付部位の周囲を含めた発赤腫脹，滲出液の急激な増加，膿性滲出液，悪臭は感染を示唆するサインである．病棟で患者を回診する際には，貼付部位に異常がないか，チューブ・キャニスター内の滲出液の量・性状に異常がないかをチェックする．NPWT 使用中に感染が生じた場合，通常は使用中止する．ただし NPWTi-d の場合には，創面の滲出液・性状や血液検査データなどを総合的に加味して判断する．

▶多職種間の連携

なお大学病院では医師が常在することが多く，医師による対応が随時可能と思われるが，一般病院においては，休日夜間は当直対応となる可能性がある．病棟での管理の実際は施設間で異なるため一概には言えないが，看護師などでの対応が主になる病院もあると思われる．NPWT を使用する際には，NPWT について周知し，異常の発見も含め多職種での連携が必要となる．有事の際の添付文書や陰圧維持管理装置の操作方法などのマニュアルを準備し，当直帯での対応を決めておく．

入院外で単回型のデバイスを使用する場合には，患者およびその家族・施設の職員などに対して，デバイスの使用方法および，夜間・休日を含めたトラブル対応に関して十分に周知しておく．患者向けの使用方法やトラブル対応をインターネットでダウンロード可能な製品もあるため，使用の際は配布するとよい．

TIME コンセプト（p.10，p.155 参照）

慢性創傷の治療に関しては，TIME コンセプトに基づいて適切な評価を行い，wound bed preparation（WBP：創面環境調整）を図る必要がある[5]．組織（tissue），感染・炎症（infection/inframmation），湿潤（moisture imbalance），創縁（edge of wound）の 4 項目の評価および改善を基本とする．NPWT（NPWTi-d）の使用目的を TIME コンセプトに当てはめて考えると，T：良好な肉芽の増生，I：壊死組織や細菌・細菌の外毒素を除去，M：創部の滲出の吸引により湿潤環境を適切に維持，E：創縁の引き寄せによる創部やポケットの物理的な収縮，となる．NPWT は TIME コンセプトのいずれの要素も改善しうるポテンシャルを有すると考える．

NPWT とドレッシング材の使い分け

NPWT は，陰圧により創傷治癒を促進する“積極的”な治療法である．つまり**創面の肉芽形成が乏しく，陥凹が大きな潰瘍などに対して，肉芽形成の促進を積極的に行い創傷の状態改善をはかりたい場合には NPWT がよい適応である**．一方でドレッシング材の適応に関しては，一般的に滲出液が少なく，陥凹が少なく面積の小さな潰瘍が適応になるものと思われる．待機的にも肉芽形成が期待できる場合にはドレッシング材の適応がある．

しかしどのような創に NPWT やドレッシング材を使用すべきか，現状では完全に定まっているわけではない．潰瘍面積が大きくともドレッシング材の貼付は実際には可能であり，創部の状態での NPWT とドレッシング材の使い分けが望ましいと考える．潰瘍の肉芽形成が十分である場合には，ドレッシング材がよいだろう．滲出液がある程度多く，ドレッシング材の被覆が難しい場合には，NPWT を使用し滲出液のコントロールをはかることが望ましい．感染のコントロール可能な場合は，NPWTi-d の使用を考慮できる．アクアセル®Ag アドバンテージなどの抗菌作用のあるドレッシング材の使用は可能と思われるが，滲出液が多い場合には連日の交換が必要になることがある．コスト面に関して

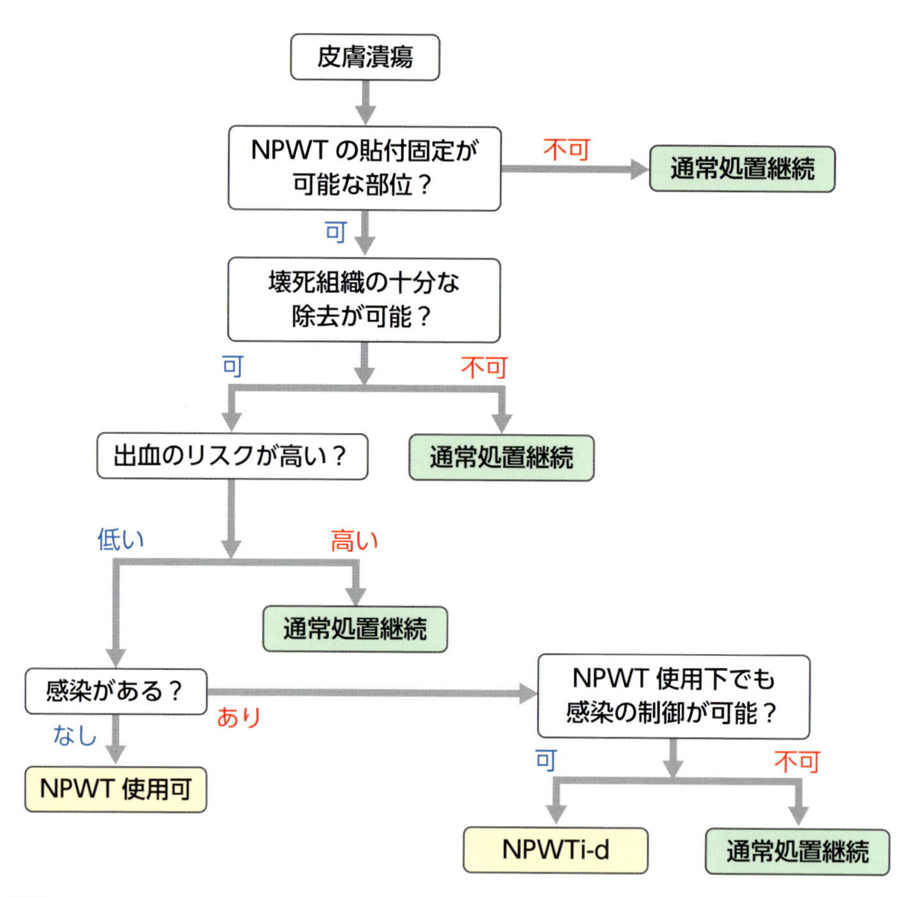

図7 NPWT 適応フローチャート（筆者作成）

は一概には言えないが，NPWT は比較的高額であると思われる．NPWT とドレッシング材いずれにおいても，創部の性状については注意深く把握が必要である．

褥瘡に対する NPWT

褥瘡は仙骨部や下腿，踵部などを代表とし，さまざまな大きさ，深さで荷重部に発生する潰瘍である．適切な治療・ケアがなされない場合や，治療・ケアがされていても患者状態･患者背景･日常生活動作レベルなどに依存し難治に経過することが多い．ポケットを形成することも多く，実臨床においては，多くの褥瘡には NPWT の適応があると思われる．

2023 年の創傷・褥瘡・熱傷ガイドライン（褥瘡診療ガイドライン）におけるクリニカルクエスチョンでは，ステージⅢ以上の褥瘡の治療に NPWT を弱く推奨している[6]．NPWT 実施群と対象群を比較し，褥瘡面積の早期縮小が得られたという報告と，有意差はみられていないという報告のいずれも記載されている．しかしながら，褥瘡の治癒に関しては，患者の社会的背景や日常生活動作レベル，全身状態など複合的な要素が多く，NPWT の使用に関して十分なランダム化比較試験を行うことが困難なため，エビデンスが乏しいのが現状である[6～8]．しかし，感染のコントロールが十分にされており，全身状態が良好で肉芽増生が期待できる創面には，NPWT は積極的な治療としてはよい選択肢と思われる．

なお仙骨部や臀部の褥瘡においては感染を併発することも多い．NPWTi-d に関して，感染を併発した症例についても使用し改善を得ている報告がある[9]．3M™ V.A.C.® Ulta 治療システムを使用した報告で，3M™ V.A.C.® 専用ポリウレタンフォームの硬さそのものが創面圧迫褥瘡のリスク要因になり，高度な骨突出を伴う創面に対しては使用を推奨しないという考えを提唱した報告もある[10]．NPWT の褥瘡への使用に関しては，今後の症例の蓄積が待たれる．

NPWT 使用適応フローチャート

筆者の私見であるが，NPWT の皮膚潰瘍への適応フローチャートを作成した（**図 7**）．ただし NPWT の使用を考慮する前提として，患者の全身状態が安定しており，観察が十分にできる環境にあることが望ましい．

▶貼付部位の確認

NPWT の陰圧が維持できる潰瘍かを確認する．肛門部近くの臀列部などは，フィルムの貼付をしにくい場合が多く感染する可能性もある．また，間際部，関節部は体動によりエアリークが生じやすい．エアリークが体動により頻回に誘発される場合には，患者安静度に制限を行う場合もある．

▶ 創面の状態

NPWT の使用前には，創面の状態を改善しておく必要がある．事前にデブリードマン（壊死組織や痂皮の除去）は十分に実施する必要がある．NPWT の使用にあたり，壊死組織が創傷面積の 20％以下が望ましい[11]．黄白色の線維性壊死が固着し，痂皮で創部全体が覆われている場合などには，NPWT は適応すべきではない．活動性の出血がある場合，血管が露出している場合など，出血のリスクが高い場合も適応を避ける．また，NPWT は肉芽形成を促進するため，創面より過剰に肉芽が増生している場合においても適応しないと思われる．

▶感染の有無

創部の滲出液の性状，悪臭の有無を確認する．膿性の滲出があり悪臭を伴う創傷は，感染がアクティブであると思われるため，適応しないことを推奨する．ただし感染のコントロールが可能で，悪化した場合にも十分に対応であることを前提に，NPWTi-d を使用することは考慮される．ただし経過の長い下腿，足趾の慢性潰瘍などでは，骨髄炎の可能性を考慮する必要がある．骨髄炎は MRI などの画像検査を行わないと診断に至らないため，積極的に疑う必要がある．

なお，フローチャートは患者状態・患者背景やその使用期間などを考慮していないため，患者や多職種と相談しつつ NPWT の適応を決めることが望ましい．

おわりに

NPWT は創傷に対する“積極的な”治療法であり，TIME コンセプトのいずれの要素の改善も可能で，多くの創傷に対して治癒促進が可能である．ただし NPWT の適応に関しては，全身状態が安定していることや，適切な創部管理を継続することが前提である．何となく NPWT を貼付するだけでは，かえって感染を招く可能性もあるだろう．

これらを含め先にあげた注意点などを考慮しつつ，適切にNPWTの使用を判断し，創傷治癒促進をはかることが重要である．最近では術後の縫合創にもNPWTの適応が拡大しており，NPWTは今後創傷治癒全般に対する積極的な治療となりうると考える．

本項の執筆にあたり，各陰圧維持管理装置のデバイスカタログを参照しつつ，一部改変して引用した．

文献

1) Lessing C, Slack P, Hong KZ et al: Wounds 23: 309, 2011
2) Nakamura Y, Fujisawa Y, Ishitsuka Y et al: J Dermatol 45: 1207, 2018
3) Nakamura Y, Ishitsuka Y, Sasaki K et al: J Dermatol 48: 1350, 2021
4) Nakamura H, Makiguchi T, Hasegawa Yet al: Int J Surg Wound Care 4: 29, 2023
5) 創傷・褥瘡・熱傷ガイドライン策定委員会（創傷一般グループ）：日皮会誌 133: 2519, 2023
6) 藤原 浩，入澤亮吉，大塚正樹 ほか：日皮会誌 133 : 2735, 2023
7) 茂木精一郎, 田中 マキ子, 石澤 美保子 ほか(一般社団法人 日本褥瘡学会 編)：褥瘡ガイドブック 第３版, 照林社, 東京，pp.120-122，2023
8) 門野岳史，古田勝経，倉繁祐太ほか（一般社団法人 日本褥瘡学会 編）．褥瘡予防・管理ガイドライン 第５版，照林社，東京，pp.22-23，2022
9) Sugita M，Higami S, Sawamoto T et al: Tokai J Exp Clin Med 47: 52, 2022
10) 岡本泰岳，水野清行，小池 学：創傷 3: 99，2012
11) Leaper DJ, Schultz G, Carville K et al. Int Wound J 9（Suppl 2）：1, 2012

3 ドレッシング材の整理
―「薬事」,「特性」,「診療報酬」―

高水 勝

はじめに

ドレッシング材については,「薬事」,「特性」,「保険制度」の3点で整理すると理解がしやすい. 医療機関から在宅まで一貫した治療やケアは,「知識の標準化」と「材料の標準化」による「手順の標準化」によって達成される. **ところが, ドレッシング材は医療保険でも「入院」,「外来」,「在宅」で保険償還の方法が異なっていることも多く, その上, 介護保険では「ドレッシング材」は保険適用外であり, 地域連携の視点での「手順の標準化」は困難な状態である**. 2025年問題, 2040年問題を前に, このような不整合が少しずつ解消されつつあるが, 残念ながらいまだ完全ではなく運用も複雑な状況である.

業界が作成している製品一覧として, 本稿では最新版の「日本医療機器テクノロジー協会 創傷被覆材部会作成(2024年6月1日改訂32版)」を, **Appendix 表 p.186** として掲載するので参考にしてほしい. なお, 本書で執筆されている先生方の解説が, 必ずしも本項での内容や製品一覧表と名称などが一致しない場合もある. これは, 現在の法的な「薬機法」や「診療報酬」での分類,「業界団体」の分類と, 過去より学会(ガイドライン含む)や医療現場で使われている名称や分類の統一がされていない経緯のためである. 単語・用語の統一の作業は数年来進めているが, 未完であることをご理解いただければと思う. 製品一覧表では「薬事分類」,「保険分類」,「業界分類」の違いを加味して作成しているのでご活用いただければと思う.

また, **各製品について, 医療機器の場合は「添付文書」, それ以外の製品については「取り扱い説明書」などを必ず確認していただきたい**. 添付文書は薬機法で記載方法が統一されているので, 慣れると理解が格段に進む. 添付文書を読むときのポイントは, ①**「使用目的または効果」**: 薬事上認められた性能や効果であり, 医薬品の「効能・効果」に該当する. ②**「警告」,「禁忌・禁止」,「使用上の注意」**: 製品の安全性に直結する. ③**「使用方法等」**: 実際に使用する時の具体的な方法であり適正使用の軸である. ④**「形状・構造及び原理等」,「臨床成績」**:「使用目的または効果」に係る根拠や補完情報である. ⑤**「保管方法及び有効期間等」**: 在宅での使用時は, とくにこの欄の注意が必要である.

以上のように, 現在でも複雑な制度ではあるが, ドレッシング材をより良い医療のために活用いただくための理解の一助になれば幸いである. 本項で解説する概要を**図**に整理したので, 文章と併せて見ていただくと理解がしやすいと思う.

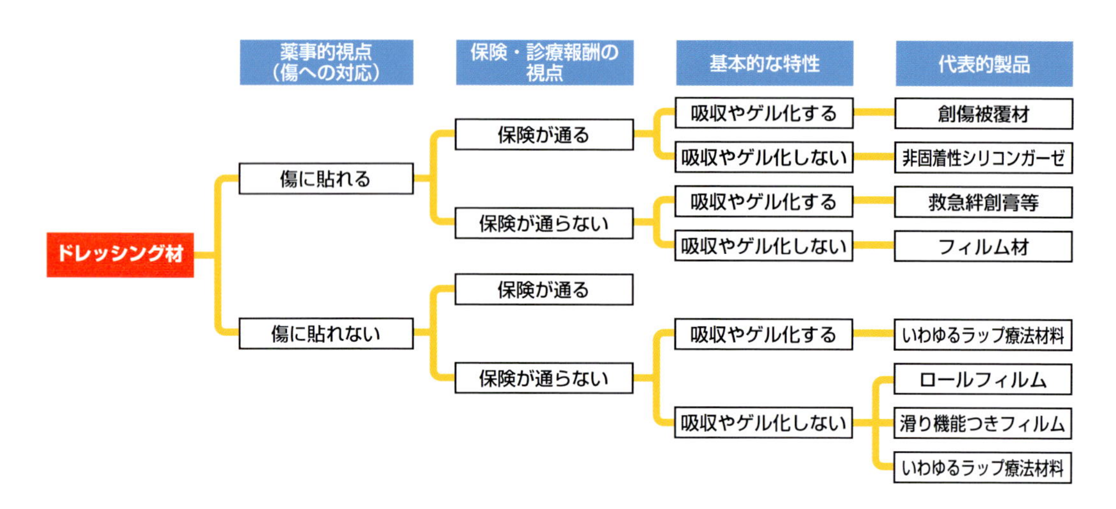

図 ドレッシング材の整理　文献1，2）を元に作成

それぞれの視点，ドレッシング材の特性で分類される.

1 薬事的な整理[3, 4]

ドレッシング材は，次のように薬事的に3分類すると理解しやすい.

> 1）「傷に貼れるドレッシング材」
> 　A：「治癒の促進」等の効果が認められている付加価値の高い製品
> 　B：「傷の保護」を目的とした基本的な製品
> 2）「傷に貼れないドレッシング材」

また，医療機関等で医師が使用することを前提とした，ア）医家向け医療機器と，ドラッグストアなどでも販売し，一般人でも使用できる，イ）家庭向け医療機器の2つに分類される.

1）「傷に貼れるドレッシング材」

厚労省等によって認められた製品であることが第一条件である.

その中で，B：「傷の保護」だけでなく，A：「治癒の促進」等の効果まで認められている製品は限られており，医家向けの各種の「創傷被覆・保護材（以下，創傷被覆材）」と家庭向けの「家庭用創傷パッド」が代表であり，一部のフィルム材も該当する.

ア）医家向け医療機器

医療機関等で医師が使用することを前提としたドレッシング材で，通称で「フィルム材」，「非固着性成分コートガーゼ（非固着性シリコンガーゼ）」，「創傷被覆材（皮膚欠損用創傷被覆材）」，「親水性ビーズ（デキストラノマー）」，「人工真皮（真皮欠損用グラフト）」，「ヒト羊膜（ヒト羊膜使用創傷被覆材）」等に分類される．各製品群の「使用目的または効果」の概要は下記のとおりである．フィルム材を除き保険償還もされる（DPC［診断群分類包括評価］，療養型等の包括病棟では不可の場合もある）.

●創傷被覆材（皮膚欠損用創傷被覆材）

「創の保護」,「湿潤環境の維持」,「疼痛の軽減」,「治癒の促進」が認められており，積極的に創傷治癒が望める製品である．創傷の疾患名（種類）は問わないが，傷の深さにより使える範囲が規定されている．抗菌性のものもある．

●フィルム材

前述の「創傷被覆材」とほぼ同様の「使用目的または効果」であり,「治癒の促進」が認められている.「創傷被覆材」とは滲出液の吸収性能がないことが違いである．また，傷の深さに規定はない．なお，フィルム材には傷を保護することだけを目的とした製品や，カテーテルの固定を目的とした製品など多種あるので，製品ごとに添付文書などで確認してほしい．

●非固着成分コートガーゼ（非固着性シリコンガーゼ）

「傷の保護」を目的として使用する．

●親水性ビーズ（デキストラノマー）

褥瘡，熱傷潰瘍（深達性Ⅱ度熱傷～Ⅲ度熱傷），下腿潰瘍，術後潰瘍，外傷性潰瘍における滲出性創面の洗浄化，肉芽形成の促進が認められている．

●人工真皮（真皮欠損用グラフト）

重度な創傷（熱傷Ⅲ度，外傷性皮膚欠損創傷，皮弁採皮部等）に対して，真皮様の組織を形成することで肉芽形成を促進させる．

●ヒト羊膜（ヒト羊膜使用創傷被覆材）

ヒト羊膜を使った創傷被覆材で，創傷治癒を促進することを目的とし，既存療法に奏効しない難治性潰瘍に使用する．使用については「根本的な創傷管理（壊死組織等の除去，感染制御，創傷の浄化等)，糖尿病性潰瘍に対する血糖コントロール，静脈うっ滞性潰瘍に対する圧迫治療，創傷被覆材による湿潤療法等を一定期間実施しても十分な効果が得られない患者に使用すること．難治性潰瘍の既存療法の実施期間が原則4週間以上であることを考慮して，患者への適用を検討すること．生物学的安全性試験の結果に基づき，本品の使用は，累積適用面積 224cm^2 を上限の目安として，必要最小限に抑えること」との条件がついている．

イ）家庭向け医療機器（表1）

代表的な製品として「救急絆創膏（フィルム材含む）」,「家庭用創傷パッド」などがある．

●「救急絆創膏」

「皮膚の保護」が目的である．該当製品は，基本的なパッド付のドレッシング材や家庭向けのフィルム材等であり，ドラッグストアなどでも販売されており多数ある．

コンバテックジャパン社の「ふぉーむらいと」, スミス･アンド･ネフュー社の「ハイドロ ジェントルエイド」，メドライン・ジャパン社の「オプティフォーム」などもこの区分の製品である．

●「家庭用創傷パッド」

「軽度の切り傷，すり傷，さし傷，かき傷，靴ずれ等の創傷および軽度の熱傷を保護し，湿潤環境を維持することにより痛みの軽減や治癒の促進を図る」等である．前述の，ア）医家向けの医療機器の「創傷被覆材」のスイッチ OTC 的な製品であり，**イ）家庭向け**

表1　1）傷に貼れるドレッシング材 イ）家庭向け医療機器などの薬事的分類（例）

医療機器分類	薬事的に認められた使用目的	注意点	製品例
救急絆創膏（フィルム材含む）	皮膚の保護	基本的なパッド付きのドレッシング材	・ふぉーむらいと［コンパテックジャパン（株）］ ・ハイドロ ジェントルエイド［スミス・アンド・ネフュー（株）］
家庭用創傷パッド	痛みの軽減・治癒の促進（医家向け創傷被覆材のスイッチOTC的な製品）	適応する傷の種類や傷の程度に細かい条件がある	・キズパワーパッド™［ジョンソン・エンド・ジョンソン（株）］ ・ネクスケア™ キズをキレイに治すハイドロコロイドメディカルパッド［スリーエムジャパン（株）］ ・ケアリーヴ™治す力™［ニチバン(株)］
手術用被覆・保護剤 医療用不織布	傷の保護	未滅菌タイプがあることに注意（そのままでは傷に貼れない）	・モイスキンパッド［白十字（株）］ ・メロリン［スミス・アンド・ネフュー（株）］ ・デルマエイド®［アルケア（株）］
綿状創傷被覆・保護剤	創傷・熱傷等の被覆及び滲出液の吸収	－	・エスアイエイド®［アルケア（株）］

医療機器でありながら，「治癒の促進」を認められた製品である． ア）医家向け医療機器の「創傷被覆材」と製品の組成や特長は同じでありながら，適応する傷の種類や傷の程度に細かい条件があるのは，家庭で一般人が使用することを想定しているからである．

該当製品としては，ジョンソン・エンド・ジョンソン社の「キズパワーパッド™」，スリーエムジャパン社の「ネクスケア™ キズをキレイに治すハイドロコロイドメディカルパッド」，ニチバン社の「ケアリーヴ™ 治す力™」などがある．

●その他

その他「手術用被覆・保護材」や「医療用不織布」として認められた製品もあるが，それらの製品においては薬事的に認められているのは，「傷の保護」である．

白十字社の「モイスキンパッド」，スミス・アンド・ネフュー社の「メロリン」，アルケア社の「デルマエイド®」などが該当する．これらの製品の中には，未滅菌のタイプがある製品もある．未滅菌の製品は，そのままでは「傷に貼れないドレッシング材」であるので，注意が必要である．

また，類似した区分の製品として「綿状創傷被覆・保護材」は「創傷，熱傷等の被覆保護及び滲出液の吸収」を目的とした製品でアルケア社のエスアイエイドがある．

2）「傷に貼れないドレッシング材」（表2）

最近一般的になってきたのが，通称「ロールフィルム」である．フィルムのドレッシング材がロール状になっており，自由な長さに切って使う．未滅菌であるため，傷に直接貼って使うことはできない．防水が必要な傷に対して，ガーゼなどを固定するために使用したり，褥瘡発生を予防するために，摩擦の軽減や健常な皮膚の保護を目的に使用する．

該当製品には，日東電工社の「優肌パーミロール」，スリーエムヘルスケアジャパン社の「テ

表2 2) 傷に貼れないドレッシング材の製品例

種類	特徴	注意点	製品例
ロールフィルム（通称）	・フィルムのドレッシング材がロール状になっており，自由な長さに切って使う ・ガーゼ等の固定(二次ドレッシング）や，摩擦の軽減・健常皮膚の保護に用いる	未滅菌のものは傷に使うことはできない	・優肌パーミロール®［日東電工（株)］ ・テガダーム TM スムーズ フィルムロール[スリーエムジャパン（株)］ ・マルチフィックス®・ロール［アルケア（株)］ ・オプサイト®クイックロール［スミス・アンド・ネフュー（株)］ ・カテリープラス™ロール［ニチバン（株)］ ・ハイコロール™［ニチバン］
すべり機能に特化した製品	・摩擦軽減に特化		・リモイス®パッド［アルケア（株)］ ・TASS® Ⅱ［アルケア（株)］
すべりとクッション性を考慮した製品	・クッション性を高めたり，貼りにくい部位に合わせて形状を変えた製品もある		・ふぉーむ Pro［コンバテックジャパン（株)］ ・アレビン®ライフ[スミス・アンド・ネフュー(株)]

ガダーム™ スムーズ フィルムロール」，アルケア社の「マルチフィックス®・ロール」，スミス・アンド・ネフュー社の「オプサイト® クイックロール」，ニチバン社の「カテリープラスロール」とハイドロコロイド材料の「ハイコロール™」などがある．

ロールフィルムに限らず，未滅菌のドレッシング材は，傷に使うことはできない．

ロールフィルム以外では，すべり機能に特化した製品として，アルケア社の「リモイス®パッド」と「TASS® Ⅱ」がある．すべりとクッションを目的としたコンバテック社の「ふぉーむ Pro」，スミス・アンド・ネフュー社の「アレビン®ライフ」などもこの区分になる．

2 製品特長 [2, 3]

1)「傷に貼れるドレッシング材」

一般的な「救急絆創膏」は，「傷の保護」を目的とした製品である．

下記に，「湿潤療法」による「治癒の促進」を目的とした製品群の特長を整理する．これらに該当する医家向けの製品は，Appendix 表 p.186 にすべて記載されている．

一部の製品を除き「湿潤環境」を整えることを目的としている．

「創傷被覆材」の製品特徴は「粘着剤の有無」,「吸収やゲル化の有無」,「吸収の速度」,「吸収量」,「透明性」,「その他」の5点で整理するとよい．

●フィルム材

粘着性があり透明性が高い．滲出液の少ない傷に使用される．

●ハイドロコロイド

粘着性があり，使いやすい汎用性のドレッシング材として使われる．吸収量は普通，吸収速度は遅い．透明性を確保した製品と，透明性がない製品がある．

●ハイドロジェル

水分を多く含んだドレッシング材で透明性が高い．熱傷に用いられることが多い．粘着性はない．**チューブ状の容器にゲル状で入っている製品もあり，それらは，壊死組織の融解を目的として使われる場合もある．**

●ポリウレタンフォーム

吸収量が高く，吸収速度は速い．褥瘡に使用されることが多い．透明性がないので感染には注意が必要である．フォーム材にシリコーン粘着剤を併せた製品もある．抗菌性の製品もある．

●親水性ファイバー（アルジネート，ハイドロファイバーなど）

アルジネートは，海藻から抽出した成分でできた製品である．吸収量が高く，吸収速度は速い．綿状で滲出液を吸収するとゲル化する．固定にはフィルム材との併用が必要である．ポケットのある褥瘡や感染の恐れがある創傷に対する使い勝手が良い．抗菌性の製品もある．

ハイドロファイバーは，ハイドロコロイドを繊維状にした製品であり，滲出液が横に広がらないなどの特長がある．吸収量は高く，吸収速度は速い．抗菌性の製品もある．

●親水性メンブラン（キチン）

ベニズワイガニから抽出した成分からできた製品である．吸収ゲル化はしないが，傷を湿潤環境に保つことで治癒を促進する．

●非固着成分コートガーゼ（非固着性シリコンガーゼ）

シリコーンでコーティングされたガーゼである．傷に付かないのが特長であり，熱傷に用いられることが多い．

●親水性ビーズ（デキストラノマー）

親水性のポリマーが粉状やペースト状になっている．創傷面に塗布して使用する．

●人工真皮（真皮欠損用グラフト）

コラーゲンのスポンジ状のドレッシング材であり，熱傷Ⅲ度などの重度の創傷に対して，肉芽形成の足場を目的として使用する．

●ヒト羊膜（ヒト羊膜使用創傷被覆材）

ヒト羊膜を使った創傷被覆材で，既存療法に奏効しない難治性潰瘍に使用する．

以上のような，製品特長を理解し，傷の状態と加味して，各種のガイドラインを参考に使用することが重要である．

2）「傷に貼れないドレッシング材」

傷はないが，傷になりそうな脆弱な皮膚に対して予防的に貼付する，あるいは，傷がある場合に創傷被覆材などの上に重ねて（二次ドレッシング）として使う製品で，ロールフィルムやすべり機能に特化した製品，すべりとクッションを目的とした製品などがある．

製品選択には**「表面の滑り」，「肌への追従性（柔軟性）」，「目立ち」**などが重要である．

「表面の滑り」は摩擦係数で決まる．2011年の第13回日本褥瘡学会の褥瘡対策規格標準化委員会ワークショップの発表によると，摩擦についての検討はJIS-K7125の方法で測定している会社が多い．ここで注意が必要なのは，JIS-K7125測定の基本は，綿100%を摩擦係数の測定対象としていることである．ところが，実際の臨床現場では「紙オムツ」，「下着」，「寝巻」，「シーツ」などさまざまな日用品との関係が想定される．よって，学会のワークショップの結論としては，「JIS-K7125の結果だけでなく，実際の対象物との相性を自分たちで試してみることが必要である」と整理された[4, 5]．

「肌への追従性（柔軟性）」は肌への馴染みがポイントである．薄すぎると破れの課題もあるので，薄さと強度のバランスが重要である．

また，「目立ち」に関しては，顔などの目立つ部位は目立たないタイプが好ましいが，褥瘡など臀部の場合は，貼りっぱなしを防ぐために光沢がある製品や色つきがよい場合もある．

なお，ドレッシング材の臨床的な有用性や使い分けなどについて，2022 年に日本褥瘡学会より，『褥瘡予防・管理ガイドライン（第 5 版）』が公開されたので，是非，参考にしていただきたい．

3 保険償還・診療報酬 （医療機関内での算定方法）

「非固着性シリコンガーゼ」,「創傷被覆材」,「親水性ポリマー（デキストラノマー）」,「人工真皮（真皮欠損用グラフト）」，ヒト羊膜（ヒト羊膜使用創傷被覆材）は特定保険医療材料として保険償還される．

●非固着性シリコンガーゼ

(1) 広範囲熱傷用	1 枚当たり	1,080 円
(2) 平坦部位用	1 枚当たり	142 円
(3) 凹凸部位用	1 枚当たり	309 円

●創傷被覆材

「創傷被覆材」は，保険償還上，「真皮用」,「皮下組織用（標準型）」,「皮下組織用（異形型）」，「筋・骨用」に 4 分類されている．創傷の種類（疾患）は問わないが，創傷の深さで保険償還できる製品や価格が決まっている（Appendix 表 p.186）．

(1) 真皮に至る創傷用	1cm² 当たり	6 円
(2) 皮下組織に至る創傷用		
① 標準型	1cm² 当たり	10 円
② 異形型	1g 当たり	35 円
(3) 筋・骨に至る創傷用	1cm² 当たり	25 円

ア　主として創面保護を目的とする被覆材の費用は，当該材料を使用する手技料の所定点数に含まれ，別に算定できない．（注：具体的にはフィルム材を指す）

イ　皮膚欠損用創傷被覆材は，いずれも 2 週間を標準として，とくに必要と認められる場合については 3 週間を限度として算定できる．また，同一部位に対し複数の創傷被覆材を用いた場合は，主たるもののみ算定する．

ウ　皮膚欠損用創傷被覆材は，以下の場合には算定できない．

a 手術縫合創に対して使用した場合

b 真皮に至る創傷用を真皮に至る創傷または熱傷以外に使用した場合

c 皮下組織に至る創傷用・標準型または皮下組織に至る創傷用・異形型を皮下組織に至る創傷または熱傷以外に使用した場合

d 筋・骨に至る創傷用を筋・骨に至る創傷または熱傷以外に使用した場合

以上，ア～ウのように，厚生労働省発の留意事項で規定されているとおり，保険算定期間は，原則は2週間，最長で3週間である．なお，DPCや療養型病棟などでは包括されているので別途算定はできない．外来では，その日に外来で処置した分は処置料と併せて保険算定できるが，一部の褥瘡の患者を除いては処方箋として家庭で使う分を支給することはできない．本項4，5参照．

●親水性ビーズ（デキストラノマー）　1g当たり　145円

デキストラノマーは，下腿潰瘍，第Ⅱ度熱傷，第Ⅲ度熱傷若しくは消化管瘻周囲皮膚炎の滲出性創面，褥瘡または術創に対して，2週間（改善傾向が明らかな場合は，3週間）を限度として算定できる．

●人工真皮（真皮欠損用グラフト）　1cm² 当たり　452円

- 真皮欠損用グラフトについては，1局所に2回を限度として算定する．なお，縫縮可能な小さな創に用いた場合は算定できない．
- 真皮欠損用グラフトについては，口蓋裂手術創の口腔粘膜欠損の修復に用いた場合または熱傷，外傷，手術創の骨，腱，筋肉などが露出した重度の真皮・軟部組織欠損創の修復に用いた場合に算定できる．

●ヒト羊膜使用創傷被覆材

(1) ヒト羊膜使用創傷被覆材については，糖尿病性足潰瘍または慢性静脈不全による難治性潰瘍であって，既存療法である根本的な創傷管理（壊死組織の除去，感染制御，創傷の浄化等），糖尿病性足潰瘍に対する血糖コントロール，静脈うっ滞性潰瘍に対する圧迫療法，創傷被覆材による湿潤療法等を4週間施行しても創面積が50％以上縮小しないものに対して，創傷治癒を促進することを目的として，導入時には入院管理のもと治療を開始した場合に限り，ヒト羊膜使用創傷被覆材による治療開始から12週までとして，一連の治療計画につき合計224cm² を限度として算定する．なお，潰瘍の臨床所見が好転すれば，既存療法の継続を行うこと．

(2) ヒト羊膜使用創傷被覆材は，次のいずれにも該当する医師が使用した場合に限り算定する．

ア 血管外科，心臓血管外科，皮膚科，整形外科，形成外科または循環器内科の経験を5年以上有しており，足病疾患に係る診療に3年以上の経験を有する常勤の医師であること．
イ 所定の研修を修了していること．なお，当該研修は，次の内容を含むものであること．
　a ヒト羊膜使用創傷被覆材の適応に関する事項
　b 糖尿病性足潰瘍または慢性静脈不全による難治性潰瘍の診断，治療及び既存治療に関する事項
　c 特定生物由来製品に関する事項
　d ヒト羊膜使用創傷被覆材の使用方法に関する事項

(3) ヒト羊膜使用創傷被覆材を使用した患者については，診療報酬請求に当たって，診療報酬明細書の摘要欄に，ヒト羊膜使用創傷被覆材を使用する必要がある理由，

既存療法の結果を記載すること.

(4) ヒト羊膜使用創傷被覆材は，関連学会の定める適正使用指針に従って使用した場合に限り，算定できる.

(5) 血管外科，心臓血管外科，皮膚科，整形外科，形成外科または循環器内科を標榜している病院において使用した場合に限り，算定できる.

(6) 血管外科，心臓血管外科，皮膚科，整形外科，形成外科または循環器内科の経験を5年以上有しており，足病疾患に係る診療に3年以上の経験を有する専任の常勤医師及び足病疾患の看護に従事した経験を3年以上有する専任の常勤看護師がそれぞれ1名以上配置されている病院において使用した場合に限り，算定できる.

4 保険償還・診療報酬（在宅での制度[8)]）

在宅についての保険算定であるが，平成24年3月までは，医師が往診または訪問診療をして創傷の処置をした場合にのみ保険算定できる規定であった. それ以外の，たとえば訪問看護時に使用しても保険算定は算定できなかった.

このように，在宅では医師がいない時には「創傷被覆材」が保険償還できないこと，また，医家向け医療機器のため一般人が購入できないことが，創傷・褥瘡の治療の大きな足かせとなり「いわゆるラップ療法」の拡大につながった事は否めない.

その現場での不整合を解決するひとつとして，平成24年度の診療報酬改定により，制度が新設され，平成26年の診療報酬改定でさらに拡大されたので解説する[4, 6～10)].

在宅の患者に対して,「創傷被覆材」,「非固着性シリコンガーゼ」を患者自身が使っても保険償還されるようになった.

表3 在宅療養指導管理料

C100	退院前在宅療養指導管理料
C101	在宅自己注射指導管理料
C101-2	在宅小児低血糖症患者指導管理料
C101-3	在宅妊娠糖尿病患者指導管理料
C102	在宅自己腹膜灌流指導管理
C102-2	在宅血液透析指導管理料
C103	在宅酸素療法指導管理料
C104	在宅中心静脈栄養法指導管理料
C105	在宅成分栄養経管栄養法指導管理料
C105-2	在宅小児経管栄養法指導管理料
C105-3	在宅半固形栄養経管栄養法指導管理料
C106	在宅自己導尿指導管理料
C107	在宅人工呼吸指導管理料
C107-2	在宅持続陽圧呼吸療法指導管理料
C107-3	在宅ハイフローセラピー指導管理料
C108	在宅悪性腫瘍患者指導管理料
C108-2	在宅悪性腫瘍患者共同指導管理料
C108-3	在宅強心剤持続投与指導管理料
C108-4	在宅悪性腫瘍患者共同指導管理料
C109	在宅寝たきり患者処置指導管理料
C110	在宅自己疼痛管理指導管理料
C110-2	在宅振戦等刺激装置治療指導管理料
C110-3	在宅迷走神経電気刺激治療指導管理料
C110-4	在宅仙骨神経刺激療法指導管理料
C110-5	在宅舌下神経電気刺激療法指導管理料
C111	在宅肺高血圧症患者指導管理料
C112	在宅気管切開患者指導管理料
C112-2	在宅喉頭摘出患者指導管理料
C114	在宅難治性皮膚疾患処置指導管理料
C115	在宅植込型補助人工心臓（拍動流型）指導管理料
C116	在宅植込型補助人工心臓（非拍動流型）指導管理料
C117	在宅経腸投薬指導管理料
C118	在宅腫瘍治療電場療法指導管理料
C119	在宅経肛門的自己洗腸指導管理料
C120	在宅中耳加圧療法指導管理料
C121	在宅抗菌薬吸入療法指導管理料

<算定可能な患者>

1) 皮下組織に至る褥瘡の患者.

（筋肉，骨等に至る褥瘡を含む.　DESIGN-R 分類の D3，D4 及び D5）

2) いずれかの在宅療養指導管理料を算定している患者（**表3**）.

の2要件を満たすことが必要である.

（注）その他「C114」在宅難治性皮膚疾患処置指導管理料を算定している患者にも在宅で算定できるが本項では割愛する.

<算定方法>

- 患者自身が使用しても，保険適用になる.
- 「創傷被覆材」と「非固着性シリコンガーゼ」が適用になる.
- 算定期間は，医療機関内で使用した場合には最長で3週間の制限となるが，在宅の場合には3週間以上使用する場合には，摘要欄に詳細な理由を書けば期間に制限なく使用できる．使用期間に制限がないことは在宅の治療にとって大変意味深いことである.

<支給方法>

- 「創傷被覆材」と「非固着性シリコンガーゼ」の支給方法について，平成24年の診療報酬の改定では，医師が訪問診療等をする時に一カ月分を患者さんに支給し，治療費等と併せて算定する（医療保険で1～3割負担）方法だけであったが，**平成26年度の診療報酬改定で，薬局が処方箋でも扱えるようになった．これによって，医療機関は在庫管理などから解放され，より創傷被覆材が使いやすくなった.**

なお，処方箋で支給できるのは前述のとおり，「皮下組織に至る褥瘡の患者」で「いずれかの在宅療養指導管理料を算定している患者」に限られているのでご注意いただきたい.

すべての在宅の患者に対して制度が適用になるわけではないが，在宅でのドレッシング材の保険償還が実現されたことは，今後の創傷・褥瘡治療にとって大きな意味を持つ．なお，**薬局については，とくに施設基準はない**．次項の「衛生材料を支給できる薬局」とはその点で異なるので，注意して理解してほしい.

また，この制度は，薬局から支給して保険算定することが義務化されたのではなく，従来通り医療機関からでも変わらずに支給し保険算定できるので，適宜環境によって使い分けるとよい.

5 在宅での衛生材料等の支給（薬局からも可能に[10]）

「在宅療養指導管理料」（**表3**）を算定している患者に対しては，従前より，医療機関が「必要かつ十分な量の衛生材料または保険医療材料を支給した場合に算定する」と規定されていたが，平成26年度の診療報酬改定により，保険薬局から患者宅に届けてもらい，その衛生材料や保険材料の費用を医師側（医療機関）が支払う方法も追加された．この制度により，在庫問題への対応や必要な時のスピーディーな支給がより可能になった.

（注）ここでいう「衛生材料」とは，ガーゼやサージカルテープなどをさし，「保険医療材料」とは，フィルム材などの医療機器でありながら保険償還されない製品をさす．前述の「創傷被覆材」などは「特定保険医療材料」と呼び，この項ではなく前項での運用になるので混同しないようにしてほしい.

必要な量の判断については，訪問看護管理療養費の算定の要件に，「7）衛生材料を使用している利用者について，療養に必要な衛生材料が適切に使用されているか確認し，療養に支障が生じている場合，必要な量，種類及び大きさ等について訪問看護計画書に記載するとともに，使用実績を訪問看護報告書に記載し，主治医に報告し療養生活を整えること」という項目が追加されたので，この，訪問看護からの情報も加味して，医師が判断する．在宅療養指導管理料は，これらの衛生材料や保険医療材料を患者に支給することが算定の条件で診療報酬の点数（価格）が決まっているので，その点を認識して，「必要かつ十分な量」を提供することが求められている．

なお，支給できる薬局については，「在宅患者訪問薬剤管理指導を行っており，地域支援体制加算または在宅患者調剤加算の届出を行っているものに限る」との規定がある．前項の「特定保険医療材料」の支給できる薬局とは基準が異なるので注意してほしい．

また，この制度は，薬局から支給することが義務化されたのではなく，従来通り医療機関からでも変わらずに支給できるので，適宜環境によって使い分けるとよい．

文献

1) 高水 勝：教育講演 6 在宅褥瘡ケアの充実に向けて - 病院・診療所・介護施設・在宅の「4 連携」を推進する制度と課題の活用 -．第 15 回日本褥瘡学会学術集会，2013
2) 高水 勝：ドレッシング材の種類と特徴，まるわかり創傷治療のキホン（宮地良樹 編），南山堂，東京，p.189，2014
3) 高水 勝：ドレッシング材の種類と特徴，まるわかり創傷治療のキホン（宮地良樹 編），南山堂，東京，pp.81-90，2014
4) 高水 勝：ラップ療法はどう考えればよい?，まるわかり創傷治療のキホン（宮地良樹 編），南山堂，東京，pp.167-175，2014
5) 褥瘡対策用具規格標準化委員会：ずれと摩擦を体感し可視化する，第 13 回日本褥瘡学会学術集会，2011 Available at：＜ http：//www.jspu.org/jpn/event/pdf/13thmeeting_03takamizu.pdf ＞
6) 日本褥瘡学会：平成 24 年度（2012 年度）診療報酬改定　褥瘡関連項目に関する指針，2012 Available at：＜ http：//www.jspu.org/jpn/info/pdf/2012info1.pdf ＞
7) 高水 勝：教育講演 6 “在宅褥瘡ケアの充実に向けて―病院・診療所・介護施設・在宅の「4 極連携」を推進する制度と課題の活用―”　第 15 回日本褥瘡学会学術集会 2013
8) 日本褥瘡学会：褥瘡に関する平成 26 年度診療報酬改定の情報とその対応について，2014 Available at ＜ http：//www.jspu.org/jpn/info/pdf/shinryo_hoshu_kaitei.pdf ＞
9) 高水 勝：まるわかり 褥瘡に係わる医療制度・保険制度 WOC Nursing 5, 78, 2017
10) 高水 勝：まるわかり 褥瘡に係わる医療制度・保険制度 WOC Nursing 5, 92, 2017

参照資料

1) 厚生労働省告示第 58 号　基本診療料の施設基準等の一部を改正する告示　令和 6 年 3 月 5 日
2) 厚生労働省告示第 59 号　特掲診療料の施設基準等の一部を改正する件　令和 6 年 3 月 5 日
3) 厚生労働省告示第 57 号　診療報酬の算定方法の一部を改正する告示　令和 6 年 3 月 5 日
4) 基本診療料の施設基準等及びその届出に関する手続きの取扱いについて（通知）保医発 0305 第 5 号　令和 6 年 3 月 5 日
5) 特掲診療料の施設基準等及びその届出に関する手続きの取扱いについて（通知）保医発 0305 第 6 号　令和 6 年 3 月 5 日
6) 診療報酬の算定方法の一部改正に伴う実施上の留意事項について（通知）保医発 0305 第 4 号 令和 6 年 3 月 5 日
7) 特定保険医療材料の材料価格算定に関する留意事項について（通知）保医発 0305 第 8 号 令和 6 年 3 月 5 日

Appendix

創傷被覆・保護材等一覧

医療機器分類（薬機法）		使用材料（業界自主分類）		保険償還名称・価格（診療報酬）	販売名
分類	一般的名称				
外科・整形外科用手術材料	粘着性透明創傷被覆・保護材	ポリウレタンフィルム		技術料に包括	オプサイト ウンド テガダーム トランスペアレント ドレッシング キュティフィルム EX
	非固着性創傷被覆・保護材	非固着成分コートガーゼ	特定保険医療材料	在 009・Ⅱ 103・調 013 【非固着性シリコンガーゼ】 広範囲熱傷用：1080 円 / 枚 平坦部位用：142 円 / 枚 凹凸部位用：309 円 / 枚	アダプティックドレッシング トレックス トレックス -C メピテル エスアイ・メッシュ アルテメッシュ AD 非固着性ガーゼ
	局所管理親水性ゲル化創傷被覆・保護材	親水性メンブラン		在 008・Ⅱ 101・調 012 【皮膚欠損用創傷被覆材】 真皮に至る創傷用 6 円 /cm²	ベスキチンW
	局所管理ハイドロゲル創傷被覆・保護材	ハイドロコロイド			デュオアクティブET レプリケア ET
		ハイドロジェル			ビューゲル
	局所管理フォーム状創傷被覆・保護材	ポリウレタンフォーム			ハイドロサイト 薄型 ソフトフォーム ドレッシング メピレックス ライト メピレックスボーダー ライト メピレックス ボーダー フレックス ライト
		ビスコース / ポリエステル			Sorbact アブソーブドレッシング
		ビスコース / ポリプロピレン / ポリエステル不織布			Sorbact サージカルドレッシング
	抗菌性創傷被覆・保護材	ハイドロコロイド			バイオヘッシブ Ag ライト
		親水性ファイバー			アクアセル Ag BURN
	二次治癒ハイドロゲル創傷被覆・保護材	ハイドロコロイド		在 008・Ⅱ 101・調 012 【皮膚欠損用創傷被覆材】 皮下組織に至る創傷用 標準型：10 円 /cm² 異形型：35 円 / g	コムフィール プラス デュオアクティブ CGF レプリケア ウルトラ
		ハイドロジェル			イントラサイト ジェル システム グラニュゲル Sorbact ジェルドレッシング ATK パッド
	二次治癒親水性ゲル化創傷被覆・保護材	親水性メンブラン			ベスキチンW－A
		親水性ファイバー			アルゴダーム トリオニック カルトスタット アクアセル フォーム
		高吸収性ポリマー			Sorbact スーパーアブソーブ
	二次治癒フォーム状創傷被覆・保護材	ポリウレタンフォーム			バイアテン バイアテン シリコーン+ ハイドロサイト プラス ハイドロサイト AD プラス ハイドロサイト AD ジェントル ハイドロサイト ライフ メピレックス メピレックス ボーダーⅡ メピレックス ボーダー フレックス Sorbact フォーム ドレッシング
	抗菌性創傷被覆・保護材	親水性ファイバー			アクアセル Ag フォーム アクアセル Ag アドバンテージ アクアセル Ag アドバンテージリボン
		ポリウレタンフォーム			ハイドロサイト ジェントル 銀 メピレックス Ag メピレックスボーダー Ag
		ハイドロコロイド			バイオヘッシブ Ag
		ハイドロジェル			プロントザン
	深部体腔創傷被覆・保護材	セルロースアセテート			Sorbact コンプレス
		コットン			Sorbact リボンガーゼ
		親水性フォーム		在 008・Ⅱ 101・調 012 【皮膚欠損用創傷被覆材】 筋・骨に至る創傷用 25 円 /cm²	ベスキチン F
	親水性ビーズ	高分子ポリマー		Ⅱ 105 【デキストラノマー】 145 円 / g	デブリサンペースト
	陰圧創傷治療システム	ポリウレタンフォーム / ポリビニルアルコールフォーム		Ⅱ 159 【局所陰圧閉鎖処置用材料】 18 円 /cm²	V.A.C. 治療システム InfoV.A.C. 治療システム ActiV.A.C. 治療システム V.A.C.Ulta 治療システム
		コットン			RENASYS 創傷治療システム
		ポリウレタンフォーム			RENASYS 創傷治療システム
	単回使用陰圧創傷治療システム	ポリウレタンフォーム		在 013・Ⅱ 159 【局所陰圧閉鎖処置用材料】 18 円 /cm²	SNaP 陰圧閉鎖療法システム
		多層構造ドレッシング			PICO 創傷治療システム UNO 単回使用創傷治療システム
		陰圧維持管理装置		在 014・Ⅱ 180 【陰圧創傷治療用カートリッジ】 19,800 円（入院外のみ算定可）	SNaP 陰圧閉鎖療法システム PICO 創傷治療システム UNO 単回使用創傷治療システム
	ヒト羊膜使用組織治癒促進用材料	ヒト羊膜		Ⅱ 218 ヒト羊膜使用創傷被覆材 1cm² 当たり ¥35,100	エピフィックス（EpiFix）
生体内移植器具	コラーゲン使用人工皮膚	コラーゲンスポンジ		Ⅱ 102 【真皮欠損用グラフト】 452 円 /cm²	ペルナック ペルナック G プラス テルダーミス真皮欠損用グラフト インテグラ真皮欠損用グラフト
		脱細胞組織			OASIS細胞外マトリックス

※免責事項：すべての製品が網羅されていないこともあります

一般社団法人 日本医療機器テクノロジー協会 創傷被覆材部会作成（2024年6月1日改訂32版）

会社名（製造販売元／販売元）	特徴（各社記載・30字）	管理区分（薬機法）
スミス・アンド・ネフュー（株）	創傷部が治癒するための最適な環境を作り、疼痛を軽減します	管理医療機器
スリーエムヘルスケアジャパン（同）	貼りやすさに配慮し、様々なサイズ、形状、入数を用意しました	
新タック化成㈱／スミス・アンド・ネフュー（株）	創傷部が治癒するための最適な環境を作ります	
スリーエムヘルスケアジャパン（同）	平坦部位・手指足趾用など目的に合わせて材形の選択が可能	
富士システムズ（株）		
メンリッケヘルスケア（株）	両面にセーフタック採用。オープンメッシュ構造で滲出液を管理	
アルケア（株）	メッシュ構造による非固着性と密着性で最適な創傷管理を実現	
メドライン・ジャパン合同会社／（株）ニトムズ	ぴったり貼れて優しくはがせる、柔軟な素材で創面を保護する	
ニプロ（株）	キチンを和紙状に加工、創の保護、治癒の促進等を目的とする	
コンバテック ジャパン（株）	薄く半透明で、貼付下で創部の観察が可能、浅い創の治癒を促進	
スミス・アンド・ネフュー（株）	薄く、滑りが良いのでズレによる剥がれを軽減します	
ニチバン（株）／大鵬薬品工業（株）	水分80％で湿潤環境維持。透明で創面観察が容易。溶解しない	
スミス・アンド・ネフュー（株）	密着性・追従性に優れた自着性フォームドレッシングです	
	通気性、追従性が高い、シリコーン粘着の薄いドレッシングです	
メンリッケヘルスケア（株）	セーフタック採用。脆弱皮膚にもやさしく密着し剥離時の痛み軽減	
	セーフタック採用。高い吸収力。薄く高い追従性	
	セーフタック採用。高い吸収力。Y字カットで向上された柔軟性	
センチュリーメディカル（株）	吸収性パッドと白色パッキング付き、微生物を物理的に結合する	
	吸収性パッドと防水粘着フィルム付き、微生物を物理的に結合する	
アルケア（株）	スルファジアジン銀による創傷面の衛生環境を向上を図りました	高度管理医療機器
コンバテック ジャパン（株）	アクアセルAgをナイロン糸で強化。熱傷処置に適したサイズ展開	
コロプラスト（株）	粘着面にアルギン酸Ca配合、粘着面に触れず貼付可能なデザイン	
コンバテック ジャパン（株）	交換時にゲルが残りにくい。柔軟性に優れ様々な部位に貼付可能	
スミス・アンド・ネフュー（株）	薄く、滑りが良いのでズレによる剥がれを軽減します	
	壊死組織の自己融解、肉芽形成、及び上皮化を促進します	
コンバテック ジャパン（株）	壊死組織を融解し、肉芽形成・上皮化を促進	
センチュリーメディカル株式会社	ハイドロゲルを添加した微生物を物理的に結合するドレッシング	
オカモト（株）	滲出液と創の臭いも吸収する透明な被覆材。創と密着して観察容易	
ニプロ（株）	キチンをフリース状に加工、創の保護、治癒の促進等を目的とする	
スミス・アンド・ネフュー（株）	型崩れしにくく除去しやすい。滲出液の吸収を期待する創に	
コンバテック ジャパン（株）	止血促進と共に優れた滲出液吸収で治癒に適した湿潤環境を提供	
	アクアセル・フォーム層で高滲出液吸収を実現。粘着層はシリコン	
センチュリーメディカル（株）	高吸収性ポリマー付き微生物を物理的に結合するドレッシング	
コロプラスト（株）	非粘着フォームタイプ、背面フィルムが水と細菌の侵入を防止	
	滲出液を垂直方向へ吸収。全貼付面にシリコーンゲルを使用	
スミス・アンド・ネフュー（株）	自由にカットして使用できる非粘着タイプのハイドロサイトです	
	創部への被覆が容易でしっかり粘着タイプのハイドロサイトです	
	肌に優しいシリコーン粘着タイプのハイドロサイトです	
	ハイドロシリーズで最もパッド吸収力が高いハイドロサイトです	
メンリッケヘルスケア（株）	セーフタック採用。やわらかく高い追従性。脆弱皮膚にもやさしい	
	セーフタック採用。5層構造。高い吸収性。疼痛や組織損傷を軽減	
	セーフタック採用。Y字カットで柔軟性を向上させた快適な使用感	
センチュリーメディカル（株）	ポリウレタンフォーム付き微生物を物理的に結合するドレッシング	
コンバテック ジャパン（株）	アクアセルフォームに銀イオンの抗菌効果をプラス	
	BTCとEDTAの添加で銀イオンの抗菌性能のスピードを向上	
	BTCとEDTA添加の抗菌性創傷被覆材。充填しやすいリボン状	
スミス・アンド・ネフュー（株）	シリコーン粘着のハイドロサイトに銀の抗菌効果を追加しました	
メンリッケヘルスケア（株）	セーフタックと硫酸銀による即効・持続的抗菌効果（テープ無）	
	セーフタックと硫酸銀による即効・持続的抗菌効果（テープ有）	
アルケア（株）	スルファジアジン銀による創傷面の衛生環境を向上を図りました	
ビー・ブラウンエースクラップ（株）	抗菌性創傷洗浄液および抗菌性創傷用ゲルからなる製品	
センチュリーメディカル（株）	微生物を物理的に結合するドレッシング	
	コットン素材、微生物を物理的に結合するドレッシング	
ニプロ（株）	キチンをスポンジ状に加工、創の保護、治癒の促進等を目的とする	
佐藤製薬（株）		
ケーシーアイ（株）	構成品として使用。滲出液を効率的に除去、肉芽形成を促進する	
スミス・アンド・ネフュー（株）	電動式吸引ポンプと組合わせて使用。肉芽形成促進、疼痛軽減	
	電動式吸引ポンプと組合わせて使用。肉芽形成を促進	
ケーシーアイ（株）	構成品として使用。滲出液を効率的に除去、肉芽形成を促進する	
スミス・アンド・ネフュー（株）	小型ポンプと組合わせて使用。滲出液を吸収・蒸散させ管理する	
センチュリーメディカル（株）	キャニスター（70cc）と合わせて滲出液を処理する	
ケーシーアイ（株）	非電動・高静音、入院・外来・在宅で使用可能な陰圧創傷管理機器	
スミス・アンド・ネフュー（株）	電動式、入院・入院外で使用可能。キャニスターレスの小型ポンプ	
センチュリーメディカル（株）	1台で「連続／Variableモード」の切り替えが可能。最大15日間使用可能	
ディーマー・メディカル・ジャパン（株）／グンゼメディカル（株）	ヒト由来の羊膜・絨毛膜を使用した組織治癒促進用材料	
グンゼメディカル（株）	全層皮膚欠損創における肉芽形成を目的とした人工真皮です	
	ペルナックにアルカリ処理ゼラチンを含有させた人工真皮です	
（株）ジーシー／アルケア（株）	熱傷・外傷・手術創などの重度の皮膚・粘膜欠損修復用の材料です	
センチュリーメディカル（株）	重度皮膚欠損創に使用可能、コンドロイチン6硫酸を架橋結合	
クックメディカルジャパン（同）	天然組成の3次元構造&構成成分が難治性を含む創傷の治癒を促進	

索　引

（症例）［色付き］はその材料（製材・機器）が使用された症例の写真が掲載されているページを指します（単独使用例，あるいは治療例とは限りません）．
また，製材・機器の登録商標マーク（®・TM）は索引では割愛させて頂きました．

数字・記号

A～Z

あ行

か行

さ行

た行

な行

は行

ま行

や行

ら行

わ行

編者略歴

前川武雄（まえかわ・たけお）

Takeo Maekawa, M.D., Ph.D.

略歴
H11.3月　東京慈恵会医科大学　卒業
H11.5月　東京大学皮膚科　入局
H13.4月　虎の門病院皮膚科　専修医
H15.4月　東京大学皮膚科　助手
H18.4月　東京都教職員互助会 三楽病院皮膚科　科長
H22.2月　自治医大皮膚科
R5. 4月　自治医大さいたま医療センター皮膚科
現職：自治医大附属さいたま医療センター皮膚科（准教授，科長）

専門
皮膚外科，皮膚悪性腫瘍，創傷・褥瘡，下肢静脈瘤

所属学会
日本皮膚科学会（下腿潰瘍・下肢静脈瘤ガイドライン代表委員）
日本皮膚外科学会（副理事長）
日本皮膚悪性腫瘍学会（評議員）
日本美容皮膚科学会（代議員，COI委員会委員）
日本褥瘡学会（評議員，用語集検討委員会委員）
日本静脈学会（ガイドライン委員）
日本形成外科学会　など

その他
日本がん治療認定医機構がん治療認定医
下肢静脈瘤血管内治療指導医
日本ボクシングコミッション　コミッションドクター

ドレッシング材のすべて 改訂第2版
皮膚科医による根拠に基づく選び方・使い方

2015年9月30日　初版　　　第1刷発行
2022年6月 1日　初版　　　第4刷発行
2024年9月10日　改訂第2版　第1刷発行

編　集	前川武雄
発行人	小袋朋子
編集人	木下和治
発行所	株式会社Gakken 〒141-8416 東京都品川区西五反田2-11-8
印刷所・製本	TOPPAN株式会社

●この本に関する各種お問い合わせ先
本の内容については，下記サイトのお問い合わせフォームよりお願いします．
https://www.corp-gakken.co.jp/contact/
在庫については　Tel 03-6431-1234（営業）
不良品（落丁，乱丁）については　Tel 0570-000577
学研業務センター　〒354-0045 埼玉県入間郡三芳町上富279-1
上記以外のお問い合わせは　Tel 0570-056-710（学研グループ総合案内）

学研グループの書籍・雑誌についての新刊情報・詳細情報は，下記をご覧ください．
学研出版サイト　https://hon.gakken.jp/

装幀：柴田 真弘
本文デザイン：株式会社 エストール
DTP：永山 浩司（株式会社 麒麟三隻館）